U0876814

# 临床质谱实用分析手册

黄涛宏◎主　编
李长坤◎副主编

# Clinical Mass Spectrometry: A Practical Analysis Manual

化学工业出版社
·北京·

## 内容简介

本书介绍了质谱技术及其临床检测应用，内容包括质谱技术原理与分类、临床质谱前沿技术，相关应用涵盖新生儿遗传代谢病筛查诊断应用、内分泌疾病诊断应用、治疗药物监测应用、毒理学应用、大分子化合物分析应用、微生物学应用、质谱成像技术临床诊断应用、元素分析应用。具体检测项目包括遗传代谢病、维生素、激素、脂肪酸、氨基酸、胆汁酸、元素分析、微生物鉴定、诊断标志物、抗精神病药物、抗抑郁药物、抗癫痫药物、免疫抑制剂、抗肿瘤药物、抗菌类药物、抗结核药物、抗病毒药物、激素类药物、单克隆抗体药物等。

本书内容丰富，实用性强，可供医院、第三方医学检验实验室、高校等从事临床检验及科研的从业人员阅读参考。

**图书在版编目（CIP）数据**

临床质谱实用分析手册 / 黄涛宏主编 ; 李长坤副主编. -- 北京 : 化学工业出版社, 2025. 10. -- ISBN 978-7-122-49028-5

Ⅰ. R4-62

中国国家版本馆 CIP 数据核字第 2025RA7571 号

责任编辑：傅聪智
文字编辑：毕梅芳　师明远
责任校对：张茜越
装帧设计：王晓宇

出版发行：化学工业出版社
(北京市东城区青年湖南街 13 号　邮政编码 100011)
印　　装：中煤（北京）印务有限公司
710mm×1000mm　1/16　印张 18¼　字数 319 千字
2026 年 1 月北京第 1 版第 1 次印刷

购书咨询：010-64518888　　售后服务：010-64518899
网　　址：http://www.cip.com.cn
凡购买本书，如有缺损质量问题，本社销售中心负责调换。

定　　价：168.00 元

版权所有　违者必究

# 《临床质谱实用分析手册》编写人员名单


**主　　编**：黄涛宏

**副 主 编**：李长坤

**编写人员**（按姓氏拼音排序）：

包晓明　陈丽枝　陈梦宣　董　梅　端裕树（日）
盖荣银　郭　磊　郝红元　河野慎一（日）
黄成才　黄涛宏　李长坤　李　强　李思明
李　婷　刘巧霞　任　彪　沈晶晶　宋晓红
孙　亮　孙友宝　汤博崇　杨云帆　郑　锌
钟启升　Md Amir Hossen（美）

# 序一

临床质谱技术的崛起，正深刻重塑现代医学检验的格局。作为连接基础研究与临床实践的关键工具，质谱以其高特异性、高灵敏度和多组分同步分析能力，突破了传统免疫法的技术瓶颈，在新生儿筛查、治疗药物监测（TDM）、代谢组学研究等领域展现出不可替代的价值。当我翻阅岛津分析中心黄涛宏先生主编的《临床质谱实用分析手册》书稿时，深感这部著作的及时与珍贵——它不仅系统梳理了临床质谱的技术原理，更以丰富的实践案例搭建了从实验室到临床的桥梁。

本书的突出特色在于“实用”二字。从质谱技术的基本原理与分类入手，作者团队详细阐述了 LC-MS、GC-MS、MALDI-TOF 等主流平台在临床场景的应用，涵盖遗传代谢病筛查、维生素与激素检测、治疗药物监测、微生物鉴定等 14 个核心领域。尤其值得称道的是，书中对每类检测项目均提供了完整的实验方案，包括样品前处理步骤、仪器参数设置、方法学验证指标及临床案例分析，如新生儿干血斑中氨基酸的衍生化与非衍生化检测对比、免疫抑制剂血药浓度监测的固相萃取方案等，为实验室人员提供了可直接参照的操作指南。

在治疗药物监测领域，本书聚焦临床需求，详解了 11 类抗精神病药物、7 类抗肿瘤药物及免疫抑制剂等的质谱检测方法，充分体现了技术对个体化用药的支撑作用。而元素分析、微生物快速鉴定等章节，则展现了质谱技术在公共卫生与感染控制中的跨界价值。前沿技术章节中，全谱二维高分辨质谱与质谱成像的介绍，更让读者得以窥见临床质谱的未来发展方向。

黄涛宏先生及其团队凭借在质谱技术应用领域的深厚积累，将理论与实践有机融合，既保证了内容的学术严谨性，又兼顾了临床实验室的实际需求。这部手册不仅是初入行者的入门指南，亦是资深研究者的案头参考，相信其出版将有力推动临床质谱技术的规范化应用与人才培养。

值此书即将付梓之际，谨向编者团队致以祝贺，并推荐给广大临床检验人员、药学工作者及医学研究者。愿这部著作成为大家探索临床质谱世界的良伴，共同为精准医学的发展贡献力量。

**中日友好医院主任药师**

**《中国医院用药评价与分析》总编辑**

**中国医药生物技术协会医院药学技术专委会主任委员**

**2025年10月于北京**

# 序二

值此《临床质谱实用分析手册》付梓之际，恰逢岛津制作所迎来150周年华诞，双重喜悦交织，更添特殊意义。作为岛津企业管理（中国）有限公司的社长，我谨代表公司向本书全体编撰团队致以诚挚祝贺，亦为能见证这部凝聚实践智慧的著作问世深感荣幸。

150年来，岛津始终秉持"以科学技术向社会做贡献"的理念，深耕分析仪器领域，从早期的光谱仪器到如今的高端质谱系统，始终以技术创新回应时代需求。质谱技术作为当代生命科学与临床医学的"眼睛"，其在精准医疗中的价值愈发凸显——从新生儿遗传代谢病的早期筛查到治疗药物的个体化监测，从激素水平的精准解析到微生物的快速鉴定，质谱技术正以前所未有的深度重塑临床诊断的边界。而这一切突破，离不开全球科研与临床工作者的探索实践。

本书主编黄涛宏先生带领岛津中国分析中心深耕临床质谱应用多年，更以上海市级"黄涛宏质谱分析工匠创新工作室"为平台，汇聚行业智慧，推动技术落地。这部《临床质谱实用分析手册》正是其团队经验的结晶——摒弃空谈理论的堆砌，以真实案例为脉络，覆盖遗传代谢病、内分泌、治疗药物监测等十余类核心应用，从方法建立到结果解读，全方位呈现临床质谱的实战逻辑。这种"从问题出发，以解决方案为核心"的编撰理念，与岛津"实用创新"的技术哲学高度契合。

临床质谱的发展，从来不是单一技术的独行，而是仪器研发与临床需求的共振。岛津有幸参与其中，从早期的GC-MS到如今的LC-MS/MS、

MALDI-TOF 等平台，始终与全球研究者并肩，将实验室的创新转化为守护健康的力量。本书中大量基于岛津技术平台的实践案例，既是对过往合作的见证，更预示着未来深化协同的无限可能。

对于岛津来说，150 周年是里程碑，更是新起点。当精准医疗成为全球健康领域的核心命题，临床质谱技术的规范化、普及化将迎来更大机遇与挑战。期待这部手册能成为临床实验室工作者的“实战指南”，为技术落地扫清障碍；更期待它能激发更多跨领域的对话与创新，让质谱技术惠及更多患者。

最后，感谢本书编写团队长期不懈的努力，感谢所有为临床质谱发展倾注心力的同仁。愿《临床质谱实用分析手册》成为点亮精准医疗之路的一盏明灯，也愿岛津能继续以先进技术为笔，与各界携手，共同书写守护人类健康的新篇章。

青山功基

**岛津企业管理（中国）有限公司社长**

**2025 年 10 月于上海**

# 前言

质谱技术作为临床检验领域的前沿手段，已成为精准医疗时代疾病筛查、诊断与监测的重要支撑。随着技术的不断革新，其在新生儿遗传代谢病筛查、治疗药物监测、激素检测等领域的应用日益广泛，但临床实践中仍面临方法标准化不足、技术门槛较高等挑战。基于此，我们整合岛津分析中心多年的技术积累与实践经验，编写了《临床质谱实用分析手册》，旨在为从事临床质谱工作的同仁提供一部系统、实用的操作指南。

本书共21章，涵盖从基础原理到临床应用的全维度内容。第1章系统阐述质谱技术的原理、分类及临床平台特性，为读者构建技术认知框架；第2章至第20章聚焦具体临床应用，包括遗传代谢病、维生素、激素、脂肪酸、氨基酸、胆汁酸、元素、微生物、诊断标志物及各类药物（抗精神病药、抗肿瘤药等）的检测，每个章节均包含详细的检测案例，涉及样品前处理、仪器参数设置、方法学验证等实操细节，确保读者可直接参考应用；第21章则展望全谱二维高分辨质谱、质谱成像等前沿技术，为行业发展提供方向指引。

在编写过程中，我们始终秉持“实用为先”的原则，内容既涵盖国际前沿方法，也融入本土化实践经验，尤其注重方法的可操作性与重复性。书中大量采用流程图、参数表等直观形式呈现关键信息，便于实验室人员快速掌握核心技术要点。

本书的出版，既是对临床质谱技术应用成果的总结，也希望为推动行业标准化、规范化发展贡献力量。感谢岛津分析中心团队的协作付出，也期待广大读者在使用过程中提出宝贵建议，共同促进临床质谱技术的创新与进步。

**编者**

**2025 年 10 月**

# 目录

# 第 1 章

# 质谱技术及其临床检测应用

## 1.1 质谱技术原理与分类

质谱法（mass spectrometry）是一种强大的分析技术，通过电场和磁场或其组合来实现对样品产生的分析物气相离子质荷比（$m/z$）的识别和量化。任何样品都需要转化为分离的气相离子状态，目前已经有各种各样的电离技术可以对几乎所有样品进行离子化，常见的电离技术如图 1-1 所示[1]。

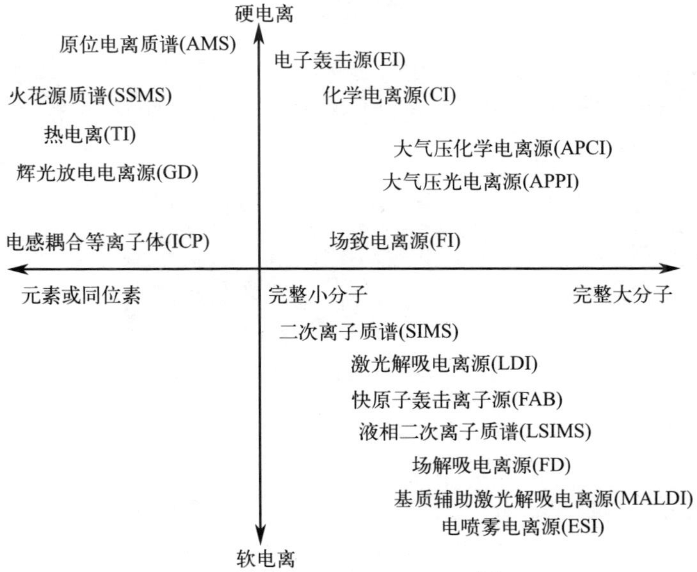


图 1-1 质谱常见电离技术[1]

质谱法是大约一个世纪前发展起来的，最初应用于元素及其同位素组成的表征。20 世纪 40 年代开始应用于碳氢化合物的分析，60 年代出现了气相色谱-质谱联用仪，使质谱仪的应用领域大大扩展，成为有机物分析的重要仪器。80 年代以后又出现了一些新的质谱技术，如快原子轰击电离源（FAB）、基质辅助激光解吸电离源（MALDI）、电喷雾电离源（ESI）、大气压化学电离源（APCI），以及随之而来的比较成熟的液相色谱-质谱联用仪（LC-MS）、电感耦合等离子体质谱仪（ICP-MS）、傅里叶变换离子回旋共振质谱仪（FT-ICR-MS）等。这些新的电离技术和新的质谱仪使质谱分析又取得了长足发展。时至今日，质谱法已经成为化学、生物化学、药学、医学和许多相关科学领域不可或缺的分析工具[1]。

质谱仪（mass spectrometer）是基于质谱法，在电磁学原理基础上研制的一类质谱分析仪器，其类似于一种非常特殊的天平，可以测量离子的质荷比（$m/z$），用于表征和鉴定化合物，检测痕量成分，并测量其在复杂基质中的浓度[2]。它通常由 6 部分组成：样品导入系统、离子源、质量分析器、检测器、真空系统及数据处理系统（图 1-2）[2]。样品导入系统常见的有液相色谱（LC）、气相色谱（GC）、毛细管电泳（CE）等。离子源及质量分析器是质谱仪的核心部件，种类繁多，不同的组合衍生出了不同的质谱仪[2]。尽管有多种多样的仪器配置，但质谱仪系统的运行可以分为三个主要部分：①离子的产生；②在质量分析器中基于 $m/z$ 分离离子；③离子检测及信号输出。

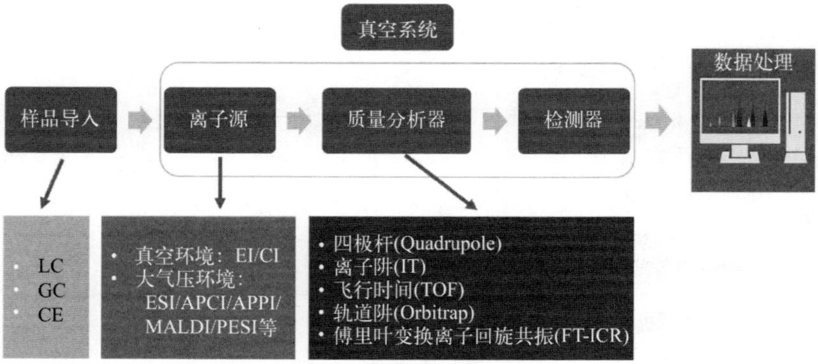


**图 1-2 质谱仪的组成[2]**

质谱仪按应用范围可分为同位素质谱仪、无机质谱仪和有机质谱仪。有机质谱仪主要用于有机化合物的结构鉴定，它能提供化合物的分子量、元素组成以及官能团等结构信息，分为四极杆质谱仪、离子阱质谱仪、飞行时间质谱仪和磁质谱仪等。根据应用特点又分为：气相色谱-质谱联用仪（GC-MS）、液相色谱-质谱联用仪（LC-MS）、基质辅助激光解吸电离飞行时间质谱仪（MALDI-TOFMS）、傅里叶变换离子回旋共振质谱仪（FT-ICR-MS）等[1]。

无机质谱仪与有机质谱仪工作原理不同的是物质离子化的方式不一样。无机质谱仪是以电感耦合高频放电（ICP）或其他方式使被测物质离子化。无机质谱仪主要用于无机元素微量分析和同位素分析等方面，分为火花源双聚焦质谱仪（SSMS）、电感耦合等离子体质谱仪（ICP-MS）、二次离子质谱仪（SIMS）等[3]。

同位素质谱仪是指一种专门精确测定元素的同位素比值的质谱仪器，特点是测试速度快、结果精确、样品用量少（微克量级）。分为进行轻元素（H、C、S）同位素分析的小型低分辨率同位素质谱仪和进行重元素（U、Pu、Pb）同位素分析的具有较高分辨率的大型同位素质谱仪[3]。

## 1.2 临床质谱平台及其应用

在过去二十年里，质谱法受到了临床实验室的广泛关注。气相色谱-质谱法（GC-MS）已在临床实验室用于毒理学、治疗药物监测（TDM）和类固醇激素测试数十年，液相色谱-串联质谱法（LC-MS/MS）在临床应用中越来越受欢迎。此外，高分辨率质谱（HR-MS）改变了我们对临床质谱的非靶向分析的看法，不同类型的电离技术为不同的临床应用提供了极大的灵活性。当自动化免疫分析平台无法满足临床应用所需的分析需求（如灵敏度和特异性）时，临床实验室通常采用质谱分析。

目前已有多种类型的质谱仪平台在临床诊断中得到了广泛应用，临床实验室常见的质谱仪平台有：LC-MS、GC-MS、MALDI-TOF、ICP-MS、ImagingMS等（图1-3）。其中四极杆质谱仪是临床实验室主要机型，尤其是三重四极杆质谱仪。

质谱技术因其具有灵敏度和特异度高、检测时间短、可以实现多成分同时检测、适用范围广的特点，广泛应用于血液、尿液等样品中的各种代谢产物以及蛋白质、多肽、维生素、激素等的分析，已成为临床检验工作中重要的前沿检验技术，本章总结了质谱技术的八个主要应用方向供读者学习了解。

### 1.2.1 新生儿遗传代谢病筛查诊断应用

遗传代谢病又称遗传代谢异常或先天代谢缺陷，是由于维持机体正常代谢所必需某类多肽（蛋白）的基因发生突变而导致的疾病。遗传代谢病一部分由

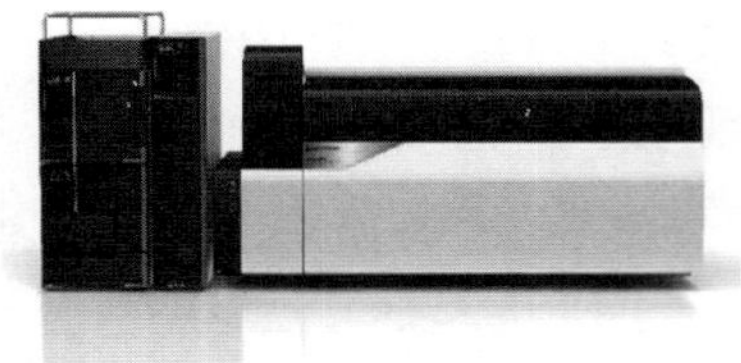

液相色谱三重四极杆质谱联用仪

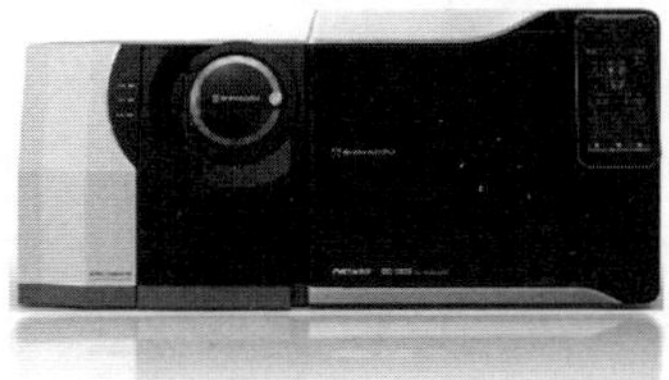

气相色谱质谱联用仪

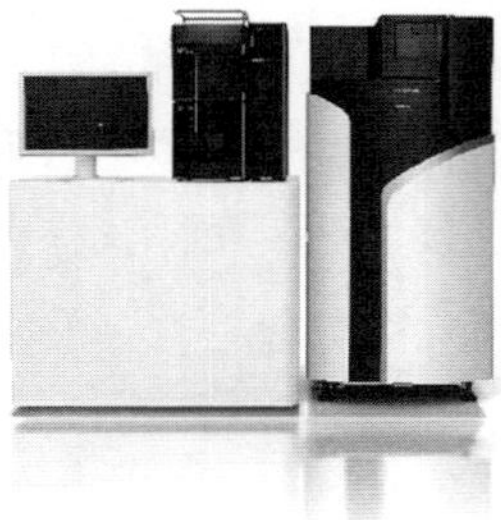

液相色谱四极杆飞行时间质谱联用仪

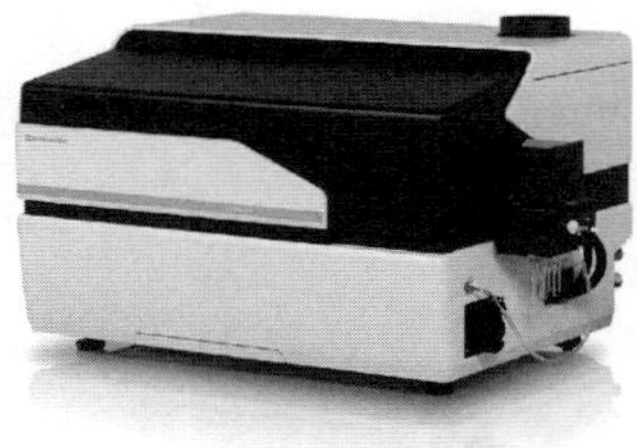

电感耦合等离子体质谱仪

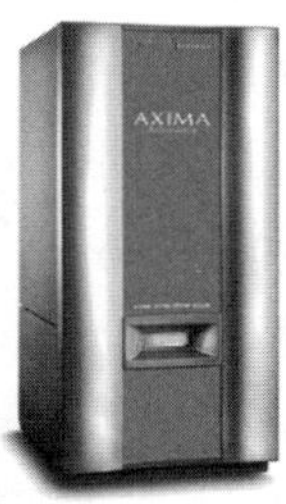


MALDI-TOF质谱仪

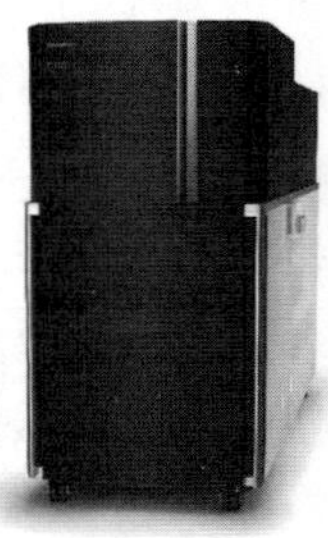

成像质谱仪

**图 1-3 临床实验室常见的质谱仪平台**

基因遗传导致，还有一部分是后天基因突变造成的，发病期不仅仅是新生儿，而是覆盖了人类的各个年龄阶段。常见的新生儿筛查疾病包括氨基酸代谢病、有机酸代谢病、内分泌疾病、血红素疾病、脂肪酸代谢病等几大类，筛查手段包括生化检测及质谱检测[4-5]。由于新生儿筛查的时间敏感性以及采集的样本量有限，MS 的分析灵敏度对该应用具有特别的价值。新生儿筛查通常采用干血斑而不是液体样本，但与内分泌检测类似，涉及检测内源性化合物，如氨基酸及酰基肉碱。一般情况下，新生儿筛查不使用梯度色谱来分离分析物，样本直接通过液相色谱注入，即可通过质谱仪进行检测，简便、快速、通量高，适用于大规模样本初步筛查。采用 LC-MS/MS 进行新生儿遗传代谢病筛查（简称新筛），已被业界认为是新筛的“金标准”方法。在新生儿高危筛查中需准确检测包括氨基酸和有机酸在内的多种生物分子，这些分析可以使用传统的

LC-MS/MS 或 GC-MS 方法来完成[4-5]。

当在新生儿筛查中发现先天性代谢异常时，通常会开始治疗，有时使用药物，但通常采用饮食限制。质谱法也可用于对已知疾病患者进行常规监测，并有助于确保治疗方案在儿童成长过程中保持有效。对于最常见的苯丙氨酸羟化酶缺乏症患者，建议饮食中保持低苯丙氨酸含量并补充酪氨酸[6]。还可以通过测量血液中的氨基酸来监测患者对饮食限制和补充的依从性。尽管许多实验室使用液相色谱法来检测氨基酸，但 LC-MS/MS 提供了更短的检测时间，因为分析物不需要通过色谱法完全分离即可检测。这对有先天性代谢异常的患者来说很重要，如甲基丙二酸血症和枫糖尿病，这些患者可能会迅速、急性代谢失代偿[7]。

### 1.2.2 内分泌疾病诊断应用

内分泌系统是由内分泌腺及存在于某些脏器中的内分泌组织和细胞所组成的功能调节系统。其主要功能是在神经系统支配下和物质代谢反馈基础上释放激素，调节人体的生长、发育、生殖、代谢、运动、病态、衰老等生命现象，维持人体内环境的相对稳定。内分泌疾病的发生，是内分泌腺及组织发生病理改变所致。许多疾病通过代谢紊乱也可影响内分泌系统的结构和功能[8]。

在临床实验室中，激素和相关化合物的检测通常是较为重要的质谱法检测项目。由于许多类固醇激素具有共同的化学骨架，免疫测定容易出现交叉反应。此外，一些免疫测定缺乏在特殊人群中检测类固醇的敏感性。出于对这些因素的考虑，LC-MS/MS 通常优选用于测量女性、儿童和性腺功能减退男性的睾酮，并作为许多其他分析物（例如，生物胺、甲状腺激素、17-羟基孕酮、醛固酮等）的金标准方法。从实验室的角度来看，检测上述内源性化合物的挑战是必须获得不含目标分析物的基质样本。这些基质可以用天然基质制备，比如使用活性炭去除基质中的类固醇激素。或者，使用替代基质，如自制牛血清白蛋白生理盐水溶液，以模拟天然基质的蛋白质含量。一般情况下，这些材料是比较昂贵的，并且可能表现出显著的批量差异，内源性分子的检测比药物等外源分子更加复杂[9-10]。

### 1.2.3 治疗药物监测应用

治疗药物监测（therapeutic drug monitoring，TDM）是以药物动力学与药效动力学理论为指导，借助现代先进分析技术，通过对患者血液或其他体液中药物浓度的检测，实现给药方案个体化，提高药物疗效，避免或减少药物毒副反应，达到最佳治疗效果；同时也可以为药物过量中毒的诊断和处理提供有价值的实验室依据，将临床用药从传统的经验模式提高到比较科学的水平。虽然许多需要 TDM 的药物都可以进行免疫测定，但也有大量药物无法进行测定，包括白消安等抗肿瘤药物、卢非酰胺等抗惊厥药物、他唑巴坦和哌拉西林等抗菌药物、伊曲康唑等抗真菌药物以及英夫利昔单抗等生物技术药物。在这种情况下，MS 可以应用于 TDM，解决以上难题[10]。

TDM 质谱检测方法的主要优点之一是在存在药物代谢产物干扰的情况下，保证测量的特异性。另一个主要优点是能够实现多种药物的同时检测[11]。

### 1.2.4 毒理学应用

质谱技术的毒理学应用涉及各种质量分析器（如四极杆、离子阱、飞行时间和轨道阱）以及各种色谱和电离技术[11]。生物体液中药物的确证是 MS 特异性非常重要的体现，因为其结果可能会产生医学和法律后果。药物分析物的同时测定在质谱定性检测方法中很常见，可能包含一百种或更多的药物。临床检测的生物样本包括血浆、血清、尿液、头发和唾液等。其他标本可用于特定目的，例如筛查新生儿子宫内药物暴露。质谱确证结果可以是定性的，也可以是定量的。GC-MS 和 LC-MS/MS 是实验室医学中最常见的技术，在过去十年中，LC-MS/MS 的使用迅速增长。大多数 LC-MS/MS 都是靶向检测目标化合物，这增加了其分析的灵敏度[10]。

目前，MS 已被用作新型精神活性物质（NPS）的检测工具[12]。NPS 的作用与已知的非法药物相似，但结构略有不同；这些差异导致了法律上的灰色地带，其中许多化合物往往不是明确的非法化合物。尽管如此，它们可能是危险的，市场上的 NPS 药物种类常常会持续频繁变化，免疫测定的开发成本高昂且耗时，许多 NPS 只能使用 MS 进行检测。该领域最有前途的技术之一是高分辨率 MS，可以实现快速药物筛查及未知物鉴定[12-14]。

### 1.2.5 大分子化合物分析应用

基质辅助激光解吸电离（MALDI）和 ESI 最常用于蛋白质分析，因为它们是软电离技术。目标化合物在电离时产生分子离子而不会发生广泛的碎裂，这在电离大分子时尤为重要。对于蛋白质分析，经常使用三重四极杆（QqQ）、TOF 或 Orbitrap。MALDI-TOF 质谱仪由于其大的质量范围而对完整蛋白质的分析具有吸引力。ESI-QqQ 通常用于多肽的靶向定量分析。ESI-Q-TOF 和 ESI-Q-Orbitrap 系统通常用于蛋白质的非靶向分析，因为它们提供了高分辨率和高质量精度的测定。纳米和微流液相色谱系统在蛋白质分析中也很常见。这些低流量系统提高了测定的灵敏度，减少了离子抑制，且需要的样本量也较少[10]。

尽管蛋白质和肽的质谱分析与小分子的质谱分析没有太大区别，但分析之前的样本处理步骤更为复杂，目前这些复杂的步骤是临床应用的主要瓶颈。然而，这些操作很重要，因为生物基质是数千种蛋白质的复杂混合物，其中大多数蛋白质丰度较低，需要简化样品并富集感兴趣的蛋白质或肽。通过质谱分析蛋白质并不难，然而以足够灵敏、准确和精确的方式检测和定量临床相关蛋白以供临床使用一直是一个重大挑战[15]。

胰岛素样生长因子 1（IGF-1）是一种含 70 个氨基酸的多肽，用于评估生长激素（GH）相关疾病或检测 GH 滥用。开发基于 MS 的测定 IGF-1 的方法是因为免疫测定受到 IGF 结合蛋白的干扰，并且平台之间的一致性较差。目前，美国的少数参考实验室采用自上而下的方法，使用高分辨率质谱仪定量分析完整的 IGF-1。世界反兴奋剂机构认可的实验室使用自下而上的方法对 IGF-1 进行定量，该方法在不同实验室之间表现出良好的一致性[10]。

脑内 β-淀粉样蛋白沉积是阿尔茨海默病的早期标志性病理特征，鉴定该病理特征有效的方法是 β-淀粉样蛋白正电子发射断层扫描（PET）或测定脑脊液（CSF）中的 β-淀粉样蛋白。然而，PET 检查费用高且有辐射，CSF 检查存在创伤风险，不利于其广泛筛查应用。因此，开发一种微创、费用合理且易推广应用的血液生物标志物快速筛查方法极具医学价值和社会意义。2018 年初日本岛津制作所诺贝尔化学奖获得者田中耕一先生与其国际合作研究团队共同著写的文章“High performance plasma amyloid-beta biomarkers for Alzheimer's disease（阿尔茨海默病高效血浆 β-淀粉样蛋白生物标志物）”在世界顶尖学术期刊 *Nature* 上发表，建立了一种高灵敏度、高特异性的血浆 Aβ 相关多肽生物标志物检测方法。该方法被称为免疫沉淀质谱法（IP-MS 法），仅需约 0.5 mL 血浆，即可进行高灵敏度检测，能够有效识别出具有患阿尔茨海默病风险的个体。血浆 Aβ 相关多肽包括 β-淀粉样前体蛋白 APP669-711、β-淀粉样蛋白 Aβ1-42 及 Aβ1-40，其血浆水平使用 IP-MS 法进行测量。IP-MS 法利用抗体磁珠特异性亲和力，将 Aβ 相关多肽通过免疫沉淀法从丰富的血浆蛋白中分离并富集，进而实现在 MALDI-TOF 质谱中进行定量测定[16]。

## 1.2.6 微生物学应用

用于鉴定微生物的传统微生物学技术是劳动密集型的，可能需要几天时间才能得到结果。MALDI-TOF 质谱法的出现，很好地解决了这一难题。MALDI-

TOF质谱法能够检测完整的细胞成分，然后将其与数据库中包含的单个质谱指纹或光谱进行比较，以识别特定的生物体。目前，这项技术仍然需要将患者样本中的生物体在培养基中培养和生长，但一旦获得菌落，将菌落与基质混合，点在载玻片上，并插入MALDI-TOF质谱仪，属和物种的结果通常在几分钟内就可得到，这可以在临床实验室的劳动力和耗材方面节省大量成本[17]。

在2013年获得美国食品药品监督管理局微生物鉴定许可后，MALDI-TOF质谱法的实用性扩展到酵母、真菌和抗生素耐药性的鉴定。MALDI-TOF质谱仪具有大的动态范围，TOF可以分析大多数感兴趣的分析物。MALDI的一个局限性被认为是基质干扰，基质指的是用于辅助激光解吸和电离过程的有机酸。然而，以目前MALDI-TOF质谱仪的精度和准确性，这对分析较大的生物分子来说是一个较小的限制。对于MALDI-TOF，样品制备可以很简单，样品要求最低。样品在靶板上的沉积是自动化的，数据采集可以批量进行，检测通量很高[18]。

## 1.2.7 质谱成像技术临床诊断应用

质谱成像（MSI）法或成像质谱（IMS）法可产生化学快照，揭示一个时间点的分子空间分布。IMS是无标记的，并且不需要用于组织分析的组织学染色的许多步骤。然而，组织的样品制备需要冷冻切片。理论上，任何质量分析仪都能够进行IMS，只要前端可以在一个区域上进行扫描，并且数据可以二维方式进行处理和显示[19]。

MALDI-TOF质谱成像自1997年引入以来，已应用于肾透明细胞癌、结直肠癌、胃癌和乳腺癌组织以及不同癌症的组织微阵列中的直接脂质分析。MALDI-TOF质谱仪功能强大，可以接近单细胞分辨率的成像。除MALDI-TOF外，解吸电喷雾电离（DESI)-QTOF、DESI-IT和TOF-SIMS也是研究中使用的IMS平台。DESI与MALDI-TOF一样，具有常压直接电离的优点，已被用于无标记、无染色的组织成像。

质谱成像的优点是能够无标记地描绘原位细胞异质性，区分健康和疾病组织。质谱成像平台的一个主要挑战仍然是将化学或分子信息转化为生物信息。至少在最初，需要与传统的H&E染色和其他免疫组织化学染色进行并行处理，并与组织学家/病理学家密切合作，以证实质谱法产生的成像数据[19]。

## 1.2.8 元素分析应用

质谱技术可以测定包括铅、钴、铬、锌和铜等在内的多种临床相关元素。

虽然许多元素很少进行测试，但因为铅对发育有影响，所以铅元素的测定通常在儿童身上进行。美国疾病控制中心（CDC）已经确定血铅水平异常会影响儿童健康。电感耦合等离子体质谱（ICP-MS）是一种用于元素检测的 MS 技术，ICP-MS 具有灵敏度高、线性动态范围宽、分析速度快、样本用量少、通量高、能同时检测多种元素等特点，在临床微量元素检测领域已形成应用共识。目前，ICP-MS 在临床元素检测的应用主要包含营养元素、微量元素、痕量元素、有毒有害元素、潜在有毒有害元素等[10]。

目前 ICP-MS 主要应用于微量元素检测，但其免疫分析应用已被证明可有效检测小分子、蛋白质、核酸和单细胞等一系列生物物质，且可实现多组分同时检测，未来临床应用前景广阔。

## 1.3 临床质谱的挑战与未来

质谱技术为临床诊断做出了重大贡献，但在实施基于 MS 的服务之前，需要了解一些重大挑战。这些挑战包括设备的高成本、对熟练劳动力的要求、缺乏自动化以及监管的不确定性。

在考虑 MS 时，实验室需要考虑安装此类仪器可能需要的仪器成本、劳动力和培训成本、能力测试、试剂、用品、服务合同以及施工/翻新成本。此外，还需要考虑支持化验开发和验证的时间和费用。建立基于 MS 的实验室服务的另一个难题是决定购买什么仪器。仪器的选择取决于要分析什么化合物。对于大多数小分子（如睾酮、维生素 D、滥用的药物）定量方法，带 LC 的三重四极杆质谱仪是首选仪器，三重四极杆质谱仪也用于新生儿筛查、多肽及蛋白质的定量。对于临床微生物学实验室来说，微生物的定性鉴定是主要项目，因此 MALDI-TOF 质谱仪是最佳选择[18]。

基于实验室自建方法（LDT）的 MS 应用，对熟练劳动力的需求尤其迫切。LDT 需要在方法开发和验证方面拥有相当多的专业知识。这些人才很难在培训环境中获得，通常需要在专业的 MS 实验室中积累几年的实践经验才能熟练掌握。为了使 MS 在临床实验室中广泛使用，需要有更多基于 MS 平台检测的试剂盒、校准物、质控物等[10,18]。

临床实验室面临的另一个挑战是缺乏一种无缝衔接的自动化解决方案，通过对仪器到实验室信息系统（LIS）的直接双向接口进行分析，将样本采集、处理和制备结合起来。目前，存在可以自动化样品制备/处理的独立组件，但它们通常独立于 LC-MS/MS 系统运行。缺乏商业中间件或其他软件解决方案来协调和控制所有设备，并在 LIS 和 MS 之间双向通信[18]。

基于MS的组学技术在临床的广泛应用仍然面临着一些挑战，因为该技术从比较不同人群的研究应用转向个体患者的诊断和治疗时，存在诸多不可控风险。随着我们将这些应用从研究转移到临床实践，还需要开发一系列基础设施，包括参考材料、参考方法和能力测试计划。此外，实验室需要监管指导来设计适当的质量保证和QC计划，以确保检测结果的真实有效性[10]。

与临床实验室中使用的许多其他技术一样，提高自动化是临床质谱未来亟需达成的目标，制造商也正在努力开发全自动质谱仪。在这种情况下，从样品制备到结果生成的整个MS分析将变得简单易操作，即使经验不足的实验室也能采用该技术，大大降低了质谱技术的普及门槛。临床质谱技术可以检测氨基酸、类固醇激素等内源性小分子，核酸、蛋白质等生物大分子，也可以进行外源性的药物浓度监测，还可以对微量元素、重金属进行元素分析，在灵敏度、特异性、多指标检测上较传统生化免疫方法有明显优势，未来应用前景广阔。

## 参考文献


[1] Gross J H. Mass spectrometry——A textbook[M]. 3rd ed. Switzerland: Springer Cham, 2017: 8-12.

[2] Vékey K, Telekes A, Vertes A. Medical applications of mass spectrometry[M]. Netherlands: Elsevier, 2008: 16-17.

[3] Klaus T W, Georg H. Mass spectrometry in medicinal chemistry[M]. Weinheim: WILEY-VCH, 2007: 3-6.

[4] Garg U, Zhang Y V. Mass spectrometry in clinical laboratory: applications in biomolecular analysis[M]//Garg U. Clinical applications of mass spectrometry in biomolecular analysis: Methods and protocols. New York: Springer, 2016: 1-9.

[5] Ombrone D, Giocaliere E, Forni G, et al. Expanded newborn screening by mass spectrometry: new tests, future perspectives[J]. Mass Spectrom Rev, 2016, 35(1): 71-84.

[6] Regier D S, Greene C L. Phenylalanine hydroxylase deficiency[M]. //Adam M P, Ardinger H H, Pagon R A, et al. Gene Reviews. Seattle: University of Washington, 2017: 33-38.

[7] Sharer J D, et al. Laboratory analysis of amino acids, 2018 revision: a technical standard of the American College of Medical Genetics and Genomics (ACMG)[J]. Genet Med, 2018, 20: 1499-1507.

[8] French D. Advances in bioanalytical techniques to measure steroid hormones in serum[J]. Bioanalysis, 2016, 8: 1203-1219.

[9] Ketha S S, Singh R J, Ketha H. Role of mass spectrometry in clinical endocrinology[J]. Endocrinol Metab Clin North Am, 2017, 46: 593-613.

[10] Jennifer M C, Katie L T. Contemporary practice in clinical chemistry[M]//Applications

of mass spectrometry in the clinical laboratory, Chapter 21. Netherlands: Elsevier, 2020: 352-353.

[11] Maurer H H. Mass spectrometry for research and application in therapeutic drug monitoring or clinical and forensic toxicology[J]. Ther Drug Monit, 2018, 40: 389-393.

[12] Pasin D, Cawley A, Bidny S, Fu S. Current applications of high-resolution mass spectrometry for the analysis of new psychoactive substances: A critical review[J]. Anal Bioanal Chem, 2017, 409: 5821-5836.

[13] Maurer H H, Meyer M R. High-resolution mass spectrometry in toxicology: Current status and future perspectives[J]. Arch Toxicol, 2016, 90: 2161-2172.

[14] Wu A H, Gerona R, Armenian P, et al. Role of liquid chromatographyhigh-resolution mass spectrometry (LC-HR/MS) in clinical toxicology[J]. Clin Toxicol, 2012, 50: 733-742.

[15] Hoofnagle A N, Roth M Y. Clinical review: Improving the measurement of serum thyroglobulin with mass spectrometry[J]. J Clin Endocrinol Metab, 2013, 98: 1343-1352.

[16] Nakamura A, Kaneko N, Tanaka K, et al. High performance plasma amyloid-beta biomarkers for Alzheimer's disease[J]. Nature, 2018, 554: 249-256.

[17] French D. Chapter five-advances in clinical mass spectrometry[M]//Advances in clinical chemistry Volume 79. Netherlands: Elsevier, 2017: 153-198.

[18] Jannetto P J, Robert L F. Effective use of mass spectrometry in the clinical laboratory [J]. Clinical Chemistry, 2016, 62(1): 93-94.

[19] Yang J Y, Herold D A. Evolving platforms for clinical mass spectrometry[M]//Mass spectrometry for the clinical laboratory, Chapter 13. Netherlands: Elsevier, 2017: 267-268.

# 第2章

# 质谱在遗传代谢病检测中的应用

## 2.1 引言

出生缺陷是指婴儿出生前发生的身体结构、功能或代谢异常，是导致早期流产、死胎、婴幼儿死亡和先天残疾的主要原因。出生缺陷病种多，病因复杂，目前已知的出生缺陷超过8000种，基因突变等遗传因素和环境因素均可导致出生缺陷发生[1-2]。据估算，我国出生缺陷总发生率约5.6%。出生缺陷严重影响儿童的生存和生活质量，给患儿及其家庭带来巨大痛苦和经济负担。党中央、国务院历来高度重视防治出生缺陷、提高出生人口素质工作。自1994年，我国颁布《中华人民共和国母婴保健法》以来，相继在2001年国务院公布《中华人民共和国母婴保健法实施办法》，卫生部2004年印发《新生儿疾病筛查技术规范》，2010年印发《新生儿疾病筛查技术规范》，2018年国家卫生健康委印发《全国出生缺陷综合防治方案》《母婴安全行动计划（2018—2020年）》和《健康儿童行动计划（2018—2020年）》。“健康中国2030”规划纲要中也明确加大对出生缺陷的防控。

遗传代谢病又称遗传代谢异常或先天代谢缺陷（inborn errors of metabolism，IEM或inherited metabolic diseases，IMD），是由于维持机体正常代谢所必需某类多肽（蛋白）的基因发生突变而导致的疾病，发病机理见图2-1。主要表现在以下几个方面：①代谢终末产物缺乏，导致正常生理功能丧失。如21-羟化酶缺乏可导致终末代谢产物皮质醇、醛固酮缺乏，水、电解质代谢紊乱。②受累代谢途径的中间和（或）旁路代谢产物蓄积，引起相应的细胞、器官肿大，出现毒性反应和代谢紊乱，如苯丙酮尿症、半乳糖血症等。③代谢途径受阻，物质的供能和功能障碍导致供能不足，如糖代谢缺陷、先天性高乳酸血症等[3]。

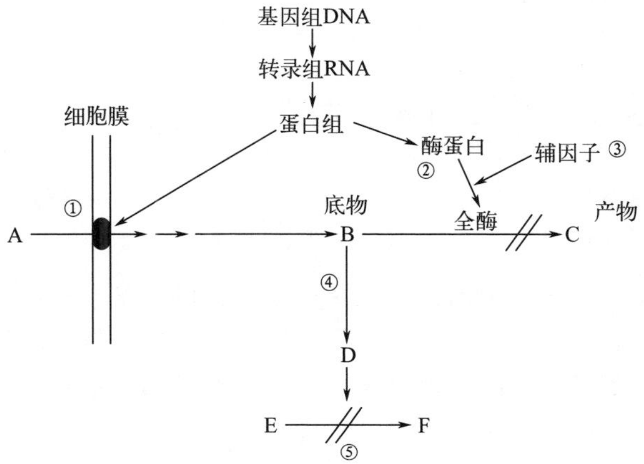


**图 2-1　遗传代谢病的发病机理[3]**

①膜转运障碍；②酶缺陷；③辅因子缺乏；④旁路代谢异常；⑤副产物的抑制作用

遗传代谢病一部分由基因遗传导致，还有一部分是后天基因突变造成的。发病期不仅仅是新生儿，覆盖各个年龄阶段。遗传代谢病患者若得不到及时诊治，常可致残，甚至危及生命。早期诊断是进行及时处理、避免或减少严重并发症甚至挽救生命的关键。新生儿疾病筛查在疾病预防中发挥了重要作用[4-5]。

常见的新生儿筛查疾病涉及氨基酸代谢病、有机酸代谢病、内分泌疾病、血红素疾病、脂肪酸代谢病等几大类，筛查手段包括生化检测及质谱检测[6-8]。20 世纪 90 年代，美国、澳大利亚等国家开始新生儿筛查质谱方法（GC-MS、GC-MS/MS、LC-MS/MS）的开发。目前氨基酸代谢病、有机酸代谢病、脂肪酸代谢病等可使用质谱仪进行检测。与传统的生化检测方法相比，质谱法可处理血液、尿液等多种检材，只需使用极少量的检材即可进行相对准确的定量[9-10]。质谱法整体分析过程极为简便并可实现自动化，可在一次分析中检测多种目标组分，为多种不同类型先天性疾病的诊断提供依据。2000 年以来，使用质谱技术进行新生儿筛查的工作在世界范围受到广泛关注，在美国及欧洲、亚洲等国家及地区普及，成为新生儿先天性代谢病早期发现、诊断的有力手段。

目前针对氨基酸、肉碱的筛查检测有非衍生 LC-MS/MS 法和衍生 LC-MS/MS 法，有机酸主要用 GC-MS 分析。除此之外，遗传代谢病筛查还包括 X-ALD 筛查、CAH 筛查等。本章列出了岛津利用先进的质谱技术在遗传代谢病筛查中的应用，供相关技术人员参考。

## 2.2 检测案例

### 2.2.1 氨基酸和酰基肉碱的检测

#### 2.2.1.1 非衍生化法

（1）方法原理

使用含稳定同位素标记的氨基酸及肉碱内标的溶剂萃取滤纸干血片中的氨基酸及肉碱，然后用 MS/MS 系统进行分析。测定每个氨基酸及肉碱与其对应的同位素内标的离子峰强度，由已知水平的内标，即可通过岛津新生儿筛查软件自动计算出所测样本的氨基酸及肉碱水平。

（2）样品前处理

用直径 3 mm 的打孔器在滤纸干血片上取样，置于 96 孔板（U 形）中，每孔加入含氨基酸及肉碱同位素内标的甲醇溶液 100 μL，45 ℃密封孵育振荡（650～750 r/min）45 min，取 75 μL 萃取液转移至 V 形底 96 孔板内，铝膜覆盖，上机检测。见图 2-2。

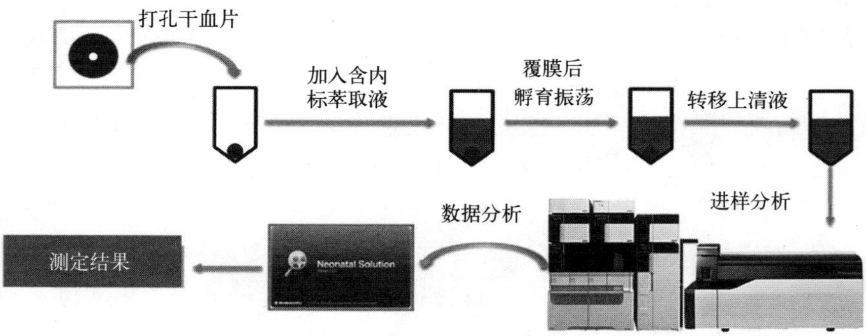


**图 2-2 样品前处理及分析流程**

（3）分析仪器

LCMS-8050CL 三重四极杆质谱仪。

（4）分析条件

① 液相色谱条件

| | |
|---|---|
| 色谱柱 | 无，安装在线过滤器 |
| 流动相 | 0.05%甲酸水溶液：乙腈：甲醇=1：2：2 |
| 初始流速 | 0.1 mL/min |

柱温　　　　室温
进样量　　　1 μL
洗脱方式　　梯度洗脱，见表 2-1

**表 2-1　梯度洗脱时间程序**

| 时间/min | 模块 | 控制 | 值/(mL/min) |
|---|---|---|---|
| 0.75 | 泵 | 总流速 | 0.1 |
| 0.76 | 泵 | 总流速 | 1.2 |
| 1.00 | 控制器 | 停止 | |

② 质谱条件

| | | | |
|---|---|---|---|
| 分析仪器 | LCMS-8050 CL | DL 温度 | 250 ℃ |
| 离子源 | ESI(+) | 加热模块温度 | 450 ℃ |
| 雾化气流速 | 3.0 L/min | 干燥气流速 | 12.0 L/min |
| 驻留时间 | 10 ms | 扫描模式 | 多反应监测(MRM),参数见表 2-2 |

**表 2-2　MRM 参数**

| 编号 | 化合物 | 英文简称 | 前体离子 $m/z$ | 产物离子 $m/z$ | CE |
|---|---|---|---|---|---|
| 1 | 丙氨酸 | Ala | 90.2 | 44.0 | −15 |
| 2 | 丙氨酸内标 | Ala IS | 94.2 | 48.0 | −15 |
| 3 | 缬氨酸 | Val | 118.2 | 72.2 | −14 |
| 4 | 缬氨酸内标 | Val IS | 126.2 | 80.2 | −14 |
| 5 | 甘氨酸 | Gly | 76.1 | 30.0 | −13 |
| 6 | 甘氨酸内标 | Gly IS | 78.1 | 32.0 | −13 |
| 7 | 鸟氨酸 | Orn | 133.2 | 70.2 | −17 |
| 8 | 鸟氨酸内标 | Orn IS | 135.2 | 72.2 | −17 |
| 9 | 精氨酸 | Arg | 175.2 | 70.2 | −24 |
| 10 | 精氨酸内标 | Arg IS | 180.2 | 75.2 | −24 |
| 11 | 亮氨酸 | Leu | 132.2 | 86.1 | −11 |
| 12 | 亮氨酸内标 | Leu IS | 135.2 | 89.1 | −11 |
| 13 | 甲硫氨酸 | Met | 150.2 | 104.1 | −13 |
| 14 | 甲硫氨酸内标 | Met IS | 153.2 | 107.1 | −13 |
| 15 | 苯丙氨酸 | Phe | 166.2 | 120.1 | −14 |
| 16 | 苯丙氨酸内标 | Phe IS | 172.2 | 126.1 | −14 |
| 17 | 酪氨酸 | Tyr | 182.2 | 136.1 | −14 |
| 18 | 酪氨酸内标 | Tyr IS | 188.2 | 142.1 | −14 |
| 19 | 瓜氨酸 | Cit | 176.2 | 113.1 | −17 |
| 20 | 瓜氨酸内标 | Cit IS | 178.2 | 115.1 | −17 |
| 21 | 脯氨酸 | Pro | 116.2 | 70.1 | −18 |

续表

| 编号 | 化合物 | 英文简称 | 前体离子 $m/z$ | 产物离子 $m/z$ | CE |
|---|---|---|---|---|---|
| 22 | 游离肉碱 | C0 | 162.3 | 103.1 | −17 |
| 23 | 游离肉碱内标 | C0 IS | 171.3 | 103.1 | −17 |
| 24 | 乙酰肉碱 | C2 | 204.3 | 85.1 | −19 |
| 25 | 乙酰肉碱内标 | C2 IS | 207.3 | 85.1 | −19 |
| 26 | 丙酰肉碱 | C3 | 218.3 | 85.1 | −22 |
| 27 | 丙酰肉碱内标 | C3 IS | 221.3 | 85.1 | −22 |
| 28 | 3-羟基-丁酰肉碱/丙二酰肉碱 | C4OH/C3DC | 248.3 | 85.1 | −23 |
| 29 | 3-羟基-丁酰肉碱/丙二酰肉碱内标 | C4OH/C3DC IS | 255.3 | 85.1 | −22 |
| 30 | 丁酰肉碱 | C4 | 232.3 | 85.1 | −20 |
| 31 | 丁酰肉碱内标 | C4 IS | 235.3 | 85.1 | −20 |
| 32 | 3-羟基-异戊酰肉碱/丁二酰肉碱 | C5OH/C4DC | 262.1 | 85.1 | −23 |
| 33 | 3-羟基-异戊酰肉碱/丁二酰肉碱内标 | C5OH/C4DC IS | 291.1 | 85.1 | −22 |
| 34 | 异戊酰肉碱 | C5 | 246.3 | 85.0 | −23 |
| 35 | 异戊酰肉碱内标 | C5 IS | 255.3 | 85.0 | −22 |
| 36 | 异戊烯酰肉碱 | C5：1 | 244.3 | 85.0 | −23 |
| 37 | 戊二酰肉碱/3-羟基己二酰 | C5DC/C6OH | 276.1 | 85.1 | −27 |
| 38 | 己酰肉碱 | C6 | 260.1 | 85.1 | −23 |
| 39 | 己二酰肉碱 | C6DC | 290.1 | 85.1 | −27 |
| 40 | 辛酰肉碱 | C8 | 288.1 | 85.1 | −23 |
| 41 | 辛烯酰肉碱 | C8：1 | 286.1 | 85.1 | −23 |
| 42 | 癸酰肉碱 | C10 | 316.2 | 85.2 | −27 |
| 43 | 癸酰肉碱内标 | C10 IS | 381.2 | 85.2 | −24 |
| 44 | 癸烯酰肉碱 | C10：1 | 314.2 | 85.2 | −27 |
| 45 | 癸二烯酰肉碱 | C10：2 | 312.2 | 85.2 | −27 |
| 46 | 十二碳酰肉碱 | C12 | 344.2 | 85.2 | −27 |
| 47 | 十二碳烯酰肉碱 | C12：1 | 342.2 | 85.2 | −27 |
| 48 | 十四碳酰肉碱 | C14 | 372.2 | 85.2 | −24 |
| 49 | 十四碳烯酰肉碱 | C14：1 | 370.2 | 85.2 | −27 |
| 50 | 十四碳二烯酰肉碱 | C14：2 | 368.2 | 85.2 | −27 |
| 51 | 3-羟基-十四碳酰肉碱 | C14OH | 388.5 | 85.1 | −26 |
| 52 | 3-羟基-十四碳酰肉碱内标 | C14OH IS | 403.5 | 85.1 | −27 |
| 53 | 十六碳酰肉碱 | C16 | 400.5 | 85.1 | −27 |
| 54 | 十六碳烯酰肉碱 | C16：1 | 398.5 | 85.1 | −32 |
| 55 | 3-羟基-十六碳烯酰肉碱 | C16：1OH | 414.5 | 85.1 | −32 |
| 56 | 3-羟基-十六碳酰肉碱 | C16OH | 416.5 | 85.1 | −32 |
| 57 | 十八碳酰肉碱 | C18 | 428.5 | 85.1 | −29 |

续表

| 编号 | 化合物 | 英文简称 | 前体离子 $m/z$ | 产物离子 $m/z$ | CE |
|---|---|---|---|---|---|
| 58 | 十八碳烯酰肉碱 | C18∶1 | 426.5 | 85.1 | −29 |
| 59 | 十八碳二烯酰肉碱 | C18∶2 | 424.5 | 85.1 | −29 |
| 60 | 3-羟基-十八碳烯酰肉碱 | C18∶1OH | 442.5 | 85.1 | −29 |
| 61 | 3-羟基-十八碳酰肉碱 | C18OH | 444.5 | 85.1 | −29 |

（5）MRM 色谱图

MRM 色谱图见图 2-3。

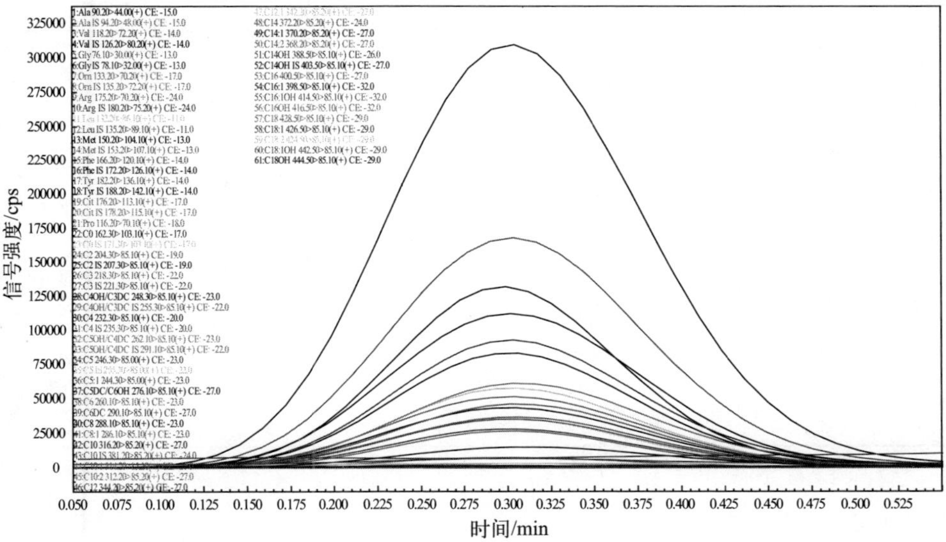


**图 2-3　含混合内标的提取液色谱图**

（6）分析性能

① 精密度：取高、低 2 个水平的质控品，每次各测定 25 个样本，连续测定 10 天，得出批内和批间变异系数（CV），结果显示：低浓度氨基酸的批内变异系数范围为 2.50%～9.60%，平均值为 5.80%，批间变异系数范围为 3.30%～10.80%，平均值为 7.10%；氨基酸高值的批内变异系数范围为 2.00%～10.70%，平均值为 5.30%，批间变异系数范围为 2.80%～14.00%，平均值为 6.20%。低浓度肉碱的批内变异系数范围为 1.70%～12.80%，平均值为 5.50%，批间变异系数范围为 2.30%～14.00%，平均值为 6.50%；肉碱高值的批内变异系数范围为 1.00%～8.30%，平均值为 4.20%，批间变异系数范围为 2.90%～12.00%，平均值为 6.20%。

② 准确度：低浓度氨基酸 QC 样本检测值与靶值相对误差绝对值范围为

0.3%～9.7%；高浓度氨基酸 QC 样本检测值与靶值相对误差绝对值范围为 1.9%～14.0%。低浓度肉碱 QC 样本检测值与靶值相对误差绝对值范围为 0.7%～28.2%；高浓度肉碱 QC 样本检测值与靶值相对误差绝对值范围为 1.1%～25.9%，所有检测值均在靶值 3 倍标准偏差范围内。

（7）样品测定结果

样品来源：临床遗传代谢异常患者。

从新生儿遗传代谢缺陷筛查样本中，得到了 3 个指标异常的样本，用本节建立的方法进行了相关检测，具体结果如表 2-3 所示。

**表 2-3　异常样本检测结果**　　单位：μmol/L

| 样本号 | 异常指标 | 实测值 | 参考值 |
|---|---|---|---|
| 1 | C4OH/C3DC | 0.56 | 0.02～0.27 |
| | C4OH/C3DC/C4 | 2.07 | 0.13～1.50 |
| | C4OH/C3DC/C10 | 6.39 | 0.001～5.00 |
| 2 | C4OH/C3DC | 0.36 | 0.02～0.27 |
| | C4OH/C3DC/C4 | 2.59 | 0.13～1.50 |
| | C4OH/C3DC/C10 | 11.67 | 0.001～5.00 |
| | C10：2/C10 | 1.42 | 0.001～1.20 |
| 3 | C4OH/C3DC | 0.75 | 0.02～0.27 |
| | C4OH/C3DC/C4 | 2.89 | 0.13～1.50 |
| | C4OH/C3DC/C10 | 19.37 | 0.001～5.00 |
| | Ala | 389 | 62.5～328.0 |

注：结果仅作为研究用，无临床参考意义。

### 2.2.1.2　衍生化法

（1）方法原理

使用含稳定同位素标记的氨基酸及肉碱内标的溶剂萃取滤纸干血片中的氨基酸及肉碱，衍生后用 MS/MS 系统进行分析。通过测定每个氨基酸及肉碱对应的同位素内标的离子峰强度，由已知水平的内标，即可通过岛津新生儿筛查软件自动计算出所测样本的氨基酸及肉碱水平。

（2）样品前处理

萃取：使用打孔器采集干血片，将打下的血片置于平底 96 孔板中。加入 90 μL 内标工作溶液至每个孔，覆膜，室温下 650～750 r/min 振摇孵育 45～60 min。转移全部上清（60 μL）至 V 形底 96 孔板中，50 ℃氮气吹干，约 15 min。

衍生化：每孔加入 50 μL 衍生化试剂（正丁醇：乙酰氯＝90：10），封上纸膜，置于孵育振荡仪内，振荡 1 min 后，60 ℃下静置孵育 30 min。取下纸膜，将 96 孔板置于微孔板氮气吹干仪上，50 ℃氮气流下进行吹干，时间为 20 min。经过衍生化反应后目标化合物与盐酸、正丁醇反应生成丁酯化氨基酸或丁酯化酰基肉碱，图 2-4 和图 2-5 分别以 Phe 和 C14 为例说明氨基酸和酰基肉碱的衍生化反应过程。

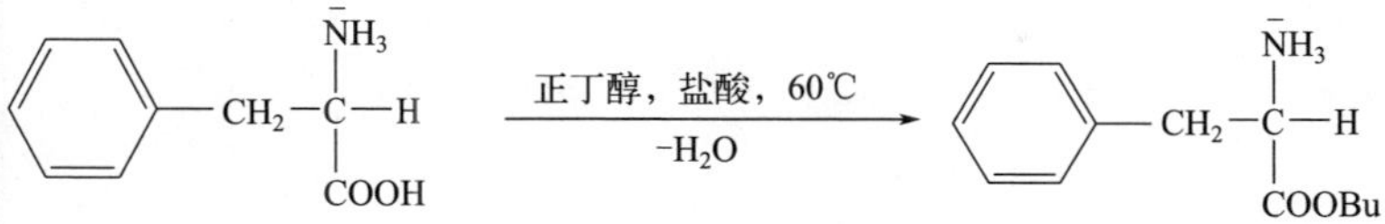

图 2-4　氨基酸衍生化反应

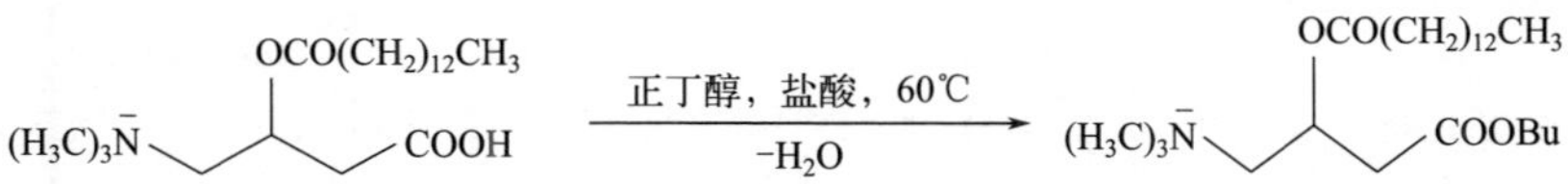

图 2-5　酰基肉碱衍生化反应

复溶：每孔加入 75 μL 流动相，封上铝膜，置于孵育器/振荡仪内，在 27 ℃条件下振荡 15 min，96 孔板振荡的速度为 750 r/min。

上机检测：将 96 孔板置于离心机内，4000 r/min 离心 5 min。将带铝膜密封的 96 孔板置入自动进样器中，进样检测。

(3) 分析仪器

LCMS-8050CL 三重四极杆质谱仪。

(4) 分析条件

① 液相色谱条件

| | |
|---|---|
| 分析方式 | FIA 流动注射模式 |
| 流动相 | 0.05%甲酸水溶液：乙腈：甲醇=1：2：2 |
| 进样量 | 1～2 μL |
| 洗脱方式 | 梯度洗脱，见表 2-4 |

表 2-4　梯度洗脱时间程序

| 时间/min | 模块 | 控制 | 值/(mL/min) |
|---|---|---|---|
| 0.10 | 泵 | 总流速 | 0.05 |
| 0.65 | 泵 | 总流速 | 0.10 |
| 0.66 | 泵 | 总流速 | 1.00 |
| 1.00 | 控制器 | 停止 | |

② 质谱条件

| | | | |
|---|---|---|---|
| 分析仪器 | LCMS-8050CL | DL 温度 | 250 ℃ |
| 离子源 | ESI(+) | 加热模块温度 | 400 ℃ |
| 雾化气流速 | 2.0 L/min | 干燥气流速 | 10.0 L/min |
| 驻留时间 | 10ms | 扫描模式 | 多反应监测(MRM)，参数见表 2-5 |

表 2-5 MRM 参数

| 化合物 | 英文简称 | 离子对 $m/z$ | 化合物 | 英文简称 | 离子对 $m/z$ |
|---|---|---|---|---|---|
| 丙氨酸 | Ala | 146.2>44.0 | 丙氨酸内标 | Ala IS | 150.2>48.0 |
| 精氨酸 | Arg | 231.1>70.1 | 精氨酸内标 | Arg IS | 236.2>75.1 |
| 瓜氨酸 | Cit | 232.2>113.1 | 瓜氨酸内标 | Cit IS | 234.2>115.1 |
| 甘氨酸 | Gly | 132.1>76.0 | 甘氨酸内标 | Gly IS | 134.1>78.0 |
| 亮氨酸 | Leu | 188.1>86.1 | 亮氨酸内标 | Leu IS | 191.2>89.1 |
| 蛋氨酸 | Met | 206.1>104.1 | 蛋氨酸内标 | Met IS | 209.2>107.1 |
| 鸟氨酸 | Orn | 189.2>70.1 | 鸟氨酸内标 | Orn IS | 191.2>72.1 |
| 脯氨酸 | Pro | 172.1>70.1 | 脯氨酸内标 | Pro IS | 177.1>74.1 |
| 苯丙氨酸 | Phe | 222.2>120.1 | 苯丙氨酸内标 | Phe IS | 228.1>126.1 |
| 酪氨酸 | Tyr | 238.2>136.1 | 酪氨酸内标 | Tyr IS | 244.2>142.1 |
| 缬氨酸 | Val | 174.1>72.1 | 缬氨酸内标 | Val IS | 182.1>80.1 |
| 天门冬氨酸 | Asp | 246.2>144.0 | 天门冬氨酸内标 | Asp IS | 249.2>147.0 |
| 谷氨酸 | Glu | 260.1>84.1 | 谷氨酸内标 | Glu IS | 263.1>87.1 |
| 谷氨酰胺 | Gln | 203.1>101.1 | 谷氨酰胺内标 | Gln IS | 209.1>107.1 |
| 组氨酸 | His | 212.1>110.0 | 丝氨酸 | Ser | 162.1>60.0 |
| 色氨酸 | Trp | 261.2>159.0 | | | |
| 游离肉碱 | C0 | 218.1>103.0 | 游离肉碱内标 | C0 IS | 227.1>103.0 |
| 乙酰肉碱 | C2 | 260.1>85.0 | 乙酰肉碱内标 | C2 IS | 263.1>85.0 |
| 丙酰肉碱 | C3 | 274.1>85.0 | 丙酰肉碱内标 | C3 IS | 277.1>85.0 |
| 丙二酰肉碱 | C3DC | 360.3>85.0 | | | |
| 丁酰肉碱 | C4 | 288.2>85.0 | 丁酰肉碱内标 | C4 IS | 291.2>85.0 |
| 甲基丙二酰肉碱 | C4DC | 374.3>85.0 | 3-羟基-丁酰肉碱 | C4OH | 304.2>85.0 |
| 异戊酰肉碱 | C5 | 302.2>85.0 | 异戊酰肉碱内标 | C5 IS | 311.2>85.0 |
| 异戊烯酰肉碱 | C5：1 | 300.2>85.0 | 3-羟基-异戊酰肉碱 | C5OH | 318.2>85.0 |
| 戊二酰肉碱 | C5DC | 388.3>85.0 | | | |
| 己二酰肉碱 | C6DC | 402.3>85.0 | 己二酰肉碱 内标 | C6DC IS | 437.3>85.0 |
| 己酰肉碱 | C6 | 316.3>85.0 | 己酰肉碱内标 | C6 IS | 319.3>85.0 |
| 己烯酰肉碱 | C6：1 | 314.3>85.0 | 3-羟基-己酰肉碱 | C6OH | 332.3>85.0 |
| 辛酰肉碱 | C8 | 344.3>85.0 | 辛酰肉碱内标 | C8 IS | 347.3>85.0 |
| 辛烯酰肉碱 | C8：1 | 342.3>85.0 | 辛二烯酰肉碱 | C8：2 | 340.3>85.0 |
| 辛二酰肉碱 | C8DC | 430.3>85.0 | | | |
| 癸酰肉碱 | C10 | 372.2>85.0 | 癸烯酰肉碱 | C10：1 | 370.2>85.0 |
| 癸二烯酰肉碱 | C10：2 | 368.2>85.0 | 癸二酰肉碱 | C10DC | 458.2>85.0 |
| 癸酰肉碱内标 | C10 IS | 375.3>85.0 | | | |
| 十二碳酰肉碱 | C12 | 400.2>85.0 | 十二碳酰肉碱内标 | C12 IS | 403.4>85.0 |

续表

| 化合物 | 英文简称 | 离子对 $m/z$ | 化合物 | 英文简称 | 离子对 $m/z$ |
|---|---|---|---|---|---|
| 十二碳烯酰肉碱 | C12：1 | 398.2＞85.0 | 十二碳二烯酰肉碱 | C12：2 | 396.2＞85.0 |
| 3-羟基-十二碳酰肉碱 | C12OH | 416.4＞85.0 | 十二碳二酰肉碱 | C12DC | 486.4＞85.0 |
| 十四碳酰肉碱 | C14 | 428.3＞85.0 | 十四碳烯酰肉碱 | C14：1 | 426.3＞85.0 |
| 十四碳二烯酰肉碱 | C14：2 | 424.3＞85.0 | 3-羟基-十四碳酰肉碱 | C14OH | 444.3＞85.0 |
| 十四碳二酰肉碱 | C14DC | 514.4＞85.0 | 十四碳酰肉碱内标 | C14 IS | 431.4＞85.0 |
| 十六碳酰肉碱 | C16 | 456.3＞85.0 | 十六碳酰肉碱内标 | C16 IS | 459.4＞85.0 |
| 十六碳烯酰肉碱 | C16：1 | 454.3＞85.0 | 3-羟基-十六碳酰肉碱 | C16OH | 472.3＞85.0 |
| 十六碳二酰肉碱 | C16DC | 542.4＞85.0 | 十八碳酰肉碱 | C18 | 484.4＞85.0 |
| 十八碳烯酰肉碱 | C18：1 | 482.4＞85.0 | 3-羟基-十八碳烯酰肉碱 | C18：1OH | 498.4＞85.0 |
| 十八碳二烯酰肉碱 | C18：2 | 480.4＞85.0 | 3-羟基-十八碳酰肉碱 | C18OH | 500.4＞85.0 |
| 十八碳二酰肉碱 | C18DC | 570.4＞85.0 | 十八碳酰肉碱内标 | C18 IS | 487.4＞85.0 |

（5）部分物质的离子流图（见图 2-6）

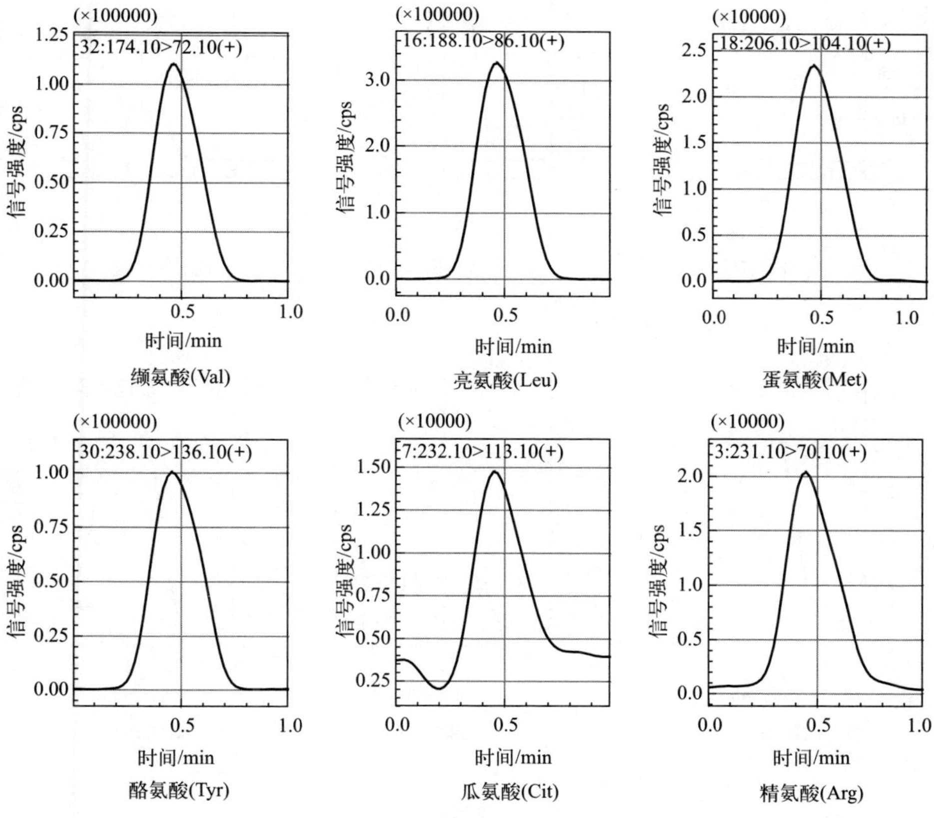


图 2-6

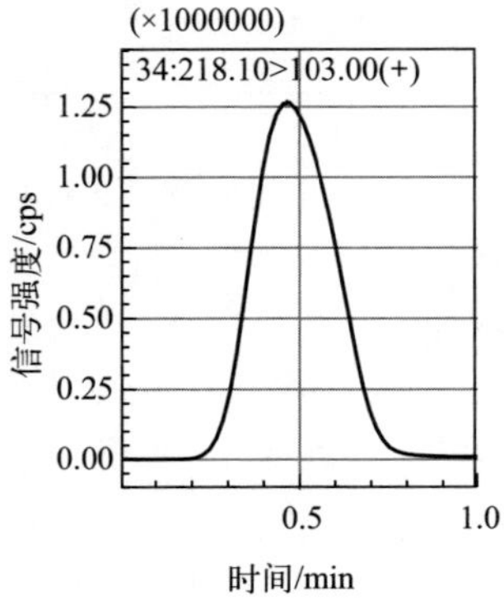


游离肉碱(C0)

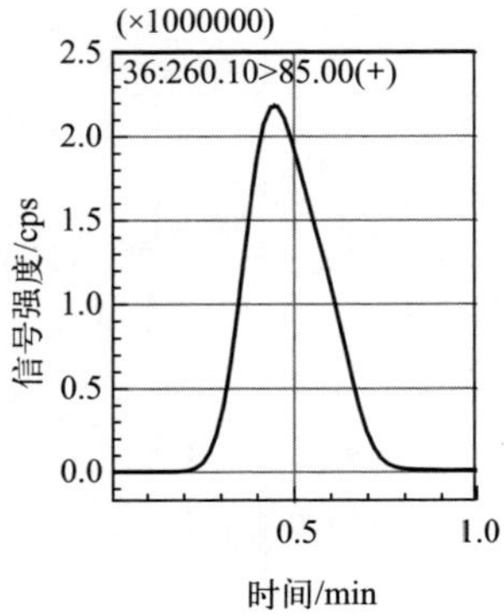


乙酰肉碱(C2)

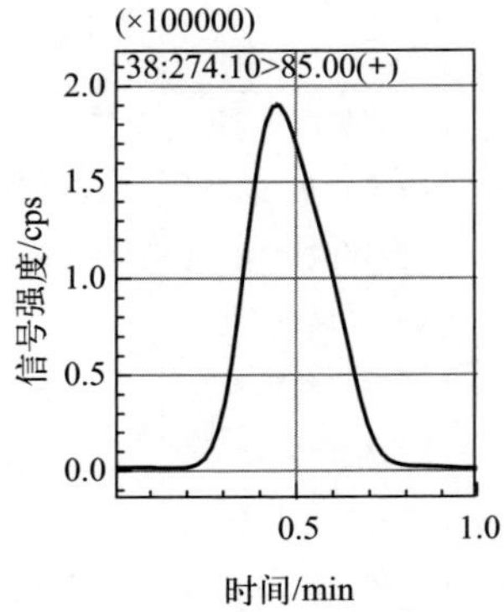


丙酰肉碱(C3)

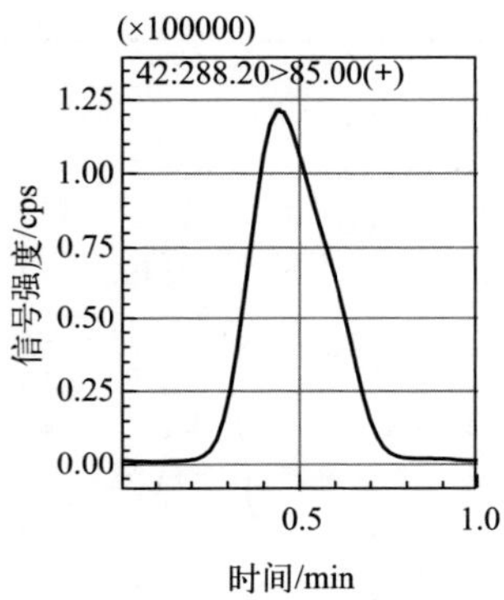


丁酰肉碱(C4)

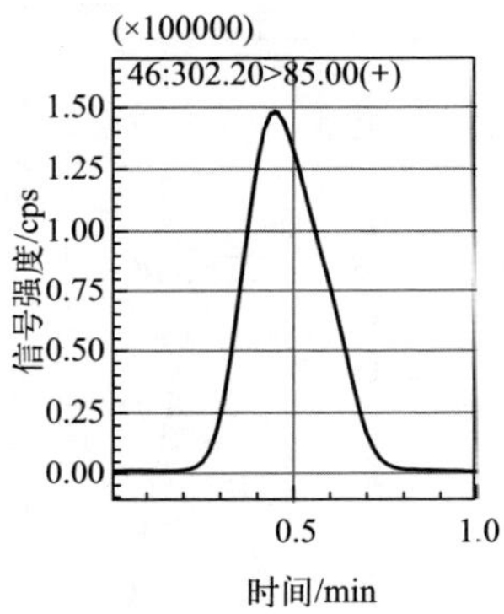


异戊酰肉碱(C5)

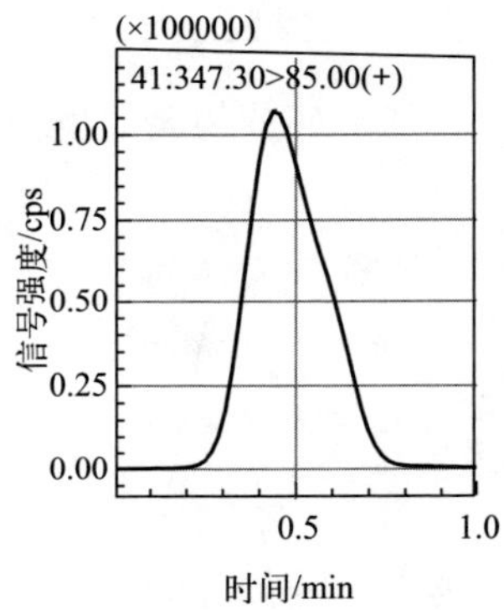


戊二酰肉碱(C5DC)

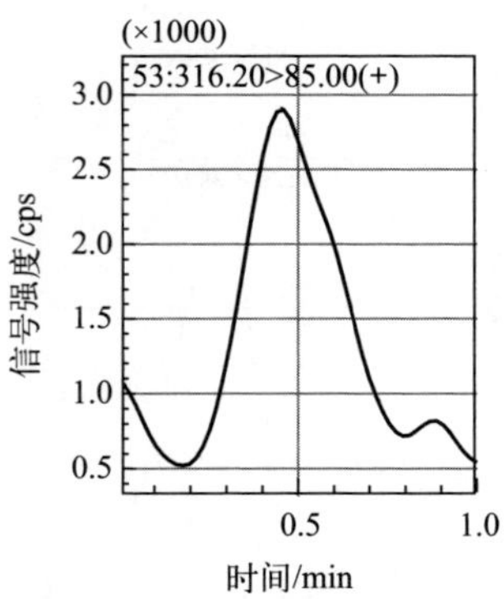


己酰肉碱(C6)

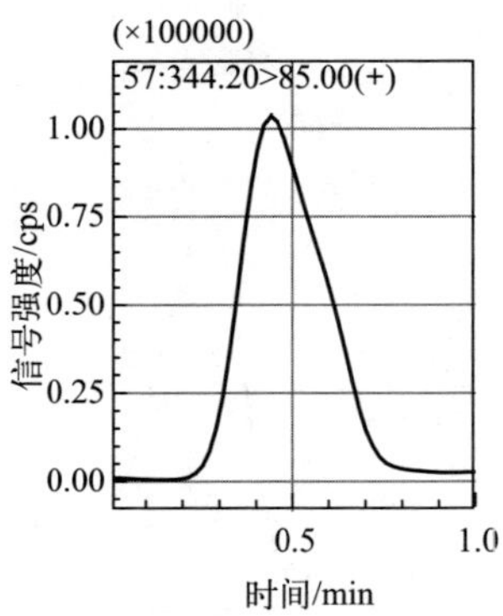


辛酰肉碱(C8)

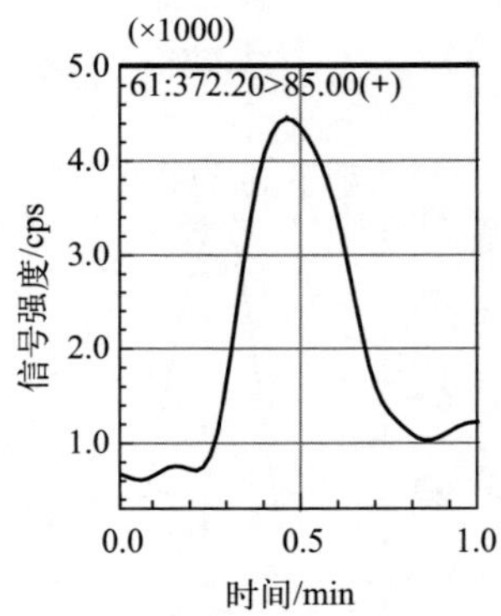


癸酰肉碱(C10)

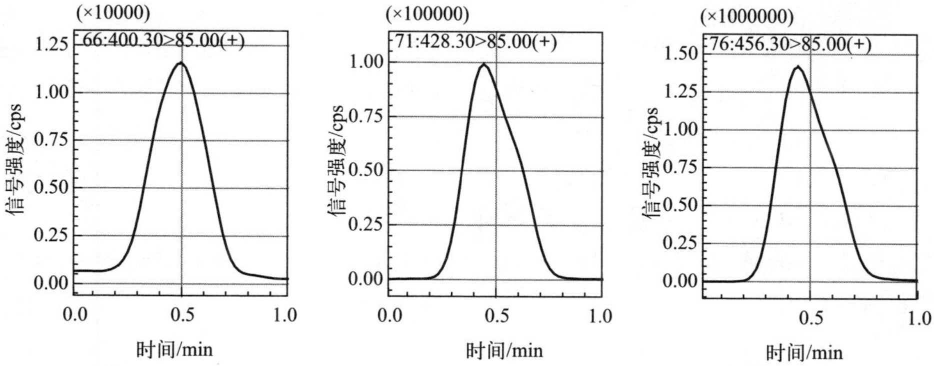


十二碳酰肉碱(C12)　　十四碳酰肉碱(C14)　　十六碳酰肉碱(C16)

**图 2-6　部分氨基酸和酰基肉碱的离子流图**

（6）样品测定结果

样品来源：临床遗传代谢异常患者。

采用 Neonatal Solution 新生儿筛查软件，对 LabSolutions 工作站采集的数据进行处理，自动得到各组分的定量计算结果，根据预设的限值，自动使用各种颜色标注超出限值的结果。其中，紫色标注部分（图中铺灰部分）表示检测结果超出标准限警告值，黄色标注部分（图中黑底反白部分）表示检测结果达到标准限提醒值而未超出警告值，结果如图 2-7 所示。

| | A | B | C | D | E | F | G | H | I |
|---|---|---|---|---|---|---|---|---|---|
| 1 | Neonatal Solution | | | | | | | | |
| 2 | | | | | | | | | |
| 3 | Analysis Time | 2015/02/13 | | | | | | | |
| 4 | | | | | | | | | |
| 5 | | Date Acqui | Tray:Vial | Ala | Arg | Asp | Glu | Gly | Leu |
| 6 | Criteria Upper Limit(Caution) | - | - | 100.00 | 100.00 | 100.00 | 100.00 | 100.00 | 100.00 |
| 7 | Criteria Upper Limit(Notice) | - | - | 90.00 | 90.00 | 90.00 | 90.00 | 90.00 | 90.00 |
| 8 | Criteria Lower Limit(Notice) | - | - | 20.00 | 20.00 | 20.00 | 20.00 | 20.00 | 20.00 |
| 9 | Criteria Lower Limit(Caution) | - | - | 10.00 | 10.00 | 10.00 | 10.00 | 10.00 | 10.00 |
| 10 | c1 | 2/13/2015 | 1:2 | 6.26 | 0.24 | 63.01 | 2.46 | 2.64 | 2.99 |
| 11 | c2 | 2/13/2015 | 1:3 | 33.56 | 4.04 | 149.44 | 29.66 | 22.94 | 10.70 |
| 12 | ns | 2/13/2015 | 1:4 | 4.85 | 0.25 | 27.03 | 6.70 | 5.75 | 3.13 |

**图 2-7　样品结果**

## 2.2.2　有机酸的检测

### 2.2.2.1　GC-MS 法

（1）样品前处理

取相当于含 0.2mg 肌酐的尿样，依次加入 MGA（托品酸）和 $C_{24}$ 烷酸作为内标，加水稀释到 2.0 mL。加入 2.5 mol/L 的氢氧化钠调节 pH 值为 12～

14，添加 5%盐酸羟胺在室温下反应 60 min，加入 6.0 mol/L 的盐酸调节 pH 值为 1.0，用 6 mL 乙酸乙酯萃取两次，分取有机相，加无水硫酸钠 5 g 去除残余水分，60 ℃氮气吹干，加入 100 μL BSTFA 和 TMCS（10∶1），80 ℃下反应 30 min，进行甲基硅烷化衍生。

（2）分析仪器

仪器：GCMS-QP2020 气相色谱质谱联用仪。

软件：GCMSsolution，Inborn Errors of Metabolism Screening System。

（3）分析条件

① 气相色谱条件

| | |
|---|---|
| 色谱柱 | DB-5(30 m×0.25 mm×1.0 μm) |
| 柱箱温度 | 100 ℃(4 min)－(4 ℃/min)－280 ℃(10 min) |
| 进样口温度 | 280 ℃ |
| 线速度 | 43.0 cm/s |
| 分流比 | 20∶1 |

② 质谱条件

| | |
|---|---|
| 离子源温度 | 200 ℃ |
| 接口温度 | 280 ℃ |
| 扫描模式 | 全扫描 Scan，扫描范围 $m/z$ 50～500 |

（4）样品测定结果

样品来源：临床甲基丙二酸尿症患者。

应用有机酸遗传代谢病辅助诊断软件，对 GC-MS 的结果进行自动分析，无需有机酸标样，即可对 40 种有机酸代谢病给出诊断结果，大大提高了有机酸尿症的诊断与筛查的效率，临床甲基丙二酸尿症患者检测结果见图 2-8 和图 2-9。目前，GC-MS 分析技术已开始作为常规筛查手段运用于新生儿筛查或高危筛查，为有机酸尿症的早期诊断和治疗提供了很好的依据。

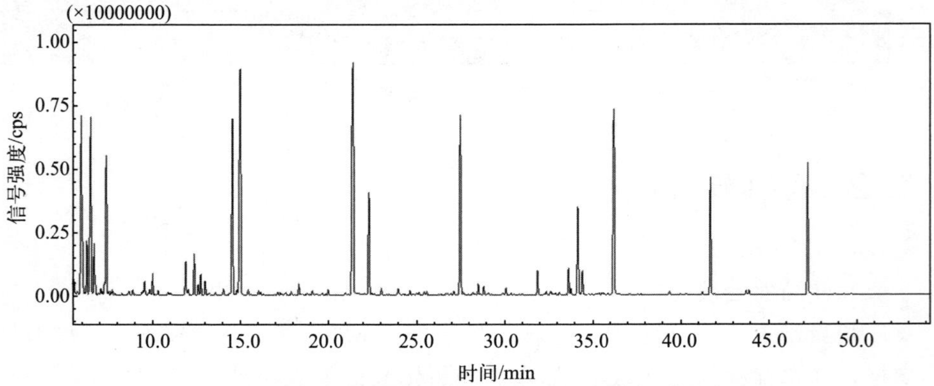


**图 2-8　甲基丙二酸尿症患者尿有机酸色谱图**

Screening Result

Diplay Style　Report

Ouput Style #1

| ID # | Compound Name | MRA | MARK | NORMAL | NORMAL(Low) | NORMAL(High) | Factor |
|---|---|---|---|---|---|---|---|
| 4 | Glycolic-2 | 4.13 | * | 0.70 | 0.00 | 2.20 | 5.90 |
| 8 | 3-OH-propionic-2 | 40.93 | * | 0.20 | 0.00 | 1.10 | 204.64 |
| 9 | Pyruvic-OX-2 | 2.86 |  | 4.50 | 0.00 | 24.10 | 0.64 |
| 15 | Malonic-2 | 72.61 | * | 0.00 | 0.00 | 0.10 | ? |
| 18 | Methylmalonic-2 | 96.54 | * | 0.30 | 0.20 | 3.60 | 321.78 |
| 32 | Phosphoric-3 | 3.55 |  | 6.60 | 0.00 | 43.00 | 0.54 |
| 39 | Succinic-2 | 1.26 |  | 32.70 | 6.50 | 65.80 | 0.04 |
| 51 | Glutaric-2 | 315.08 | * | 1.90 | 0.00 | 4.00 | 165.83 |
| 57 | 2-Deoxytetronic | 1.49 |  | 2.40 | 0.00 | 6.30 | 0.62 |
| 58 | Butyrylglycine-1 | 0.56 | * | 0.00 | 0.00 | 0.00 | ? |
| 68 | Adipic-2 | 0.25 |  | 3.00 | 0.50 | 5.00 | 0.08 |
| 71 | 5-Oxoproline-2(pyroglutamic) | 0.33 |  | 0.90 | 0.00 | 7.60 | 0.36 |
| 83 | Phenyllactic-2 | 1.23 |  | 0.30 | 0.00 | 4.90 | 4.09 |
| 84 | Pimelic-2 | 1.62 |  | 3.00 | 0.00 | 9.30 | 0.54 |
| 86 | 3-OH-phenylacetic-2 | 6.87 | * | 0.40 | 0.00 | 0.90 | 17.18 |
| 89 | 4-OH-phenylacetic-2 | 1.18 |  | 27.10 | 8.60 | 73.20 | 0.04 |
| 97 | Suberic-2 | 0.10 |  | 2.40 | 0.30 | 4.70 | 0.04 |
| 100 | Aconitic-3 | 11.23 |  | 64.70 | 15.10 | 86.10 | 0.17 |
| 103 | Homovanillic-2(HVA) | 1.00 |  | 16.30 | 5.80 | 24.90 | 0.06 |
| 104 | Azelaic-2 | 0.24 |  | 3.90 | 0.00 | 10.70 | 0.06 |
| 105 | Hippuric-2 | 1.42 |  | 2.20 | 0.00 | 11.70 | 0.65 |
| 106 | Isocitric-4 | 4.25 |  | 22.90 | 8.30 | 29.00 | 0.19 |
| 107 | Citric-4 | 175.43 |  | 441.10 | 31.40 | 572.30 | 0.40 |
| 109 | Hippuric-1 | 2.57 |  | 30.10 | 0.00 | 284.00 | 0.09 |
| 115 | Vanilmandelic-3(VMA) | 3.05 |  | 46.60 | 11.70 | 84.60 | 0.07 |
| 118 | 4-OH-phenyllactic(PHPLA)-2 | 283.45 | * | 1.80 | 0.00 | 7.00 | 157.47 |
| 129 | Uric-4 | 0.97 |  | 2.60 | 0.00 | 7.20 | 0.37 |
| 134 | IS-2(tropic acid) | 202.23 |  | 0.00 | 0.00 | 0.00 | ? |
| 135 | MGA | 100.00 | * | 0.00 | 0.00 | 0.00 | ? |
|  |  |  |  |  |  |  |  |
| No. | Disease suspected of |  |  |  |  |  |  |
| 1 | Methylmalonic acidemia | 诊断结果 |  |  |  |  |  |

图 2-9　甲基丙二酸尿症患者尿有机酸诊断结果

#### 2.2.2.2　LC-MS/MS 法

（1）方法原理

使用含 5 种稳定同位素标记的内标准品的溶剂萃取滤纸干血片中的丙二酸、甲基丙二酸、乙基丙二酸、2-甲基柠檬酸、总同型半胱氨酸，然后使用衍生化试剂（乙酰氯及正丁醇）衍生，串联质谱进行分析。通过测定丙二酸、甲基丙二酸、乙基丙二酸、2-甲基柠檬酸、总同型半胱氨酸与对应同位素内标的离子峰强度，由已知水平的质控及内标，即可计算出所测样本的丙二酸、甲基丙二酸、乙基丙二酸、2-甲基柠檬酸、总同型半胱氨酸的浓度水平。

（2）样品前处理方法

萃取：使用打孔器采集干血片，将打下的血片置于平底 96 孔板中。加入 90 μL 内标工作溶液至每个孔，覆膜，室温下 650～750 r/min 振摇孵育 45～60 min。转移全部上清（60 μL）至 V 形底 96 孔板中，50 ℃氮气吹干，约 15 min。

衍生化：每孔加入 50 μL 衍生化试剂（正丁醇：乙酰氯＝90：10），封上纸膜，置于孵育振荡仪内，振荡 1 min 后，60 ℃下静置孵育 30 min。取下纸膜，将 96 孔板置于微孔板氮气吹干仪上，50 ℃氮气流下进行吹干，时间为 20 min。

复溶：每孔加入 75 μL 流动相，封上铝膜，置于孵育器/振荡仪内，在 27 ℃条件下振荡 15 min，96 孔板振荡的 速度为 750 r/min。

上机检测：将 96 孔板置于离心机内，4000 r/min 离心 5 min。将带铝膜密封的 96 孔板置入自动进样器中，进样检测。

（3）分析仪器

LCMS-8050 CL 三重四极杆质谱仪。

（4）分析条件

① 液相色谱条件

| | |
|---|---|
| 色谱柱 | Shim-pack GIST(50 mm×2.1 mm I.D.，2.0 μm) |
| 流动相 | 试剂盒提供 |
| 柱温 | 40 ℃ |
| 进样量 | 5 μL |
| 洗脱方式 | 梯度洗脱，B 相初始浓度为 10%，时间程序见表 2-6 |

**表 2-6 梯度洗脱时间程序**

| 时间/min | 模块 | 控制 | 值/% |
|---|---|---|---|
| 1.00 | 泵 | B 泵浓度 | 10 |
| 2.50 | 泵 | B 泵浓度 | 98 |
| 3.00 | 泵 | B 泵浓度 | 98 |
| 3.10 | 泵 | B 泵浓度 | 10 |
| 6.00 | 控制器 | 停止 | |

② 质谱条件

| | | | |
|---|---|---|---|
| 分析仪器 | LCMS-8050 CL | DL 温度 | 150 ℃ |
| 离子源 | ESI(+) | 加热模块温度 | 450 ℃ |
| 雾化气流速 | 3.0 L/min | 干燥气流速 | 8.0 L/min |
| 加热气流速 | 12.0 L/min | 扫描模式 | 多反应监测(MRM) |
| 离子源温度 | 350 ℃ | MRM 参数 | 见表 2-7 |

**表 2-7 MRM 参数**

| 化合物 | 英文简称 | CAS 号 | 前体离子 $m/z$ | 产物离子 $m/z$ | Q1 Pre Bias/V | CE/V | Q3 Pre Bias/V |
|---|---|---|---|---|---|---|---|
| 丙二酸 | MA | 141-82-2 | 217.2 | 105.1 | −18 | −15 | −20 |
| 丙二酸内标 | MA-IS | | 220.2 | 108.1 | −18 | −15 | −20 |
| 甲基丙二酸 | MMA | 516-05-2 | 231.2 | 119.1 | −11 | −11 | −22 |
| 甲基丙二酸内标 | MMA-IS | | 234.2 | 122.1 | −11 | −11 | −22 |
| 乙基丙二酸 | EMA | 601-75-2 | 245.2 | 133.0 | −29 | −10 | −26 |
| 乙基丙二酸内标 | EMA-IS | | 250.2 | 138.0 | −29 | −10 | −26 |
| 总同型半胱氨酸 | HCY | 454-29-5 | 192.1 | 90.1 | −14 | −13 | −10 |

续表

| 化合物 | 英文简称 | CAS号 | 前体离子 $m/z$ | 产物离子 $m/z$ | Q1 Pre Bias/V | CE/V | Q3 Pre Bias/V |
|---|---|---|---|---|---|---|---|
| 总同型半胱氨酸内标 | HCY-IS | | 196.1 | 94.1 | −14 | −13 | −10 |
| 2-甲基柠檬酸 | MCA | 6061-96-7 | 375.5 | 199.2 | −26 | −28 | −30 |
| 2-甲基柠檬酸内标 | MCA-IS | | 378.1 | 202.1 | −26 | −28 | −30 |

（5）MRM 色谱图

标准曲线最低点 MRM 色谱图见图 2-10。

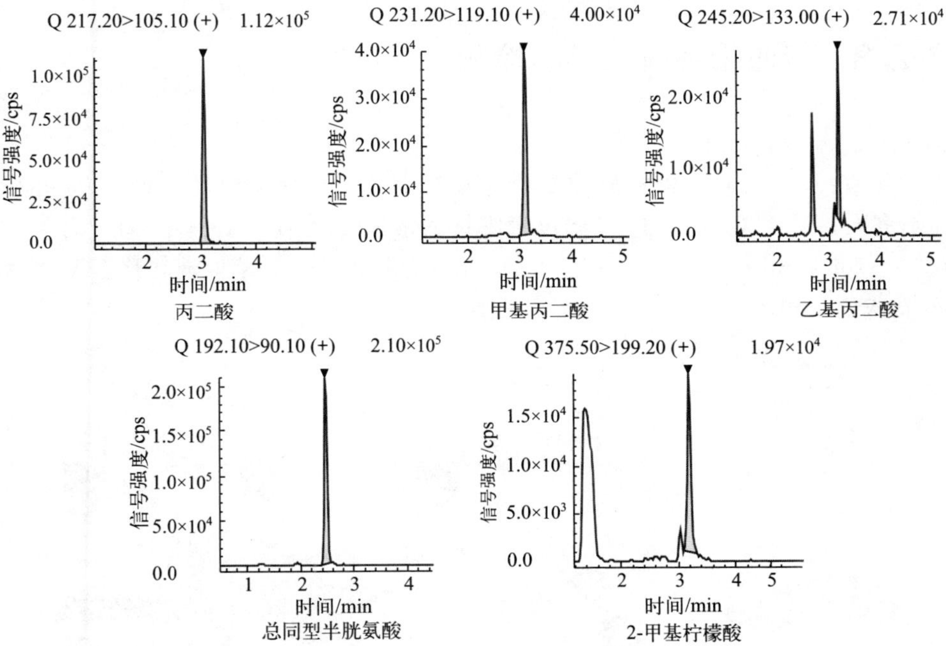


**图 2-10　标准曲线最低点 MRM 色谱图**

（6）分析性能

① 线性：内标法制作标准曲线，5 种有机酸在线性范围内线性相关系数均大于 0.995。

② 精密度：取低、高浓度质控品样品前处理后连续进样 6 针，峰面积精密度在 2.90%～8.30%之间。

③ 准确度：取低、高浓度质控品进行样品前处理，平行制备 6 份并检测，质控品测定准确度在 90.8%～109.3%之间。

（7）样品测定结果

样品来源：新生儿干血斑。

取 5 批次新生儿干血斑样品，按上述方法进行测定，结果见表 2-8，该方法可满足临床检验需求。

表 2-8　临床样品测定结果　　单位：μmol/L

| 化合物 | 样品 1 | 样品 2 | 样品 3 | 样品 4 | 样品 5 |
|---|---|---|---|---|---|
| MA | 6.45 | 5.05 | 6.25 | 5.39 | 7.28 |
| MMA | 2.26 | 2.68 | 2.55 | 1.71 | 3.07 |
| EMA | N.D. | N.D. | N.D. | N.D. | N.D. |
| HCY | 1.67 | 4.44 | 3.12 | 2.10 | 2.86 |
| MCA | N.D. | N.D. | N.D. | N.D. | N.D. |

注：N.D. 表示未检出。

## 2.2.3 溶血磷脂酰胆碱的检测

（1）样品前处理

用直径 3mm 打孔器在质控干血片及新生儿干血片上取样，置于 96 孔板中，每孔加入含 C26∶0 LPC 同位素内标的溶液 100 μL，45 ℃密封孵育振荡（650～750 r/min）45 min，室温放置 5 min，提取 75 μL 萃取液转移至 V 形底 96 孔板内，铝膜覆盖，上机检测，见图 2-11。

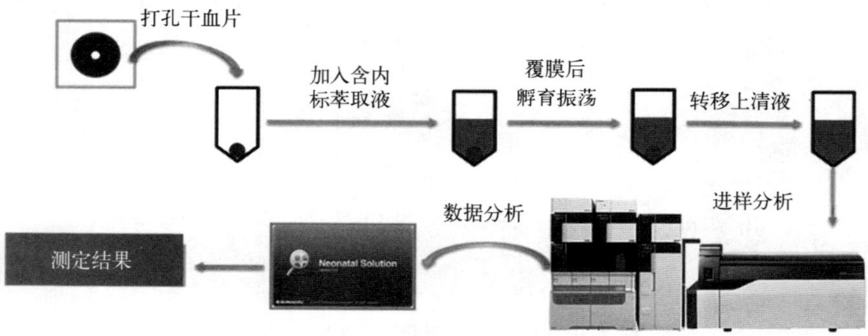


图 2-11　样品前处理及分析流程

（2）分析仪器

仪器：LCMS-8050 CL 三重四极杆质谱仪。

软件：LabSolutions 色谱工作站，Neonatal Ver. 2.30 数据处理软件。

（3）分析条件

① 液相色谱条件

| | |
|---|---|
| 色谱柱 | 在线过滤器（2 μm） |
| 流动相 | 试剂盒提供 |
| 柱温 | 室温 |
| 进样量 | 1 μL |
| 洗脱方式 | 流速梯度洗脱，初始流速为 0.1 mL/min，时间程序见表 2-9 |

表 2-9　梯度洗脱时间程序

| 时间/min | 模块 | 控制 | 流速/(mL/min) |
|---|---|---|---|
| 0.10 | 泵 | 总流速 | 0.05 |
| 0.65 | 泵 | 总流速 | 0.25 |
| 0.66 | 泵 | 总流速 | 1 |
| 1.00 | 控制器 | 停止 | |

② 质谱条件

| | | | |
|---|---|---|---|
| 分析仪器 | LCMS-8050 CL | DL 温度 | 250 ℃ |
| 离子源 | ESI(+) | 加热模块温度 | 400 ℃ |
| 雾化气流速 | 3.0 L/min | 干燥气流速 | 10.0 L/min |
| 加热气流速 | 10.0 L/min | 扫描模式 | 多反应监测(MRM) |
| 离子源温度 | 300 ℃ | MRM 参数 | 见表 2-10 |

表 2-10　MRM 参数

| 化合物 | 英文简称 | CAS 号 | 前体离子 $m/z$ | 产物离子 $m/z$ | Q1 Pre Bias/V | CE /V | Q3 Pre Bias/V |
|---|---|---|---|---|---|---|---|
| 二十碳溶血磷脂酰胆碱 | C20：0 LPC | 108341-80-6 | 552.5 | 104.1 | −22 | −32 | −20 |
| 二十二碳溶血磷脂酰胆碱 | C22：0 LPC | 125146-65-8 | 580.5 | 104.1 | −22 | −32 | −20 |
| 二十四碳溶血磷脂酰胆碱 | C24：0 LPC | 325171-59-3 | 608.5 | 104.1 | −22 | −32 | −20 |
| 二十六碳溶血磷脂酰胆碱 | C26：0 LPC | 1213783-80-2 | 636.5 | 104.1 | −22 | −32 | −20 |
| 二十六碳溶血磷脂酰胆碱内标 | C26：0 LPC-IS | | 642.5 | 104.1 | −22 | −32 | −20 |

(4) MRM 色谱图

低质控干血片 MRM 色谱图见图 2-12。

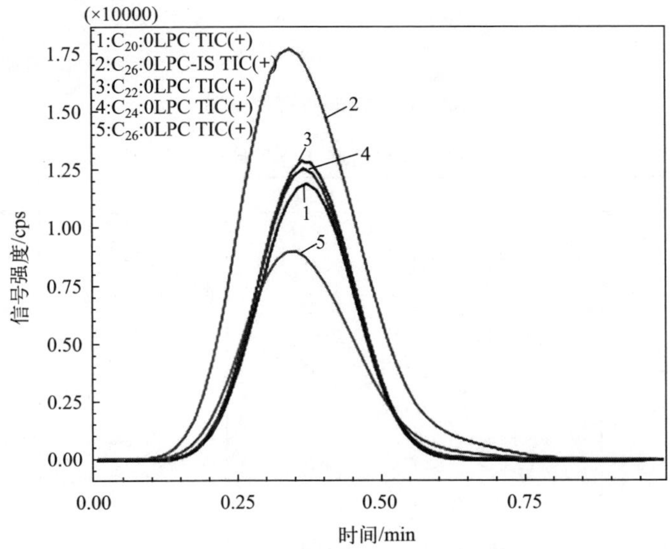


图 2-12　低质控干血片 MRM 色谱图

（5）分析性能

① 精密度：连续分析 6 针低质控干血片，RSD 在 1.20%～3.60%之间，仪器精密度良好。

② 质控准确度：对高、低浓度质控干血片进行分析，高、低浓度质控干血片各处理 4 份，使用岛津 Neonatal 新筛数据处理软件对筛查结果进行数据处理，高、低质控干血片中 4 种溶血磷脂酰胆碱均在靶值范围内，准确度良好。

（6）样品测定结果

样品来源：新生儿滤纸干血片。

取 10 批次新生儿滤纸干血片，按上述方法进行测定，色谱图见图 2-13，结果见表 2-11。

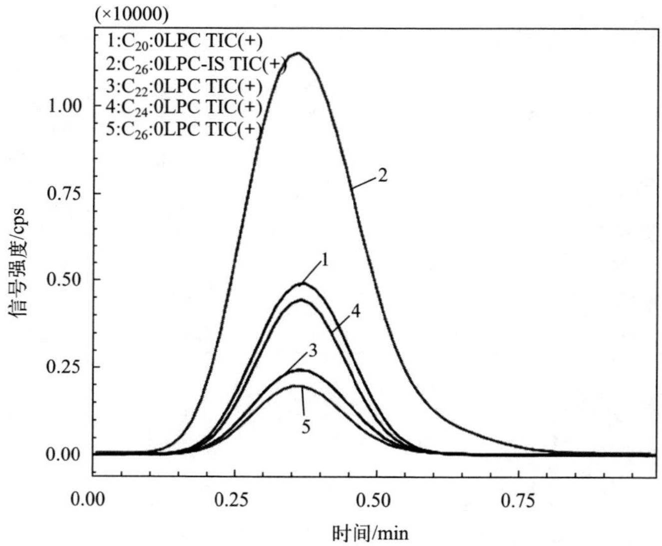


**图 2-13　样品测定色谱图**

**表 2-11　人血清临床样品检测结果**　　单位：μmol/L

| 样品编号 | C20∶0 LPC | C22∶0 LPC | C24∶0 LPC | C26∶0 LPC |
|---|---|---|---|---|
| Sample-1 | 0.88 | 0.85 | 1.10 | 0.52 |
| Sample-2 | 0.54 | 0.48 | 0.63 | 0.33 |
| Sample-3 | 0.54 | 0.64 | 0.86 | 0.36 |
| Sample-4 | 0.84 | 0.64 | 0.95 | 0.38 |
| Sample-5 | 0.36 | 0.44 | 0.57 | 0.31 |
| Sample-6 | 0.52 | 0.50 | 0.74 | 0.35 |
| Sample-7 | 0.49 | 0.51 | 0.76 | 0.31 |
| Sample-8 | 0.67 | 0.72 | 0.95 | 0.37 |
| Sample-9 | 0.51 | 0.49 | 0.71 | 0.35 |
| Sample-10 | 0.49 | 0.63 | 0.84 | 0.34 |

## 2.2.4 肌酸的检测

（1）方法原理

使用含 2 种稳定同位素标记的内标的溶剂萃取滤纸干血片中的胍基乙酸和肌酸，然后用串联质谱进行分析。通过测定胍基乙酸和肌酸与对应同位素内标的离子峰强度，由已知水平的质控及内标，即可通过岛津新生儿筛查软件自动计算出所测样本的胍基乙酸和肌酸浓度水平。

（2）样品前处理

用直径 3mm 打孔器在质控干血片及新生儿干血片上取样，置于 96 孔板中，每孔加入含同位素内标的溶液 100 μL，45 ℃密封孵育振荡（650～750 r/min）45 min，室温放置 5 min，提取 75 μL 萃取液转移至 V 形底 96 孔板内，铝膜覆盖，上机检测，如图 2-14 所示。

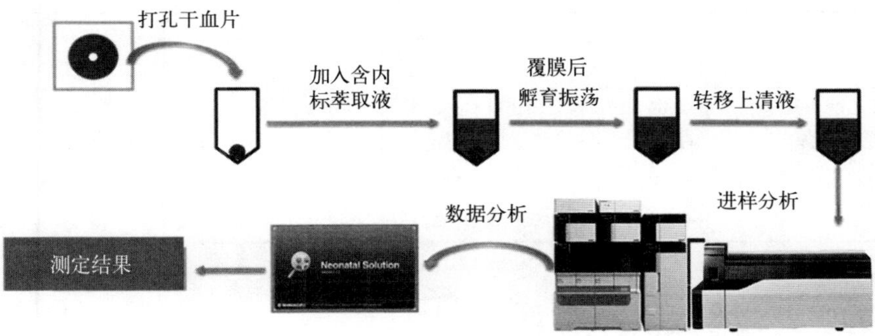


**图 2-14 样品前处理及分析流程**

（3）分析仪器

LCMS-8050 CL 三重四极杆质谱仪。

（4）分析条件

① 液相色谱条件

| | |
|---|---|
| 色谱柱 | 在线过滤器 |
| 流动相 | 试剂盒提供 |
| 柱温 | 室温 |
| 进样量 | 1 μL |
| 洗脱方式 | 流速梯度洗脱，初始流速为 0.1 mL/min，时间程序见表 2-12。 |

**表 2-12 梯度洗脱时间程序**

| 时间/min | 模块 | 控制 | 流速/(mL/min) |
|---|---|---|---|
| 0.10 | 泵 | 总流速 | 0.05 |

续表

| 时间/min | 模块 | 控制 | 流速/(mL/min) |
|---|---|---|---|
| 0.65 | 泵 | 总流速 | 0.20 |
| 0.66 | 泵 | 总流速 | 1 |
| 1.00 | 控制器 | 停止 | |

② 质谱条件

| | | | |
|---|---|---|---|
| 分析仪器 | LCMS-8050 CL | DL 温度 | 150 ℃ |
| 离子源 | ESI(+) | 加热模块温度 | 450 ℃ |
| 雾化气流速 | 3.0 L/min | 干燥气流速 | 10.0 L/min |
| 加热气流速 | 10.0 L/min | 离子源温度 | 100 ℃ |
| 接口温度 | 400 ℃ | 扫描模式 | 多反应监测(MRM)，参数见表 2-13 |

**表 2-13 MRM 参数**

| 化合物 | 英文简称 | CAS 号 | 前体离子 $m/z$ | 产物离子 $m/z$ | Q1 Pre Bias/V | CE /V | Q3 Pre Bias/V |
|---|---|---|---|---|---|---|---|
| 胍基乙酸 | GAA | 352-97-6 | 118.1 | 76.1 | −11 | −13 | −14 |
| 胍基乙酸-$D_2$ | GAA-$D_2$ | | 120.1 | 78.1 | −11 | −13 | −14 |
| 肌酸 | CRE | 57-00-1 | 132.1 | 90.1 | −12 | −14 | −17 |
| 肌酸-$D_3$ | CRE-$D_3$ | | 135.1 | 93.1 | −12 | −14 | −17 |

(5) MRM 色谱图

低质控干血片 MRM 色谱图见图 2-15。

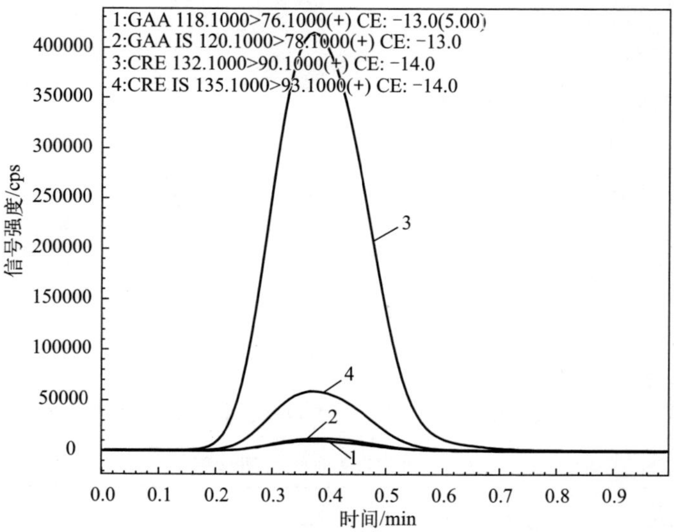


**图 2-15 低质控干血片 MRM 色谱图**

（6）分析性能

① 精密度：连续分析 6 针低质控干血片，RSD 在 0.50%～3.20%之间，仪器精密度良好，满足临床测定需求。

② 质控准确度：对高、低质控干血片进行分析，各处理 3 份，使用岛津 Neonatal 新筛数据处理软件对筛查结果进行数据处理，高、低质控干血片中胍基乙酸和肌酸均在靶值范围内，准确度良好。

（7）样品测定结果

样品来源：新生儿滤纸干血片。

取 10 批次新生儿滤纸干血片，按上述方法进行测定，色谱图见图 2-16，使用岛津 Neonatal 新筛数据处理软件处理，结果见表 2-14。结果显示，LCMS-8050 CL 可以满足临床检测需求，使用岛津 Neonatal 新筛数据处理软件可用于该筛查数据分析。

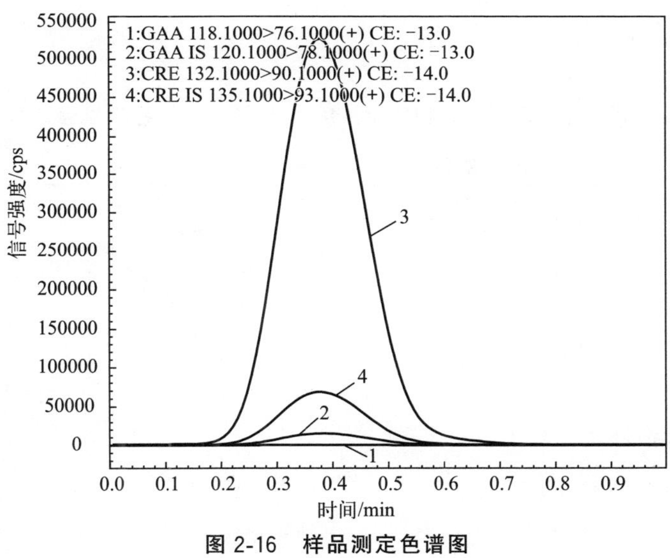


**图 2-16 样品测定色谱图**

**表 2-14 人血清临床样品检测结果** 单位：μmol/L

| 样品编号 | GAA | CRE | 样品编号 | GAA | CRE |
| --- | --- | --- | --- | --- | --- |
| Sample-1 | 1.08 | 383 | Sample-6 | 0.57 | 345 |
| Sample-2 | 1.38 | 295 | Sample-7 | 0.83 | 347 |
| Sample-3 | 0.74 | 390 | Sample-8 | 0.60 | 298 |
| Sample-4 | 1.10 | 279 | Sample-9 | 1.36 | 514 |
| Sample-5 | 1.10 | 383 | Sample-10 | 0.98 | 293 |

## 2.2.5 皮质醇的检测

（1）标准品及样品前处理方法

用打孔器将标准品、质控品及样品干血片打出血点，放入 96 孔板中，每孔打入 2 个血点；之后向每孔中加入 200 μL 内标工作液，将 96 孔板封膜，在 25 ℃、500 r/min 下，混匀 30 min；静置后，每孔取 150 μL 上清液于另一 96 孔板中，氮气吹干；每孔中加入 75 μL 45% 甲醇复溶，覆膜后涡旋混匀 3 min，上机测定。

（2）分析仪器

LCMS-8045 CL 三重四极杆质谱仪。

（3）分析条件

① 液相色谱条件

| | |
|---|---|
| 色谱柱 | Shim-pack Velox SP-C18（50 mm×2.1 mm I.D.，1.8 μm） |
| 流动相 | A：0.1%甲酸水溶液（含 2 mmol/L 乙酸铵）；B：0.1%甲酸甲醇溶液（含 2 mmol/L 乙酸铵） |
| 流速 | 0.4 mL/min |
| 柱温 | 45 ℃ |
| 进样量 | 10 μL |
| 洗脱方式 | 梯度洗脱，B 相初始浓度为 45%，时间程序见表 2-15 |

**表 2-15 梯度洗脱时间程序**

| 时间/min | 模块 | 控制 | 值/% |
|---|---|---|---|
| 1.00 | 泵 | B 泵浓度 | 45 |
| 3.00 | 泵 | B 泵浓度 | 95 |
| 3.50 | 泵 | B 泵浓度 | 95 |
| 3.60 | 泵 | B 泵浓度 | 45 |
| 5.00 | 控制器 | 停止 | |

② 质谱条件

| | | | |
|---|---|---|---|
| 分析仪器 | LCMS-8045 CL | DL 温度 | 150 ℃ |
| 离子源 | ESI(+) | 加热模块温度 | 450 ℃ |
| 雾化气流速 | 3.0 L/min | 干燥气流速 | 8.0 L/min |
| 加热气流速 | 12.0 L/min | 扫描模式 | 多反应监测(MRM) |
| 离子源温度 | 300 ℃ | MRM 参数 | 见表 2-16 |

**表 2-16 MRM 参数**

| 化合物 | 英文简称 | CAS 号 | 前体离子 $m/z$ | 产物离子 $m/z$ | Q1 Pre Bias/V | CE/V | Q3 Pre Bias/V |
|---|---|---|---|---|---|---|---|
| 17-羟孕酮 | 17-OHP | 68-96-2 | 331.2 | 109.1 | −16 | −32 | −20 |
| | | | | 97.1 | −10 | −29 | −16 |
| 17-羟孕酮内标 | 17-OHP-IS | | 334.2 | 112.1 | −16 | −32 | −20 |
| 雄烯二酮 | A4 | 63-05-8 | 287.2 | 97.1 | −13 | −30 | −22 |
| | | | | 109.1 | −15 | −25 | −16 |

续表

| 化合物 | 英文简称 | CAS号 | 前体离子 $m/z$ | 产物离子 $m/z$ | Q1 Pre Bias/V | CE/V | Q3 Pre Bias/V |
|---|---|---|---|---|---|---|---|
| 雄烯二酮内标 | A4-IS | | 290.2 | 100.1 | −13 | −30 | −22 |
| 11-脱氧皮质醇 | S | 152-58-9 | 347.2 | 109.1 | −15 | −28 | −20 |
| | | | | 97.1 | −14 | −25 | −18 |
| 11-脱氧皮质醇内标 | S-IS | | 352.2 | 113.1 | −15 | −28 | −20 |
| 21-脱氧皮质醇 | 21-DOC | 641-77-0 | 347.2 | 311.2 | −16 | −16 | −20 |
| | | | | 269.2 | −16 | −15 | −29 |
| 21-脱氧皮质醇内标 | 21-DOC-IS | | 355.3 | 319.2 | −16 | −16 | −20 |
| 皮质醇 | F | 50-23-7 | 363.2 | 121.2 | −15 | −25 | −21 |
| | | | | 327.2 | −20 | −15 | −25 |
| 皮质醇内标 | F-IS | | 367.2 | 121.2 | −15 | −25 | −21 |

（4）MRM色谱图（见图2-17）

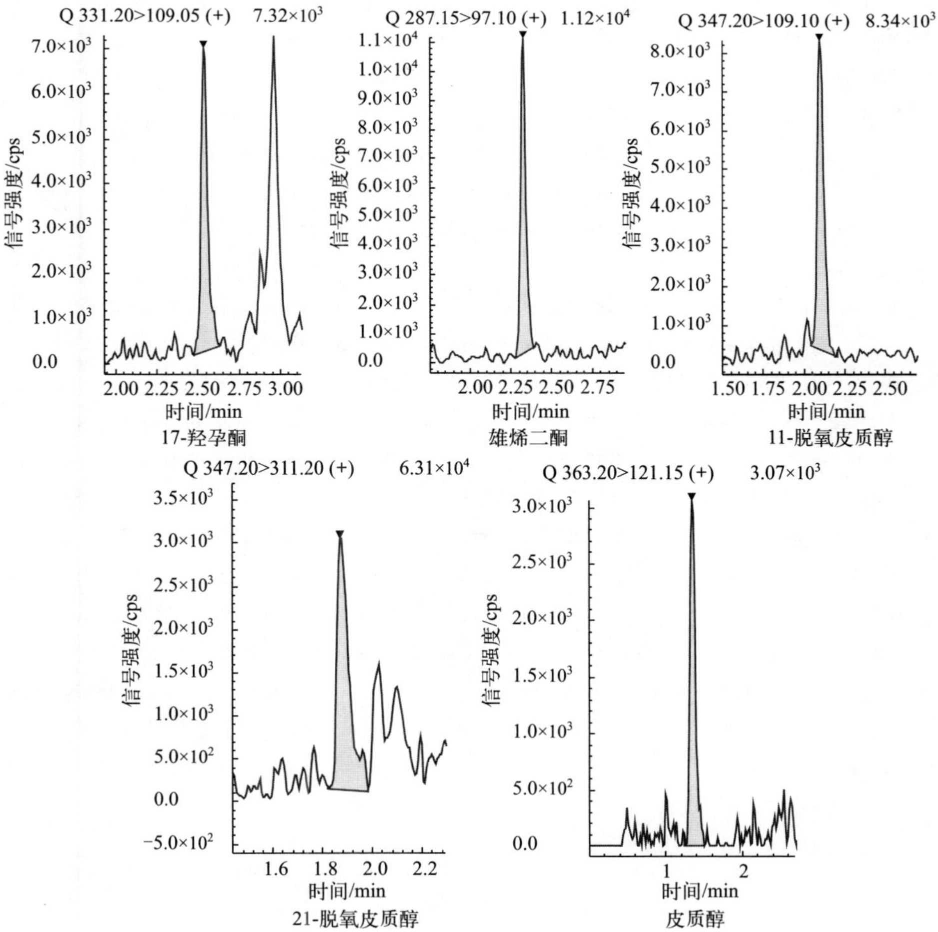


图2-17 标准曲线最低点色谱图

（5）分析性能

① 线性：内标法制作标准曲线，5 种激素在标准曲线浓度范围内线性相关系数均大于 0.995。

② 精密度：取低浓度质控品溶液，连续进样 6 针，峰面积精密度在 1.20%～4.80%之间。

③ 准确度：对低、高浓度质控品进行前处理并检测，结果显示质控品测定准确度在 86.8%～113.8%之间。

## 参考文献


[1] Lipinski R J, Krauss R S. Gene-environment interactions in birth defect etiology: Challenges and opportunities[J]. Current Topics in Developmental Biology, 2023, 152: 1-30.

[2] Nusrat S, Monir H, Mahfuza S, et al. Effect of periconceptional life style factors on occurrence of birth defect[J]. American Journal of Pediatrics, 2023, 9(3): 164-170.

[3] 顾学范．临床遗传代谢病[M]. 北京：人民卫生出版社，2015：10-53.

[4] Men S, Liu S, Zheng Q, et al. Incidence and genetic variants of inborn errors of metabolism identified through newborn screening: A 7-year study in eastern coastal areas of China[J]. Molecular Genetics & Genomic Medicine, 2023, 11(6): e 2152.

[5] Angel L P. Molecular mechanisms, genotype-phenotype correlations and patient-specific treatments in inherited metabolic diseases[J]. Journal of Personalized Medicine, 2023, 13(1): 117-120.

[6] Zhang H, Wang Y, et al. Expanded newborn screening for inherited metabolic disorders by tandem mass spectrometry in a northern Chinese population[J]. Frontiers in Genetics, 2022, 13: 801447-801456.

[7] Matthew B K, Dimitrios P, Timothy L, et al. Development of a universal second-tier newborn screening LC-MS/MS method for amino acids, lysophosphatidylcholines, and organic acids[J]. Anal Chem, 2023, 95: 3187-3194.

[8] 韩连书．遗传代谢病检测技术及应用选择[J]. 临床儿科杂志，2023，41(02)：81-85.

[9] Ma Y, Zhu Y, Lu Z, et al. Quantitative detection of amino acids and carnitine in human blood and quality control of peptide drugs[J]. Journal of Chemistry, 2022, 3: 1-6.

[10] Shibataa N, Hasegawa Y, Yamada K, et al. Diversity in the incidence and spectrum of organic acidemias, fatty acid oxidation disorders, and amino acid disorders in Asian countries: Selective screening vs. expanded newborn screening[J]. Mol Genet Metab, 2018, 16: 5-10.

# 第 3 章

# 质谱在维生素检测中的应用

## 3.1 引言

维生素是一类存在于生物体内的微量有机物质，对于维持正常新陈代谢和生理功能具有重要作用。根据不同维生素在体内的消化吸收方式及溶解性的区别，维生素主要包括两大类，即脂溶性维生素和水溶性维生素。大多数维生素在体内无法合成，需要通过食物的摄取来获得。虽然维生素在机体内含量很少，每日仅需毫克或微克量的维生素补充，但摄入量不足依然会产生相关临床症状，严重时甚至会损伤机体功能[1]。

维生素 D 是脂溶性维生素的一种，在体内主要发挥调节钙磷代谢的作用，保障骨骼健康及神经肌肉功能正常。根据分子结构的不同，维生素 D 有多种形式，在人体内则以维生素 $D_2$（麦角钙化醇）和维生素 $D_3$（胆钙化醇）为主[2]。维生素 $D_2$ 为植物来源，只能通过食物获取；维生素 $D_3$ 为动物来源，可由皮肤中的 7-脱氢胆固醇经紫外线照射转化而来[3]。维生素 D 在体内发挥生理作用需要经过代谢转变成羟基化形式，即 25-OH D 和 1,25-$(OH)_2$ D 来实现。维生素 D 的代谢途径见图 3-1，25-OH D 是维生素 D 羟基化反应第一步的产物，该反应主要在肝脏内完成[4]，它是人体内维生素 D 的主要循环形式，浓度高，半衰期长，已成为国际上通用的衡量体内维生素 D 水平的指标[5]。1,25-$(OH)_2$ D 是维生素 D 羟基化反应第二步的产物，该反应主要在肾脏内完成[4]，它是维生素 D 的主要活性形式，但浓度低，半衰期短[6]，不易监测。目前 25-OH D 的检测方法主要为化学发光免疫法、酶联免疫法和液相色谱串联质谱法，液相色谱串联质谱法具有特异性强、通量高、灵敏度高等优势，有更广泛的应用前景[7]。

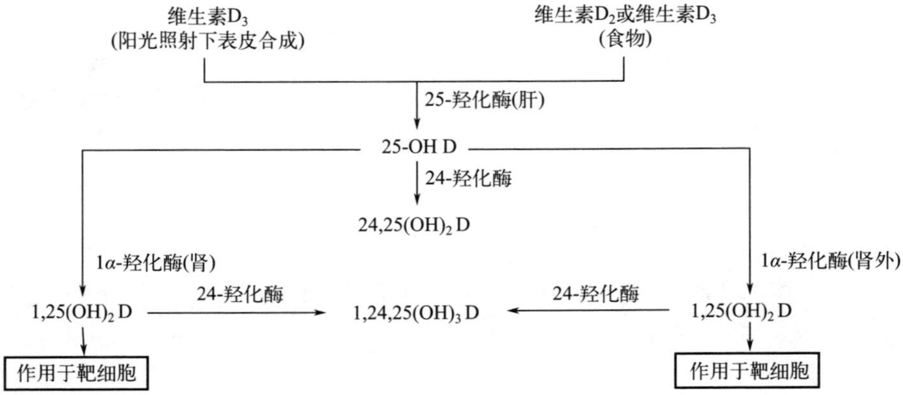


**图 3-1 维生素 D 的代谢途径[2]**

脂溶性维生素易溶于脂肪或有机溶剂，包括维生素 A、维生素 D、维生素 E 和维生素 K 四类。维生素 A 具有维持视觉、皮肤健康，促进骨骼发育的作用，缺乏时易引起夜盲症、眼干燥症或皮肤干燥等症状。维生素 E 即生育酚类化合物，也称“抗不育因子”[8]，包括生育酚和生育三烯酚两类物质，按甲基位置各分为 $\alpha$、$\beta$、$\gamma$ 和 $\delta$ 四种异构体，因此共有八种同分异构体，其中以 $\alpha$-生育酚生理活性最高，是体内维生素 E 水平的最佳评价指标[9]。维生素 K 作为一种凝血因子，在体内发挥调控机体凝血功能的作用，因此在临床上有一定应用。维生素 K 主要包括 $K_1$ 和 $K_2$，前者由植物产生，后者由细菌代谢产生。脂溶性维生素的检测方法主要有免疫法、高效液相色谱法和液相色谱串联质谱法，免疫法虽然成本低、方法简单，但特异性、准确度和精密度远不如后两种方法[9]。

水溶性维生素易溶于水，包括 B 族维生素（$B_1$、$B_2$、$B_3$、$B_5$、$B_6$、$B_7$、$B_9$、$B_{12}$）和维生素 C。维生素 $B_1$，即硫胺素，在体内参与糖代谢，主要活性形式为硫胺素焦磷酸（TPP）。维生素 $B_2$，即核黄素，属于黄素家族的一员，在体内转变为 FAD、FMN 或黄素辅酶复合物参与复杂的新陈代谢反应。维生素 $B_3$，即烟酸，它在糖类、脂肪和蛋白质的合成及代谢中发挥重要作用，缺乏时易患糙皮病。维生素 $B_5$，即泛酸，它在 CoA 及酰基载体蛋白的代谢中扮演重要角色。维生素 $B_6$，即吡哆素，包含吡哆醇（PN）、吡哆醛（PL）、吡哆胺（PM）及其磷酸化衍生物，共计七种化合物，而通常认为磷酸吡哆醛（PLP）是主要活性形式[10]。维生素 $B_7$，即生物素，也称维生素 H、辅酶 R 等，对于预防皮肤病和脱发有一定作用[11]。维生素 $B_9$，即叶酸，它的活性形式为 5-甲基四氢叶酸，对于维持红细胞和白细胞的正常功能具有重要意义，临床中可用于预防胎儿神经管畸形。维生素 $B_{12}$，即钴胺素，包括氰钴胺、甲钴胺、羟钴胺和腺苷钴胺，在维生素 $B_9$ 活性形式的转化过程中作为辅因子参与甲基化反应[10]。水溶性维生素在体内代谢迅速，含量极少，检测方法建议首选灵敏度高、特异性强的液相色谱串联质谱法。

# 3.2 检测案例

## 3.2.1 25-羟基维生素 $D_2/D_3$ 的检测

### 3.2.1.1 方法一：液相色谱-串联质谱联用法

（1）样品溶液、标准溶液及质控品溶液制备

取 750 μL 血清样品（标准溶液或质控品）于 10 mL 离心管中，加入 150 μL 内标溶液，充分混匀 10 s；再加入饱和硫酸锌溶液 500 μL；剧烈振荡 10s，室温静置 15 min；加入 2 mL 正己烷，剧烈振荡 10 s，4000 r/min 离心 5 min；取最上层 1700 μL，室温下氮气吹干，加入 75%甲醇溶液 300 μL，充分混匀 10 s，14000 r/min 离心 2 min，进样分析。

（2）分析仪器

岛津 LCMS-8040 CL 三重四极杆液质联用仪。

（3）分析条件

① 液相色谱条件

| | |
|---|---|
| 色谱柱 | Shim-pack GISS-HP C18（2.1 mm I.D. ×100 mm，3 μm） |
| 流动相 | A 相：0.1%甲酸水溶液-1 mmol/L 乙酸铵水溶液；<br>B 相：0.1%甲酸水溶液-1 mmol/L 乙酸铵甲醇溶液 |
| 流速 | 0.35 mL/min |
| 柱温 | 25 ℃ |
| 进样量 | 10 μL |
| 自动进样器温度 | 4 ℃ |
| 洗脱方式 | 梯度洗脱，B 相初始浓度为 70%，时间程序见表 3-1 |

表 3-1 梯度洗脱时间程序

| 时间/min | 模块 | 控制 | 值/% |
|---|---|---|---|
| 2.00 | 泵 | B 泵浓度 | 100 |
| 3.30 | 泵 | B 泵浓度 | 100 |
| 3.31 | 泵 | B 泵浓度 | 70 |
| 6.00 | 控制器 | 停止 | |

② 质谱条件

| 离子源 | ESI(+) | 加热模块温度 | 500 ℃ |
|---|---|---|---|
| 雾化气流速 | 3.0 L/min | 干燥气流速 | 17.0 L/min |
| DL 温度 | 150 ℃ | 扫描模式 | 多反应监测(MRM) |
| 驻留时间 | 100 ms | MRM 参数 | 见表 3-2 |

**表 3-2 MRM 参数**

| 化合物 | CAS 号 | 英文简称 | 前体离子 $m/z$ | 产物离子 $m/z$ | Q1 Pre Bias/V | CE/V | Q3 Pre Bias/V |
|---|---|---|---|---|---|---|---|
| 25-羟基维生素 $D_2$ | 21343-40-8 | 25-OH $D_2$ | 413.3 | 395.3 | −14 | −10 | −27 |
| 25-羟基维生素 $D_3$ | 63283-36-3 | 25-OH $D_3$ | 401.3 | 383.3 | −26 | −10 | −26 |
| 25-羟基维生素 $D_3$-IS | — | — | 407.3 | 389.3 | −26 | −10 | −26 |

(4) MRM 色谱图(见图 3-2)

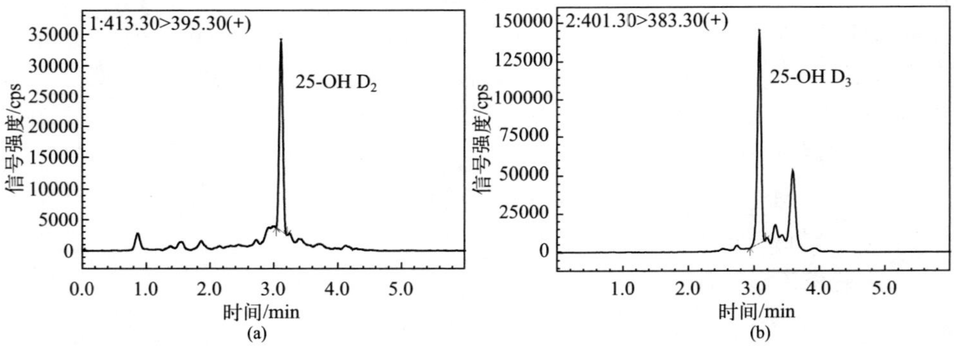


**图 3-2 25-羟基维生素 $D_2$ (9.99 ng/mL) (a) 和 25-羟基维生素 $D_3$ (14.71 ng/mL) (b) 标准品色谱图**

(5) 分析性能

① 线性:内标法制作校准曲线,25-OH $D_2/D_3$ 的校准曲线结果见表 3-3。

**表 3-3 校准曲线结果**

| 化合物 | 线性方程 | 线性范围/(ng/mL) | 相关系数 | 准确度 |
|---|---|---|---|---|
| 25-羟基维生素 $D_2$ | $Y=0.0795692X-0.322606$ | 9.99~53.74 | 0.9995 | 97.6%~102.2% |
| 25-羟基维生素 $D_3$ | $Y=0.1659350X-0.126083$ | 14.71~39.8 | 0.9998 | 99.2%~100.9% |

② 准确度和精密度:取低、高浓度质控品,每个样品平行制备 6 份进行检测,测定结果中 25-OH $D_2/D_3$ 准确度在 96.5%~113.0%之间,精密度 RSD 在 1.60%~5.10%之间。

#### 3.2.1.2 方法二：Nexera MX System 平行液相系统-串联质谱联用法

（1）标准溶液制备

用乙醇配制 25-羟基维生素 $D_2$ 和 25-羟基维生素 $D_3$ 浓度分别为 100 μg/mL、300 μg/mL 的混合标准储备液，随后用 75%甲醇（0.1%甲酸）将混合标准储备液逐级稀释成系列浓度的标准工作液；用乙醇配制 $d_3$-25-OH $D_2$ 和 $d_6$-25-OH $D_3$ 浓度分别为 100.0 μg/mL、300.0 μg/mL 的混合内标储备液，再用 75%甲醇（0.1%甲酸）稀释为浓度为 50.0 ng/mL、150.0 ng/mL 的内标工作液。

（2）样品溶液制备

取 100 μL 血清样品或标准工作液于 1.5 mL 离心管中，加入 10 μL 内标工作液，充分混匀；加入 200 μL 乙醇；剧烈振荡 30 s，室温静置 15 min；加入 1 mL 正己烷，剧烈振荡 30 s，4000 r/min 以上离心 5 min；取最上层有机层 850 μL，室温下氮气吹干，加入 75%甲醇（0.1%甲酸）溶液 100 μL，充分混匀 30 s。

（3）分析仪器

Nexera MX System 平行液相系统（工作原理、分析方法切换方式和软件布局分别见图 3-3、图 3-4 和图 3-5）与 LCMS-8045 三重四极杆质谱仪联用系统。

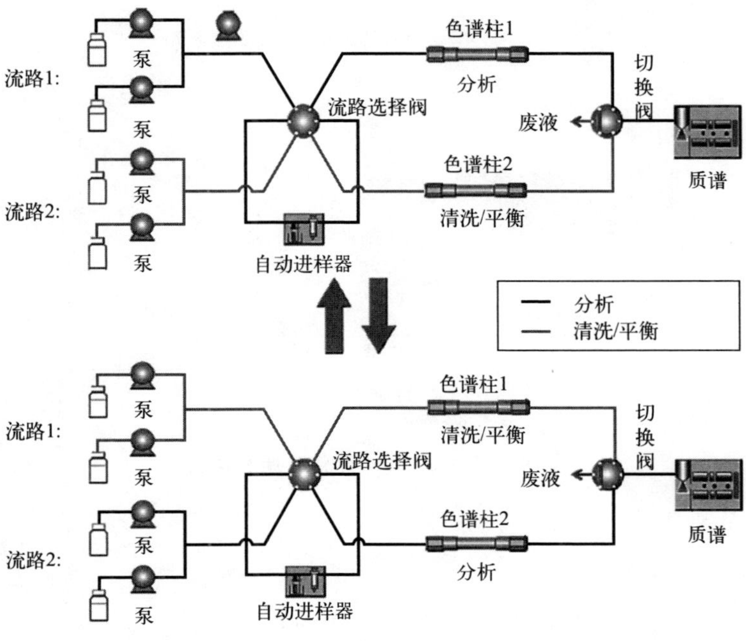


图 3-3 平行液相系统简易设计图及工作原理示意图

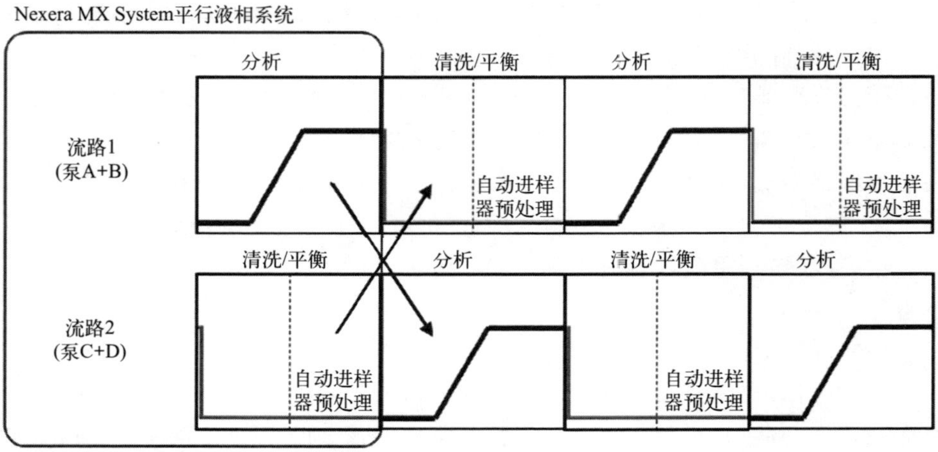


图 3-4　平行液相系统分析方法切换方式示意图

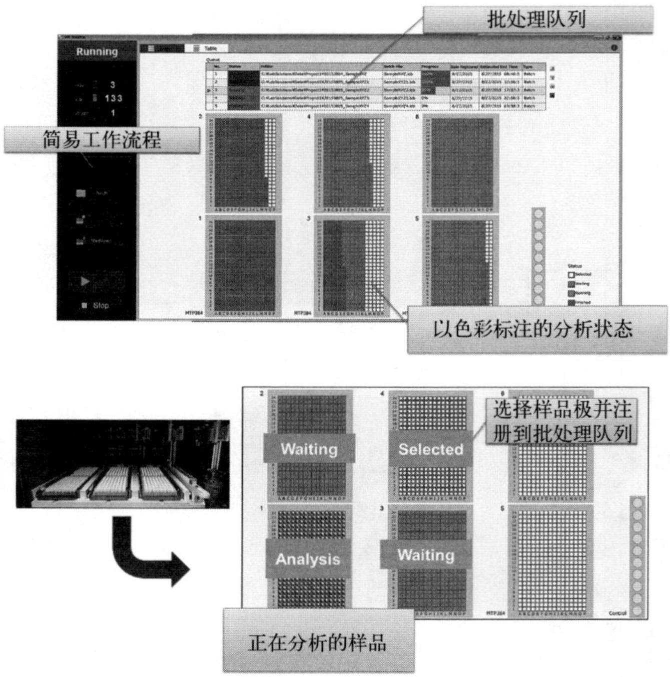


图 3-5　MX Solution 软件布局及功能

(4) 分析条件

① 液相色谱条件

| | |
|---|---|
| 色谱柱 | Shim-pack XR-C8 (2.0 mm I. D. ×50 mm，2.2 μm) |
| 流动相 | A 相：0.1%甲酸水溶液；B 相：0.1%甲酸甲醇溶液（含 2 mmol/L 乙酸铵） |

流速　0.4 mL/min
柱温　25 ℃
进样量　20 μL
自动进样器温度　4 ℃
洗脱方式　梯度洗脱，B相初始浓度为85%，时间程序见表3-4～表3-6
阀切换时间　0.15 min
液相模式　Binary gradient×2
平行液相分析模式　Automatic 1

表3-4　平行液相系统1梯度洗脱时间程序

| 时间/min | 模块 | 控制 | 值/% |
|---|---|---|---|
| 0.50 | 泵 | B泵浓度 | 85 |
| 0.51 | 泵 | B泵浓度 | 98 |
| 2.00 | 控制器 | 停止 | |

表3-5　平行液相系统2梯度洗脱时间程序

| 时间/min | 模块 | 控制 | 值/% |
|---|---|---|---|
| 0 | 泵 | B泵浓度 | 85 |
| 2.00 | 控制器 | 停止 | |

表3-6　单液相梯度洗脱时间程序

| 时间/min | 模块 | 控制 | 值/% |
|---|---|---|---|
| 0.5 | 泵 | B泵浓度 | 85 |
| 0.51 | 泵 | B泵浓度 | 98 |
| 1.60 | 泵 | B泵浓度 | 98 |
| 1.61 | 泵 | B泵浓度 | 85 |
| 3.00 | 控制器 | 停止 | |

② 质谱条件

离子源　ESI(+)　加热模块温度　500 ℃
雾化气流速　3.0 L/min　干燥气流速　10.0 L/min
加热气流速　10.0 L/min　扫描模式　多反应监测(MRM)
接口温度　300 ℃　驻留时间　100 ms
DL温度　150 ℃　MRM参数　见表3-7

表3-7　MRM参数

| 化合物 | CAS号 | 英文简称 | 前体离子 $m/z$ | 产物离子 $m/z$ | Q1 Pre Bias/V | CE/V | Q3 Pre Bias/V |
|---|---|---|---|---|---|---|---|
| 25-羟基维生素 $D_2$ | 21343-40-8 | 25-OH $D_2$ | 413.3 | 337.3 | −15 | −11 | −24 |
| 25-羟基维生素 $D_3$ | 63283-36-3 | 25-OH $D_3$ | 401.3 | 365.4 | −20 | −11 | −17 |
| 25-羟基维生素 $D_2$-IS | — | — | 416.3 | 340.4 | −12 | −12 | −21 |
| 25-羟基维生素 $D_3$-IS | — | — | 407.3 | 371.3 | −29 | −11 | −25 |

（5）MRM 色谱图（见图 3-6）

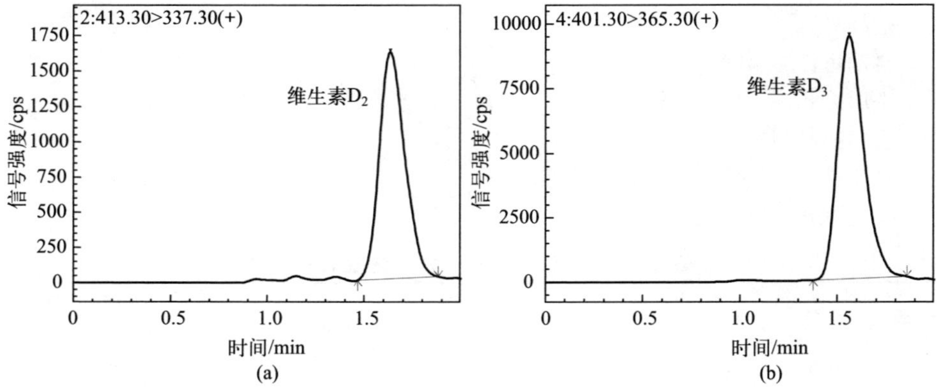


**图 3-6　25-羟基维生素 $D_2$（0.3900 ng/mL）（a）和 25-羟基维生素 $D_3$（1.172 ng/mL）（b）标准品色谱图**

（6）分析性能

① 线性：内标法制作校准曲线，25-羟基维生素 $D_2/D_3$ 的校准曲线结果见表 3-8。

**表 3-8　校准曲线结果**

| 化合物 | 线性方程 | 线性范围/(ng/mL) | 相关系数 | 准确度 |
|---|---|---|---|---|
| 25-羟基维生素 $D_2$ | $Y=0.153748X-7.87094\times10^{-5}$ | 0.39～50.00 | 0.9998 | 97.6%～105.2% |
| 25-羟基维生素 $D_3$ | $Y=0.0215177X-0.000397393$ | 1.17～150.00 | 0.9998 | 99.5%～103.8% |

② 准确度和精密度：取低、高浓度质控品，每个样品平行制备 6 份进行检测，测定结果中 25-OH $D_2/D_3$ 准确度在 96.9%～106.9%之间，精密度 RSD 在 1.60%～3.10%之间。

## 3.2.2　脂溶性维生素的检测

（1）标准溶液制备

取 5 种脂溶性维生素混标母液，用甲醇稀释至相应浓度混标液。取 180 μL 5%BSA 溶液、20 μL 混标液，涡旋混匀 10 s，得替代基质标准溶液。内标溶液使用乙腈：甲醇＝9：1 溶液配制成内标工作液。

（2）样品溶液制备

取 200 μL 替代基质标准溶液或血清样品、400 μL 内标工作液，涡旋混匀 1 min，加入 1 mL 正己烷，涡旋混匀 1 min，4000 r/min 离心 5 min，取 800 μL 上清液，室温氮气吹干，复溶后上机测定。

(3) 分析仪器

LCMS-8045 三重四极杆液质联用仪。

(4) 分析条件

① 液相色谱条件

| | |
|---|---|
| 色谱柱 | Shim-pack GIST (50 mm×2.1 mm I.D., 2 μm) |
| 流动相 | A：0.1%甲酸水溶液（含 2 mmol/L 乙酸铵） |
| | B：0.1%甲酸甲醇溶液（含 2 mmol/L 乙酸铵） |
| 柱温 | 40 ℃ |
| 流速 | 0.4 mL/min |
| 进样量 | 10 μL |
| 洗脱方式 | 梯度洗脱，B 相初始浓度为 70%，洗脱程序见表 3-9 |

**表 3-9 梯度洗脱时间程序**

| 时间/min | 模块 | 控制 | 值/% |
|---|---|---|---|
| 0.20 | 泵 | B 泵浓度 | 70 |
| 1.50 | 泵 | B 泵浓度 | 100 |
| 5.50 | 泵 | B 泵浓度 | 100 |
| 5.51 | 泵 | B 泵浓度 | 70 |
| 7.00 | 控制器 | 停止 | |

② 质谱条件

| | | | |
|---|---|---|---|
| 分析仪器 | LCMS-8045 | DL 温度 | 150 ℃ |
| 离子源 | ESI(+) | 加热模块温度 | 500 ℃ |
| 雾化气流速 | 3.0 L/min | 离子源温度 | 300 ℃ |
| 干燥气流速 | 10.0 L/min | 扫描模式 | 多反应监测(MRM) |
| 加热气流速 | 10.0 L/min | MRM 参数 | 见表 3-10 |

**表 3-10 MRM 参数**

| 化合物 | CAS 号 | 英文简称 | 前体离子 $m/z$ | 产物离子 $m/z$ | Q1 Pre Bias/V | CE/V | Q3 Pre Bias/V |
|---|---|---|---|---|---|---|---|
| 维生素 A | 68-26-8 | vitamin A | 269.3 | 93.2① | −14 | −21 | −19 |
| | | | | 119.2 | −14 | −21 | −12 |
| 维生素 A-IS | — | — | 274.3 | 93.2 | −14 | −21 | −19 |
| 25-羟基维生素 $D_2$ | 21343-40-8 | 25-OH $D_2$ | 413.3 | 337.3① | −11 | −12 | −12 |
| | | | | 355.3 | −13 | −10 | −25 |
| 25-羟基维生素 $D_2$-IS | — | — | 419.3 | 355.5 | −13 | −10 | −25 |
| 25-羟基维生素 $D_3$ | 63283-36-3 | 25-OH $D_3$ | 401.3 | 365.3① | −12 | −12 | −26 |
| | | | | 257.0 | −10 | −14 | −12 |
| 25-羟基维生素 $D_3$-IS | — | — | 407.4 | 371.4 | −12 | −12 | −26 |

续表

| 化合物 | CAS 号 | 英文简称 | 前体离子 $m/z$ | 产物离子 $m/z$ | Q1 Pre Bias/V | CE/V | Q3 Pre Bias/V |
|---|---|---|---|---|---|---|---|
| 维生素 E | 10191-41-0 | vitamin E | 431.4 | 137.1① | −12 | −20 | −24 |
| | | | | 165.1 | −13 | −65 | −30 |
| 维生素 E-IS | — | — | 437.4 | 143.1 | −12 | −20 | −24 |
| 维生素 $K_1$ | 84-80-0 | vitamin $K_1$ | 451.4 | 187.1① | −12 | −23 | −19 |
| | | | | 197.0 | −12 | −26 | −13 |
| 维生素 $K_1$-IS | — | — | 458.5 | 194.1 | −12 | −23 | −19 |

① 表示定量离子。

（5）MRM 色谱图（见图 3-7）

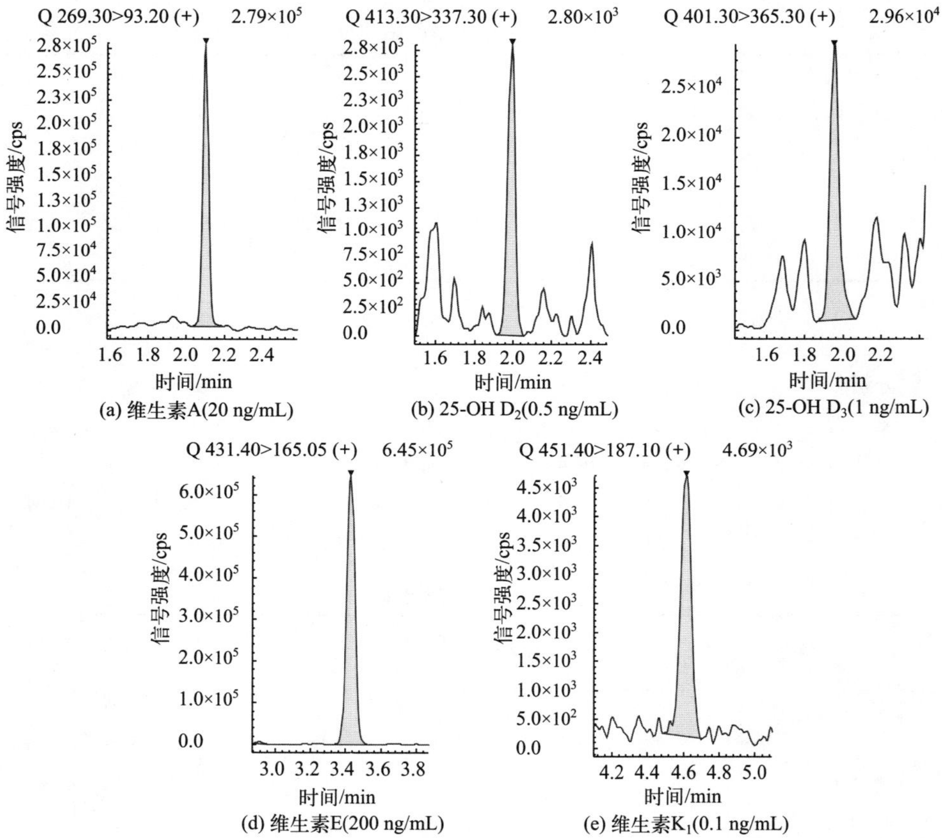


**图 3-7　标准品色谱图**

（6）分析性能

① 线性：内标法制作校准曲线，五种脂溶性维生素的校准曲线结果见表 3-11。

表 3-11 校准曲线结果

| 化合物 | 线性方程 | 线性范围/(ng/mL) | 相关系数 | 准确度 |
|---|---|---|---|---|
| 维生素 A | $Y=0.00792700X+0.207331$ | 20～2000 | 0.9968 | 95.6%～110.0% |
| 25-羟基维生素 $D_2$ | $Y=0.0308505X+0.00544785$ | 0.5～50 | 0.9994 | 96.0%～105.2% |
| 25-羟基维生素 $D_3$ | $Y=0.0135708X+0.00469350$ | 1～100 | 0.9987 | 93.9%～110.2% |
| 维生素 E | $Y=0.00113429X+0.0422688$ | 200～20000 | 0.9992 | 97.1%～104.2% |
| 维生素 $K_1$ | $Y=0.0687768X+0.00103948$ | 0.1～10 | 0.9992 | 95.1%～104.4% |

② 准确度和精密度：取低、中、高浓度质控品，每个样品平行制备 6 份进行检测，测定结果中五种脂溶性维生素准确度在 94.0%～108.0%之间，精密度 RSD 在 1.91%～6.22%之间。

（7）样品检测结果（见图 3-8 和表 3-12）

样品来源：体检样品。

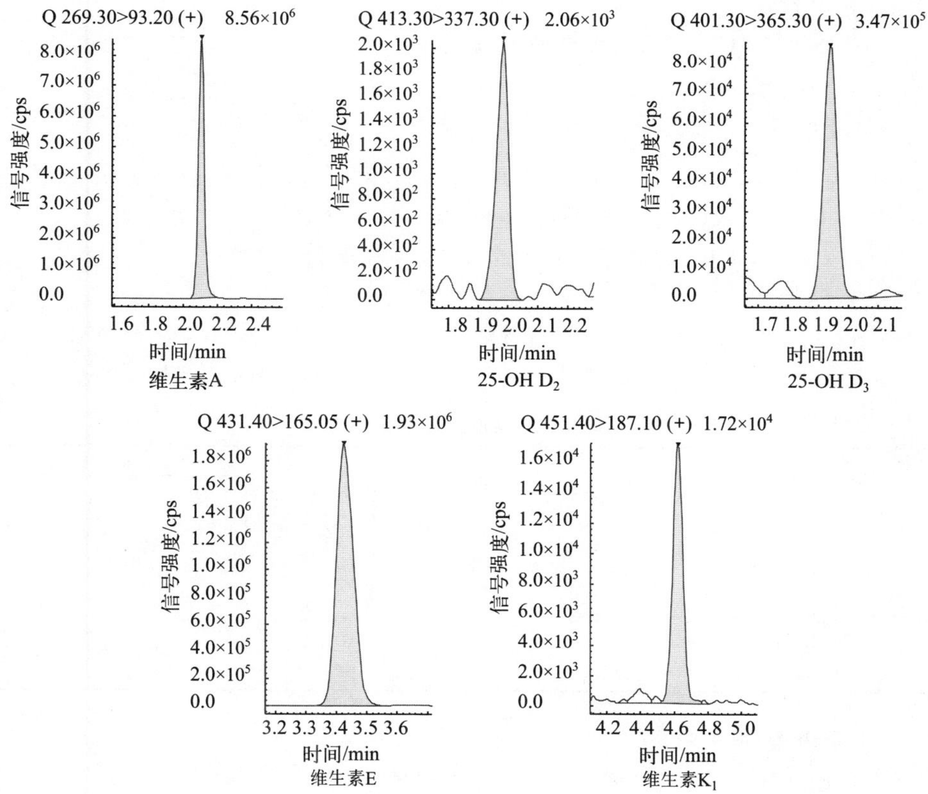


图 3-8 临床样品色谱图

表 3-12 临床样品测定结果

| 化合物 | 维生素 A | 25-羟基维生素 $D_2$ | 25-羟基维生素 $D_3$ | 维生素 E | 维生素 $K_1$ |
|---|---|---|---|---|---|
| 测定结果/(ng/mL) | 721 | 0.52 | 5.61 | 7711 | 0.89 |

### 3.2.3 水溶性维生素的检测

（1）标准溶液制备

取 9 种水溶性维生素标准品母液，用替代基质溶液（含 0.5% BSA、0.9% NaCl 和 0.02% DTT，$w/v$）逐步稀释成系列浓度的标准工作液。内标溶液使用 10% 三氯乙酸（$w/v$）水溶液配制成内标工作液。

（2）样品溶液制备

取标准品工作溶液、质控品溶液以及血清样品（提前加入终浓度 0.2 g/L 的 DTT）各 150 μL 于棕色 1.5 mL 离心管中，分别加入 100 μL 内标工作液，涡旋振荡 5 min。然后以 13000 r/min 离心 10 min，取上清液于棕色 1.5 mL 进样瓶中，上机检测。

（3）分析仪器

LCMS-8050 CL 三重四极杆液质联用仪。

（4）分析条件

① 液相色谱条件

| | | | |
|---|---|---|---|
| 色谱柱 | Shim-pack GIST-HP 2.1×100 mm（HSS），1.9 μm C18-AQ | | |
| 流动相 | A：0.1%甲酸水溶液（含 2 mmol/L 乙酸铵）；<br>B：0.1%甲酸甲醇溶液（含 2 mmol/L 乙酸铵） | | |
| 进样体积 | 10 μL | 柱温 | 45 ℃ |
| 流速 | 0.3 mL/min | 洗针液 | 甲醇/水＝1∶1（体积比） |
| 洗脱方式 | 梯度洗脱，B 相起始浓度为 1%，时间程序如表 3-13 所示 | | |

**表 3-13 梯度洗脱时间程序**

| 时间/min | 模块 | 控制 | 值/% |
|---|---|---|---|
| 1.5 | 泵 | B 泵浓度 | 1 |
| 2.00 | 泵 | B 泵浓度 | 40 |
| 4.80 | 泵 | B 泵浓度 | 40 |
| 4.81 | 泵 | B 泵浓度 | 98 |
| 8.00 | 泵 | B 泵浓度 | 98 |
| 8.01 | 泵 | B 泵浓度 | 1 |
| 11.00 | 控制器 | 停止 | |

② 质谱条件

| | | | |
|---|---|---|---|
| 离子化模式 | ESI(＋) | 雾化气流速 | 3.0 L/min |
| 接口电压 | 4.5 kV | 干燥气流速 | 5.0 L/min |
| 接口温度 | 350 ℃ | 加热气流速 | 9.0 L/min |
| DL 温度 | 150 ℃ | 碰撞气 | 氩气 |
| 加热模块温度 | 400 ℃ | 扫描模式 | 多反应监测(MRM) |
| MRM 参数 | 见表 3-14 | | |

表 3-14 MRM 参数

| 化合物 | CAS 号 | 英文名称 | 前体离子 $m/z$ | 产物离子 $m/z$ | Q1 Pre Bias/V | CE/V | Q3 Pre Bias/V |
|---|---|---|---|---|---|---|---|
| 维生素 $B_1$ | 67-03-8 | vitamin $B_1$ | 265.2 | 122.2 | −12 | −13 | −12 |
| 维生素 $B_1$-IS | — | — | 268.2 | 122.1 | −12 | −13 | −12 |
| 维生素 $B_2$ | 83-88-5 | vitamin $B_2$ | 377.3 | 243.2 | −18 | −23 | −24 |
| 维生素 $B_2$-IS | — | — | 383.2 | 249.2 | −18 | −23 | −24 |
| 维生素 $B_3$ | 98-92-0 | vitamin $B_3$ | 123.0 | 80.1 | −12 | −21 | −13 |
| 维生素 $B_3$-IS | — | — | 127.1 | 84.1 | −12 | −21 | −13 |
| 维生素 $B_5$ | 137-08-6 | vitamin $B_5$ | 220.2 | 90.1 | −24 | −14 | −14 |
| 维生素 $B_5$-IS | — | — | 224.2 | 94.2 | −24 | −14 | −14 |
| 维生素 $B_6$ | 82-82-6 | vitamin $B_6$ | 184.2 | 148.1 | −19 | −21 | −14 |
| 维生素 $B_6$-IS | — | — | 187.2 | 150.2 | −19 | −21 | −14 |
| 维生素 $B_7$ | 58-85-5 | vitamin $B_7$ | 245.2 | 227.2 | −12 | −13 | −22 |
| 维生素 $B_7$-IS | — | — | 247.2 | 229.1 | −12 | −13 | −22 |
| 维生素 $B_9$ | 68792-52-9 | vitamin $B_9$ | 460.0 | 313.1 | −22 | −20 | −20 |
| 维生素 $B_9$-IS | — | — | 464.3 | 317.3 | −22 | −20 | −20 |
| 维生素 $B_{12}$ | 68-19-9 | vitamin $B_{12}$ | 678.4 | 147.2 | −24 | −47 | −14 |
| 维生素 C | 50-81-7 | vitamin C | 177.2 | 141.1 | −18 | −9 | −13 |
| 维生素 C-IS | — | — | 183.1 | 100.1 | −18 | −9 | −13 |

（5）MRM 色谱图（见图 3-9）

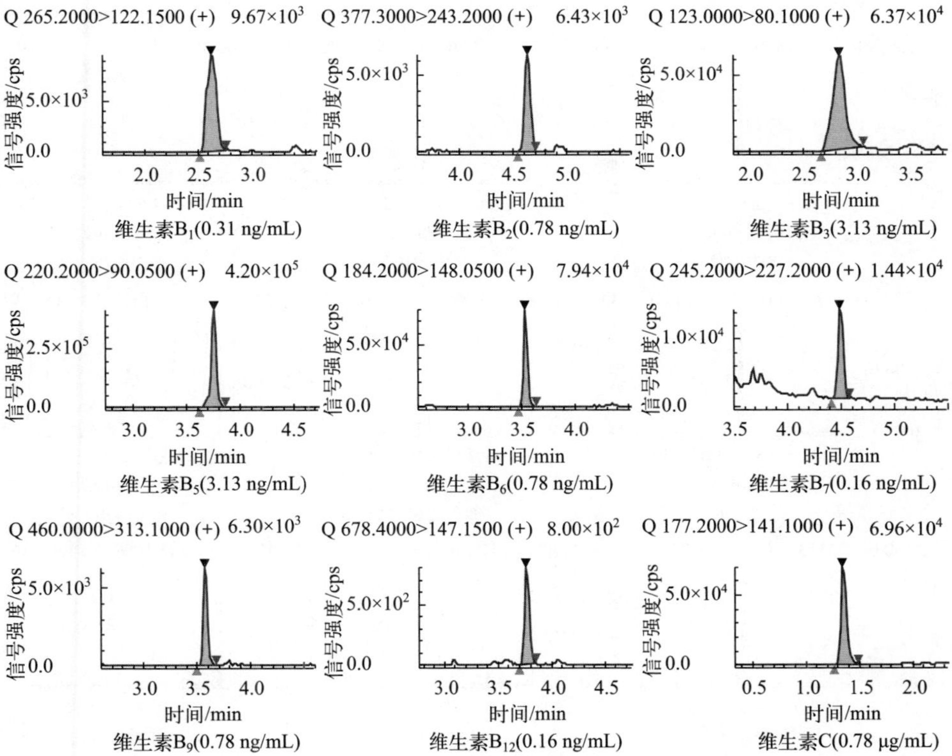


**图 3-9 标准品色谱图**

图中“Q”表示定量离子对

（6）分析性能

① 线性：内标法制作校准曲线，九种水溶性维生素的校准曲线结果见表 3-15。

**表 3-15 校准曲线结果**

| 化合物 | 线性方程 | 线性范围/(ng/mL) | 相关系数 | 准确度 |
|---|---|---|---|---|
| 维生素 $B_1$ | $Y=0.0498121X+0.00734727$ | 0.31～20.00 | 0.9997 | 88.9%～105.5% |
| 维生素 $B_2$ | $Y=0.0320250X+0.00909261$ | 0.78～50.00 | 0.9986 | 87.2%～107.2% |
| 维生素 $B_3$ | $Y=0.00959183X+0.00882852$ | 3.13～200.00 | 0.9987 | 87.3%～110.4% |
| 维生素 $B_5$ | $Y=0.144456X+0.133657$ | 3.13～200.00 | 0.9989 | 88.1%～108.7% |
| 维生素 $B_6$ | $Y=0.232117X+0.0823410$ | 0.78～50.00 | 0.9988 | 94.2%～105.8% |
| 维生素 $B_7$ | $Y=0.0742458X+0.00715447$ | 0.16～10.00 | 0.9987 | 86.4%～110.4% |
| 维生素 $B_9$ | $Y=0.00712925X+0.000590568$ | 0.78～50.00 | 0.9994 | 92.3%～105.5% |
| 维生素 $B_{12}$ | $Y=0.0205227X+0.00221679$ | 0.16～10.00 | 0.9994 | 88.7%～105.4% |
| 维生素 C | $Y=0.304434X+0.0122826$ | 780～50000 | 0.9996 | 93.8%～105.0% |

② 准确度和精密度：取低、高浓度质控品，每个样品平行制备 6 份进行检测，测定结果中九种水溶性维生素准确度在 89.9%～105.4%之间，精密度 RSD 在 1.01%～4.72%之间。

（7）样品检测结果（见图 3-10）

样品来源：体检样品。

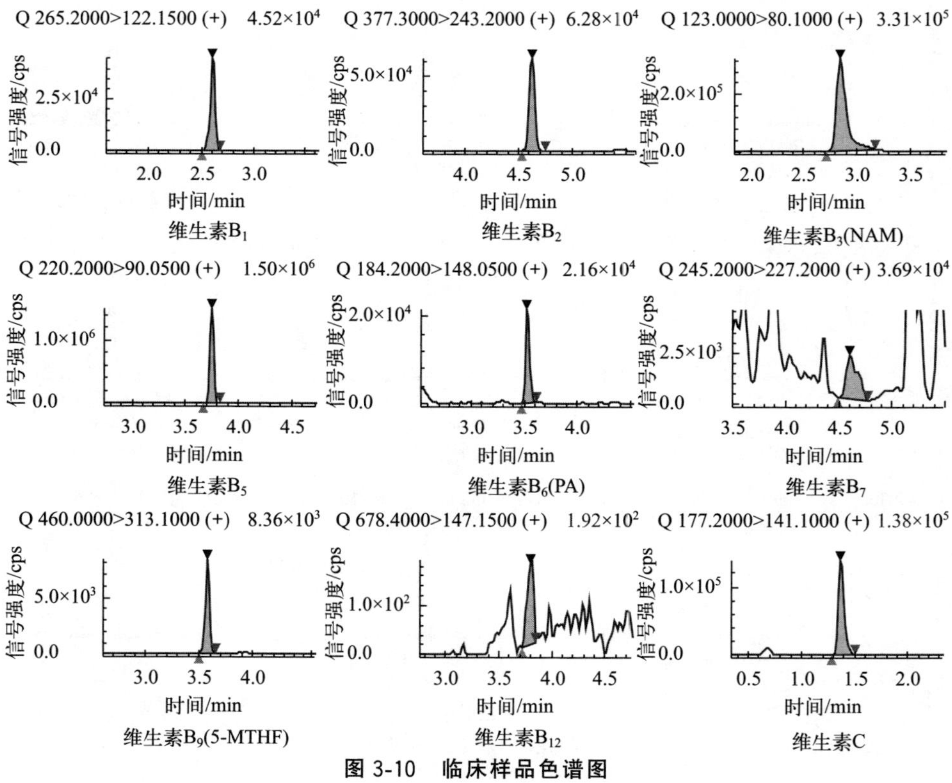


图 3-10 临床样品色谱图

## 参考文献

[1] Nemati R,McEntyre C J,Li B V,et al. Fat-soluble vitamins: mechanisms and metabolism. A narrative review [J]. New Zealand Journal of Medical Laboratory Science,2022,76(1):3-8.

[2] 中华医学会骨质疏松和骨矿盐疾病分会．维生素 D 及其类似物临床应用共识[J]. 中华骨质疏松和骨矿盐疾病杂志,2018,11(1):1-19.

[3] 陈超,刘志超,祝永刚,等．维生素 D 的最新研究进展[J]. 中国骨质疏松杂志,2018,24(10) : 1390-1395.

[4] Christakos S,Dhawan P,Verstuyf A,et al. Vitamin D: metabolism,molecular mechanism of action,and pleiotropic effects[J]. Physiological Reviews,2016,96(1):365-408.

[5] Holick M F. Vitamin D deficiency[J]. N Engl J Med,2007,357(3):266-281.

[6] 李津鸿．25-羟基维生素 D 检测方法及临床应用的研究进展[J]. 中国骨质疏松杂志,2017,6(3) : 631-632.

[7] Stepman H C, Vanderroost A, van Uytfanghe K, et al. Candidate reference measurement procedures for serum 25-hydroxyvitamin $D_3$ and 25-hydroxyvitamin $D_2$ by using isotope-dilution liquid chromatography-tandem mass spectrometry[J]. Clin Chem,2011,57(3) : 441-448.

[8] Semba R D. The discovery of the vitamins[J]. International Journal For Vitamin And Nutrition Research,2012,82(5): 310-315.

[9] Albahrani A A, Greaves R F. Fat-soluble vitamins: Clinical indications and current challenges for chromatographic measurement[J]. The Clinical Biochemist Reviews,2016,37(1): 27-47.

[10] Nemati R,McEntyre C,Yeo J,et al. Water soluble vitamins: Mechanisms and metabolism. A narrative review [J]. New Zealand Journal of Medical Laboratory Science,2023,77(1):11-18.

[11] Patel D P,Swink S M,Castrlo-Soccio L. A review of the use of biotin for hair loss[J]. Skin Appendage Disord,2017,3(3):166-169.

# 第4章

# 质谱在激素检测中的应用

## 4.1 引言

激素，旧称“荷尔蒙”，是由内分泌腺或内分泌细胞分泌的高效生物活性物质，在体内作为信使传递信息，对机体生理过程起调节作用，对机体的代谢、生长、发育、繁殖、性别、性欲和性活动等起重要的调节作用。人和动物的内分泌器官或组织直接分泌到血液中，对身体有特殊效应。消化道、器官及胎盘等组织也分泌激素，例如促胰液分泌激素、促胃液分泌激素、绒毛膜促性腺激素等。各种激素的协调作用对维持身体的代谢与功能是必要的。以化学性质论，有些激素是酚类衍生物，如肾上腺素、甲状腺素等；有些是多肽或蛋白质，如血管紧张素、垂体激素释放因子、垂体激素、胰岛素、胰高血糖素、降钙素、甲状旁腺激素等；有些是类固醇化合物，如雄激素、雌激素、肾上腺皮质激素等（图 4-1）。临床上将类固醇激素水平作为较多疾病的诊断指标，包括先天性类固醇代谢紊乱（如先天性肾上腺增生、先天性发育障碍和先天性盐稳态失调等）和获得性类固醇代谢紊乱（如原发性醛固酮增多症、库欣综合征、艾迪生病、高雄激素血症及精神状态疾病）等[1-2]。

儿茶酚胺（CA）包括肾上腺素（E）、去甲肾上腺素（NE）和多巴胺（DA），其代谢产物包括变肾上腺素（MN）、去甲变肾上腺素（NMN）及3-甲氧基酪胺（3-MT），是一类含有儿茶酚和氨基的神经类物质（图 4-2）。儿茶酚胺类物质在体内调节基本生理功能，传递生理信号，是正常生理过程中重要的信号介质，同时在病理过程中也出现其含量的相应变化[3]。甲状腺主要合成和分泌甲状腺素（T4）和三碘甲状腺原氨酸（T3）两种激素，T3 的活性

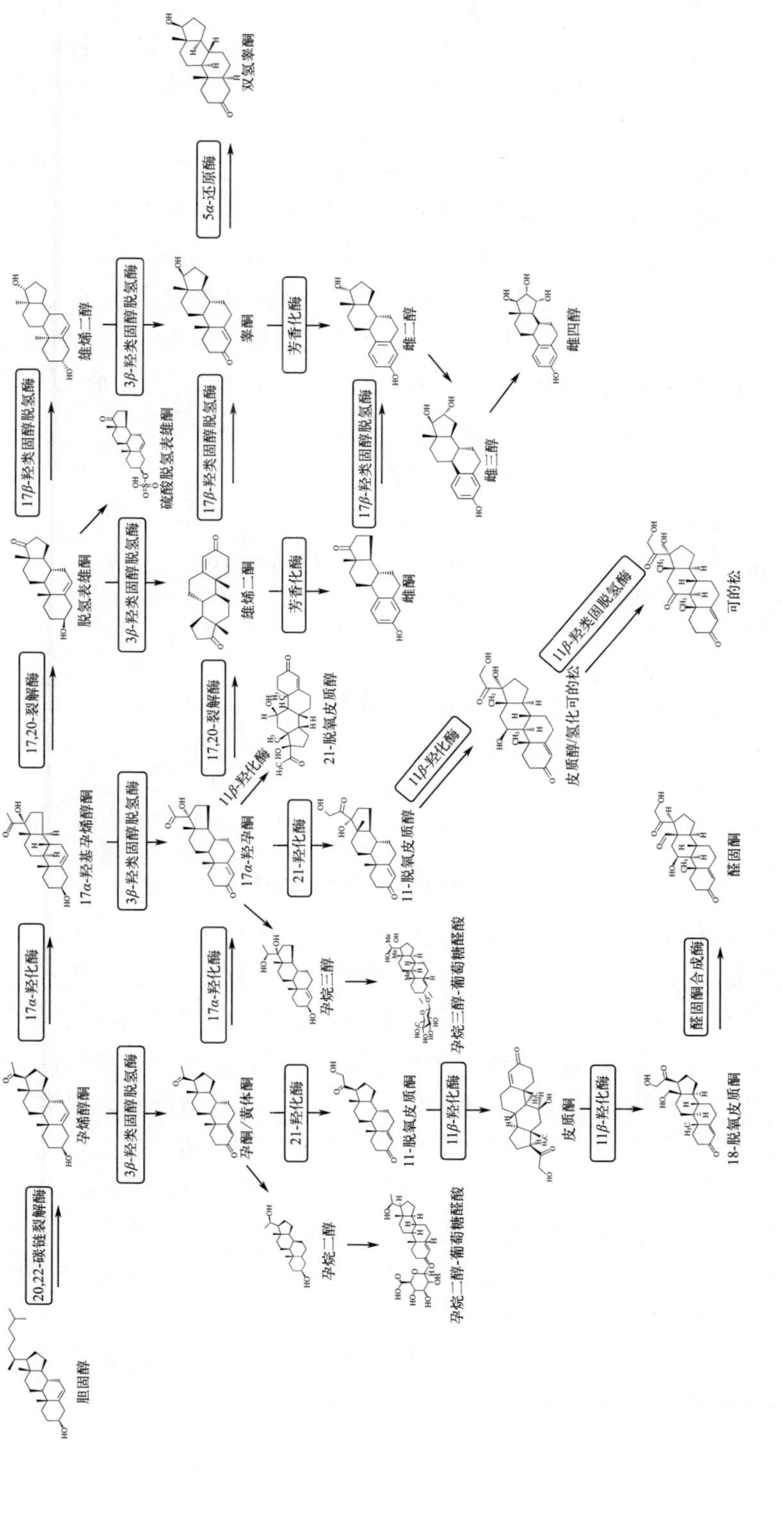
胆固醇
20,22-碳链裂解酶
孕烯醇酮
17α-羟化酶
17α-羟基孕烯醇酮
17,20-裂解酶
脱氢表雄酮
17β-羟类固醇脱氢酶
雄烯二醇
3β-羟类固醇脱氢酶
孕酮/黄体酮
17α-羟孕酮
雄烯二酮
睾酮
5α-还原酶
双氢睾酮
硫酸脱氢表雄酮
21-羟化酶
11-脱氧皮质酮
11-脱氧皮质醇
11β-羟化酶
21-脱氧皮质醇
芳香化酶
雌酮
雌二醇
雌三醇
雌四醇
孕烷二醇
孕烷二醇-葡萄糖醛酸
孕烷三醇
孕烷三醇-葡萄糖醛酸
皮质酮
皮质醇/氢化可的松
11β-羟类固醇脱氢酶
可的松
18-脱氧皮质酮
醛固酮合成酶
醛固酮

图 4-1　激素代谢谱图

大约是 T4 的 5 倍，但含量较低，这两种激素的生理功能主要为促进糖、蛋白质、脂肪等营养物质代谢，调节生长发育过程；提高大多数组织的耗氧量，促进能量代谢，增加产热和提高基础代谢。甲状腺疾病类型多样，主要包括甲亢、甲减、甲状腺炎症、甲状腺肿和甲状腺肿瘤等[4]。肾素-血管紧张素系统（RAS）是人体调节血压的重要内分泌系统，由一系列激素及相应的酶组成，在调节水、电解质平衡以及血容量、血管张力和血压方面具有重要作用。肾素是由肾小球旁细胞分泌的分子量为 40000 的一种羧基蛋白水解酶，它作用于血管紧张素原产生血管紧张素Ⅰ（Ang Ⅰ），血管紧张素Ⅰ本身无生理活性，在血管紧张素转换酶的作用下水解为有活性的血管紧张素Ⅱ（Ang Ⅱ），血管紧张素Ⅱ可引起小动脉血管收缩，促进肾上腺皮质合成和分泌醛固酮[5]。

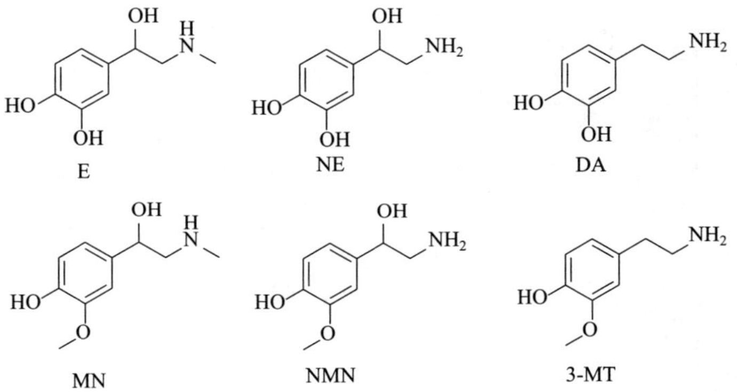


**图 4-2 儿茶酚胺及其代谢物结构式**

目前激素的检测方法主要有化学免疫法、液相色谱-串联质谱法、气相色谱-质谱联用法。20 世纪前，化学免疫法因操作简单快速，在临床上广泛应用。但传统的化学免疫法存在很多缺陷，如：灵敏度低，当样本浓度很低时，需要较大的样本量富集、纯化；适用性差，待测物的抗体易与结构相似的内源性物质或代谢产物产生交叉反应，造成假阳性结果；分析效率低，通常 1 次只能测定 1 种物质，无法同时进行多种激素的定性和定量分析。因此，化学免疫法已逐渐被色谱法替代[2]。气相色谱-质谱联用法灵敏度高，但往往需要烦琐的衍生化步骤和较长的分析时间（一般≥30 min），并且目前缺乏一种适用于所有类固醇激素的衍生化试剂[6-7]。液相色谱-串联质谱法则避免了气相色谱法烦琐的衍生化步骤，且专属性强，能够很好地排除基质中类似结构物质的干扰，是目前最可靠的检测方法。同时，液相色谱-串联质谱法的灵敏度高，能够满足临床实验室大多数类固醇激素的检测要求[8]。

# 4.2 检测案例

## 4.2.1 类固醇激素的检测

(1) 标准溶液制备

取 19 种激素混标母液，稀释成系列浓度的标准工作液。内标溶液使用甲醇配制成内标工作液。取 250 μL 标准工作液，加入 10 μL 内标工作液，涡旋混匀，加入 250 μL 甲醇，涡旋混匀，加入 250 μL 水，涡旋混匀。

(2) 样品溶液制备

取 250 μL 血浆样本，加入 10 μL 内标工作液，涡旋混匀，加入 250 μL 甲醇，涡旋混匀，加入 250 μL 水，涡旋混匀后，13000 r/min 下高速离心 5 min。

(3) 标准溶液及样品溶液净化

取标准溶液及样品溶液上清液 600 μL 至 HLB 型 96 孔固相萃取板中（固相萃取板使用前经 200 μL 乙腈及 200 μL 甲醇活化，再经 200 μL 纯化水平衡两次），下接废液收集板，弃去废液，使用 200 μL 5%甲醇洗涤固相萃取板 2 次，弃去废液，再使用 200 μL 正己烷洗涤固相萃取板 1 次，弃去废液，将接收板改为全新 96 孔接收板，使用 50 μL 乙腈洗脱固相萃取板两次，将收集液用氮气吹干，加 50 μL 初始流动相复溶，振摇混匀后上机测定。

(4) 分析仪器

LCMS-8050 CL 三重四极杆质谱仪。

(5) 分析条件

① 液相色谱条件

| | |
|---|---|
| 色谱柱 | Shim-pack Velox SP-$C_{18}$（50 mm×2.1 mm I.D.，1.8 μm） |
| 流动相 | A 相：0.05 mmol/L 氟化铵水溶液；B 相：甲醇 |
| 流速 | 0.4 mL/min |
| 柱温 | 45 ℃ |
| 进样量 | 10 μL |
| 洗脱方式 | 梯度洗脱，B 相初始浓度为 35%，时间程序见表 4-1。 |

**表 4-1 梯度洗脱时间程序**

| 时间/min | 模块 | 控制 | 值/% |
|---|---|---|---|
| 2.00 | 泵 | B 泵浓度 | 40 |
| 4.00 | 泵 | B 泵浓度 | 50 |
| 6.00 | 泵 | B 泵浓度 | 70 |

续表

| 时间/min | 模块 | 控制 | 值/% |
|---|---|---|---|
| 7.50 | 泵 | B泵浓度 | 95 |
| 8.50 | 泵 | B泵浓度 | 95 |
| 8.51 | 泵 | B泵浓度 | 40 |
| 10.00 | 控制器 | 停止 | |

② 质谱条件

| | | | |
|---|---|---|---|
| 分析仪器 | LCMS-8050 CL | DL温度 | 150 ℃ |
| 离子源 | ESI（±） | 加热模块温度 | 450 ℃ |
| 雾化气流速 | 3.0 L/min | 干燥气流速 | 8.0 L/min |
| 加热气流速 | 12.0 L/min | 扫描模式 | 多反应监测(MRM) |
| 接口温度 | 400 ℃ | MRM参数 | 见表4-2 |

**表4-2 MRM参数**

| 化合物 | 英文简称 | CAS号 | 前体离子 $m/z$ | 产物离子 $m/z$ | Q1 Pre Bias/V | CE/V | Q1 Pre Bias/V |
|---|---|---|---|---|---|---|---|
| 醛固酮 | ALD | 52-39-1 | 361.2 | 315.2 | −29 | −19 | −22 |
| 可的松 | COR | 53-06-5 | 361.2 | 163.2 | −14 | −24 | −29 |
| 皮质醇 | F | 50-23-7 | 363.2 | 121.2 | −14 | −25 | −23 |
| 21-脱氧皮质醇 | 21DOC | 641-77-0 | 347.2 | 311.2 | −13 | −16 | −21 |
| 皮质酮 | CORT | 50-22-6 | 347.2 | 121.1 | −26 | −23 | −23 |
| 11-脱氧皮质醇 | S | 152-58-9 | 347.2 | 97.1 | −14 | −25 | −19 |
| 雄烯二酮 | A4 | 63-05-8 | 287.2 | 97.1 | −21 | −15 | −18 |
| 11-脱氧皮质酮 | DOC | 64-85-7 | 331.2 | 109.1 | −10 | −26 | −11 |
| 睾酮 | T | 58-22-0 | 289.2 | 109.1 | −11 | −25 | −23 |
| 脱氢表雄酮 | DHEA | 53-43-0 | 271.2 | 253.2 | −10 | −12 | −28 |
| 17α-羟孕酮 | 17α-OH-P | 68-96-2 | 331.2 | 109.1 | −13 | −27 | −19 |
| 双氢睾酮 | DHT | 521-18-6 | 291.2 | 255.2 | −15 | −16 | −26 |
| 孕酮 | P | 57-83-0 | 315.2 | 109.1 | −12 | −25 | −18 |
| 孕烯醇酮 | Pregnenolone | 145-13-1 | 299.2 | 159.2 | −15 | −23 | −12 |
| 脱氢表雄酮硫酸酯 | DHEAS | 651-48-9 | 367.2 | 97.0 | 20 | 17 | 20 |
| 雌三醇 | E3 | 50-27-1 | 287.2 | 145.1 | 10 | 42 | 13 |
| 雌二醇 | E2 | 57-91-0 | 271.2 | 183.2 | 10 | 40 | 18 |
| 雌酮 | E1 | 53-16-7 | 269.1 | 145.1 | 12 | 38 | 25 |
| 17-羟基孕烯醇酮 | 17-OH-PR | 387-79-1 | 331.2 | 287.2 | 12 | 20 | 18 |
| 醛固酮内标 | ALD-IS | — | 368.2 | 350.2 | −27 | −17 | −16 |

续表

| 化合物 | 英文简称 | CAS号 | 前体离子 $m/z$ | 产物离子 $m/z$ | Q1 Pre Bias/V | CE/V | Q1 Pre Bias/V |
|---|---|---|---|---|---|---|---|
| 可的松内标 | COR-IS | — | 368.2 | 169.1 | −14 | −24 | −29 |
| 皮质醇内标 | F-IS | — | 367.2 | 121.2 | −14 | −25 | −23 |
| 皮质酮内标 | CORT-IS | — | 355.2 | 125.1 | −26 | −23 | −23 |
| 11-脱氧皮质醇内标 | S-IS | — | 352.2 | 100.1 | −14 | −25 | −19 |
| 雄烯二酮内标 | A4-IS | — | 290.2 | 100.1 | −21 | −15 | −18 |
| 11-脱氧皮质酮内标 | DOC-IS | — | 339.2 | 113.1 | −10 | −26 | −11 |
| 脱氢表雄酮内标 | DHEA-IS | — | 276.2 | 218.2 | −20 | −15 | −22 |
| 17α-羟孕酮内标 | 17α-OH-P-IS | — | 334.2 | 112.1 | −13 | −27 | −19 |
| 孕酮内标 | P-IS | — | 318.2 | 112.1 | −12 | −25 | −18 |
| 孕烯醇酮内标 | Pregnenolone-IS | — | 303.2 | 159.0 | −23 | −21 | −16 |
| 脱氢表雄酮硫酸钠内标 | DHEAS-IS | — | 373.2 | 98.0 | 20 | 17 | 20 |
| 雌三醇内标 | E3-IS | — | 290.2 | 173.2 | 21 | 36 | 17 |
| 雌二醇内标 | E2-IS | — | 274.2 | 145.1 | 10 | 38 | 12 |
| 雌酮内标 | E1-IS | — | 273.1 | 147.1 | 12 | 38 | 25 |
| 睾酮内标 | T-IS | — | 292.2 | 112.1 | −11 | −25 | −23 |

（6）MRM色谱图（见图4-3）

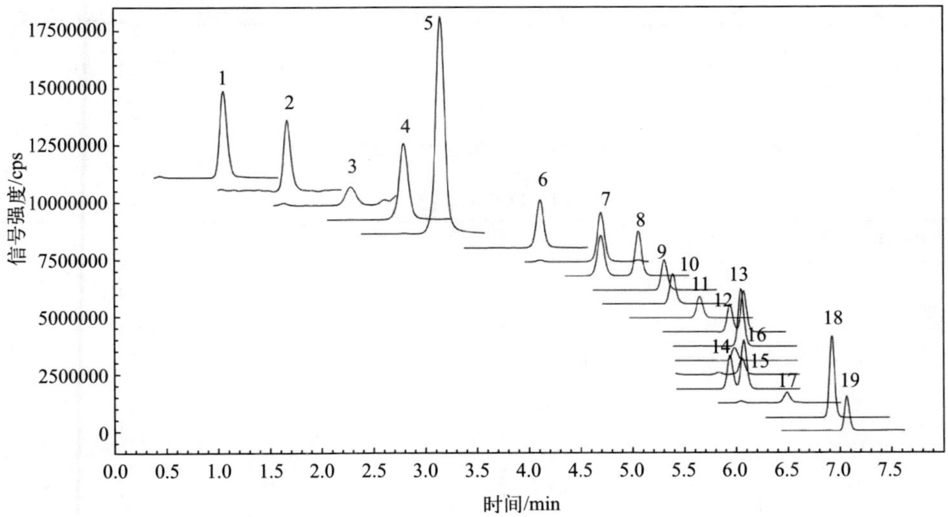


**图4-3 标准品色谱图**

1—DHEAS；2—E3；3—ALD；4—COR；5—F；6—21DOC；7—CORT；8—S；9—E2；10—E1；11—A4；12—DOC；13—T；14—17-OH-PR；15—DHEA；16—17α-OH-P；17—DHT；18—P；19—Pregnenolone

（7）分析性能

① 线性：内标法制作标准曲线，激素在标准曲线浓度范围内线性相关系数均大于0.994。

② 精密度：取混合对照品溶液，连续进样6针，峰面积精密度在1.10%～8.90%之间。

③ 准确度：空白血浆添加低、中、高浓度标准品作为低、中、高浓度质控品，每个样品平行制备3份，质控品测定准确度在81.2%～116.6%之间。

（8）样品测定结果

样品来源：正常人血浆样本。

取6批次血浆样品，按分析条件进行测定，结果如图4-4和表4-3，该方法可满足临床检验需求。

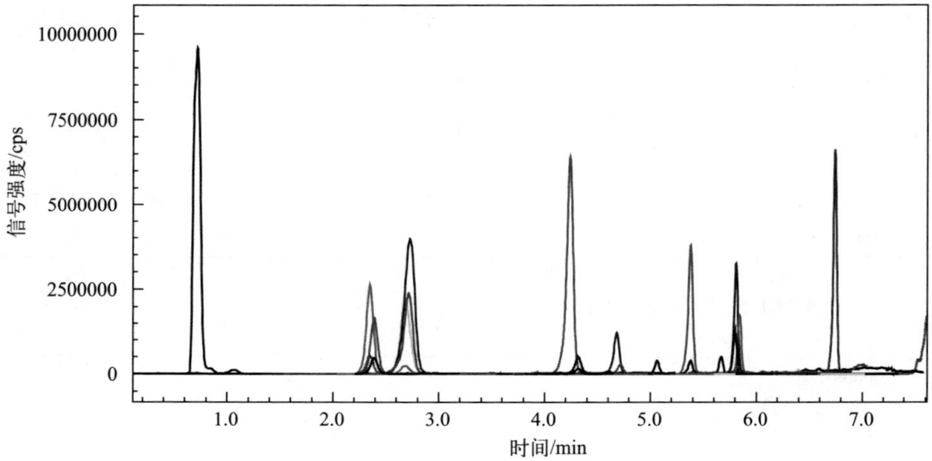


**图4-4 样品测定色谱图**

**表4-3 临床样品测定结果** 单位：ng/mL

| 化合物 | 样品1 | 样品2 | 样品3 | 样品4 | 样品5 | 样品6 |
|---|---|---|---|---|---|---|
| Melatonin | 0.010 | 0.003 | 0.001 | 0.006 | 0.007 | 0.019 |
| ALD | 0.13 | 0.23 | 0.06 | 0.50 | 0.18 | 0.06 |
| COR | 23.7 | 13.7 | 12.3 | 25.3 | 23.2 | 17.8 |
| F | 83.5 | 42.3 | 29.2 | 93.1 | 40.8 | 78.2 |
| 21DOC | 0.03 | 0.04 | 0.02 | 0.04 | 0.02 | 0.01 |
| CORT | 1.51 | 1.03 | 0.41 | 1.42 | 0.64 | 1.71 |
| S | 0.15 | 0.08 | 0.04 | 0.50 | 0.21 | 0.08 |
| A4 | 1.24 | 0.93 | 0.69 | 2.40 | 0.11 | 0.49 |
| DOC | 0.01 | 0.02 | 0.02 | 0.07 | 0.03 | 0.03 |

续表

| 化合物 | 样品 1 | 样品 2 | 样品 3 | 样品 4 | 样品 5 | 样品 6 |
|---|---|---|---|---|---|---|
| T | 0.32 | 0.18 | 0.17 | 0.61 | 0.03 | 0.44 |
| DHEA | 4.72 | 2.31 | 3.43 | 2.91 | 0.41 | 3.14 |
| 17α-OH-P | 0.46 | 0.53 | 1.24 | 2.24 | 0.18 | 1.50 |
| DHT | 0.09 | 0.09 | 0.04 | 0.11 | 0.01 | 0.14 |
| P | 0.06 | 1.25 | 7.25 | 8.18 | 0.06 | 6.84 |
| Pregnenolone | 0.54 | 0.28 | 0.56 | 0.52 | 0.09 | 0.38 |
| DHEAS | 876 | 353 | 637 | 311 | 44 | 959 |
| E3 | 0.01 | 0.01 | 0.01 | 0.02 | N.D. | 0.01 |
| E2 | 0.02 | 0.05 | 0.08 | 0.49 | N.D. | 0.13 |
| E1 | 0.21 | 0.10 | 0.19 | 0.90 | 0.02 | 0.26 |
| 17-OH-PR | 1.72 | 0.73 | 1.44 | 1.11 | 0.42 | 1.63 |

## 4.2.2 儿茶酚胺的检测

(1) 标准溶液制备

用甲醇（含0.1%抗坏血酸）配制浓度均为100 μg/mL的单标对照品储备液，随后用纯水将对照品储备液配制为一定浓度的混合对照品溶液，再稀释成混合标准工作液；用甲醇（含0.1%抗坏血酸）配制浓度均为100 μg/mL的内标对照品储备液，随后用纯水将内标对照品储备液配制为一定浓度的混合内标溶液，备用。

(2) 标准品、样品前处理

取250 μL对照品或血浆样品于1.5 mL离心管中，加入50 μL混合内标溶液，涡旋10 s充分混匀。将经过预处理的样品加载到经200 μL甲醇和200 μL 20 mmol/L乙酸铵溶液预处理的WCX 96孔板中。加载样品之后，依次使用200 μL 10%甲醇和200 μL异丙醇对96孔板进行清洗。然后将96孔板在正压条件下干燥30 s。使用4份40 μL含有5%甲酸的甲醇，将目标化合物由孔板洗脱到200 μL的96孔样品收集板中。40 ℃氮气吹干后，用80 μL纯水溶解，混匀。取30 μL进样分析。

(3) 分析仪器

LCMS-8050 CL三重四极杆质谱仪。

(4) 分析条件

① 液相色谱条件

色谱柱　　Ascentis Express F5 (2.1 mm I.D. ×100 mm，2.7 μm)

| | |
|---|---|
| 流动相 | A 相：0.1%甲酸水；B 相：乙腈 |
| 流速 | 0.2 mL/min |
| 柱温 | 45 ℃ |
| 进样量 | 30 μL |
| 自动进样器温度 | 4 ℃ |

② 洗脱方式：梯度洗脱，B 相初始浓度为 5%，时间程序见表 4-4。

**表 4-4 梯度洗脱时间程序**

| 时间/min | 模块 | 控制 | 值/% |
|---|---|---|---|
| 1.00 | 泵 | B 泵浓度 | 5 |
| 5.50 | 泵 | B 泵浓度 | 99 |
| 5.51 | 泵 | B 泵浓度 | 5 |
| 8.00 | 控制器 | 停止 | |

③ 质谱条件

| | | | |
|---|---|---|---|
| 分析仪器 | LCMS-8050 CL | DL 温度 | 150 ℃ |
| 离子源 | ESI(+) | 加热模块温度 | 500 ℃ |
| 雾化气流速 | 3.0 L/min | 干燥气流速 | 5.0 L/min |
| 加热气流速 | 15.0 L/min | 扫描模式 | 多反应监测(MRM) |
| 接口温度 | 350 ℃ | MRM 参数 | 见表 4-5 |

**表 4-5 MRM 参数**

| 化合物 | 英文简称 | CAS 号 | 前体离子 $m/z$ | 产物离子 $m/z$ | Q1 Pre Bias/V | CE/V | Q3 Pre Bias/V |
|---|---|---|---|---|---|---|---|
| 去甲肾上腺素 | NE | 138-65-8 | 151.9 | 107.1 | −17 | −20 | −19 |
| 去甲肾上腺素内标 | NE-IS | — | 158.0 | 111.0 | −17 | −20 | −19 |
| 肾上腺素 | E | 329-65-7 | 183.9 | 166.1 | −20 | −12 | −11 |
| 肾上腺素内标 | E-IS | — | 187.0 | 169.0 | −20 | −12 | −11 |
| 去甲变肾上腺素 | NMN | 1011-74-1 | 166.1 | 134.1 | −16 | −18 | −22 |
| 去甲变肾上腺素内标 | NMN-IS | — | 169.1 | 109.1 | −15 | −23 | −27 |
| 多巴胺 | DA | 62-31-7 | 154.1 | 91.1 | −16 | −25 | −15 |
| 多巴胺内标 | DA-IS | — | 158.1 | 141.1 | −16 | −13 | −24 |
| 变肾上腺素 | MN | 5090-31-3 | 198.2 | 148.2 | −20 | −19 | −14 |
| 变肾上腺素内标 | MN-IS | — | 201.1 | 151.1 | −20 | −19 | −14 |
| 3-甲氧基酪胺 | 3-MT | 1477-68-5 | 151.0 | 119.1 | −16 | −16 | −23 |
| 3-甲氧基酪胺内标 | 3-MT-IS | — | 155.0 | 122.9 | −16 | −16 | −23 |

（5）MRM 色谱图（见图 4-5）

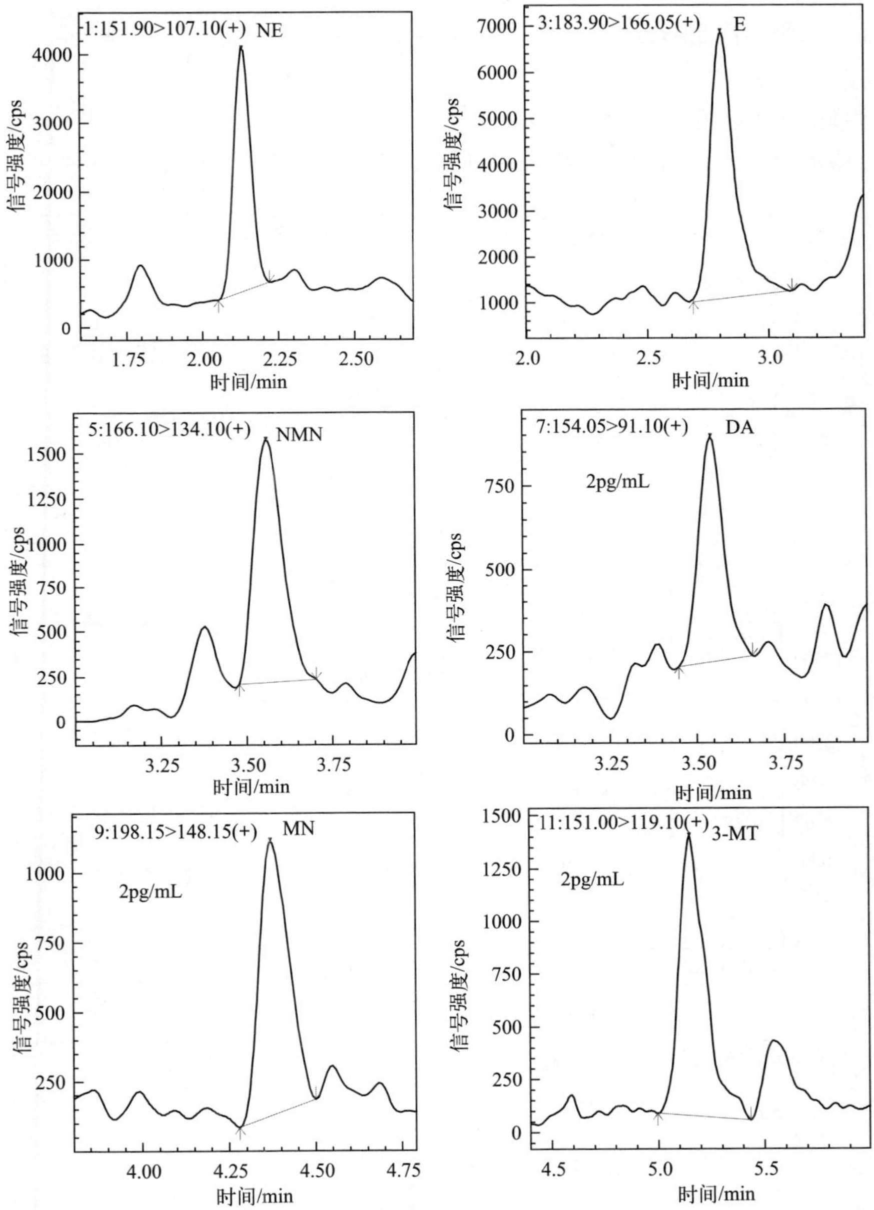


**图 4-5　儿茶酚胺及其代谢物色谱图**

（6）分析性能

① 线性：内标法制作标准曲线，6 种测定物质在标准曲线浓度范围内线性相关系数均大于 0.9972。

② 精密度：取混合对照品溶液，连续进样 5 针，峰面积精密度在 1.91%～4.43%之间。

③ 准确度：空白血浆添加低、中、高浓度标准品作为低、中、高浓度质

控品，每个样品平行制备 3 份，质控品测定准确度在 82.0%～114.0%之间。

（7）样品测定结果

样品来源：正常人血浆样本。

取混合血浆样品，按分析条件进行测定，结果见图 4-6 及表 4-6 所示。

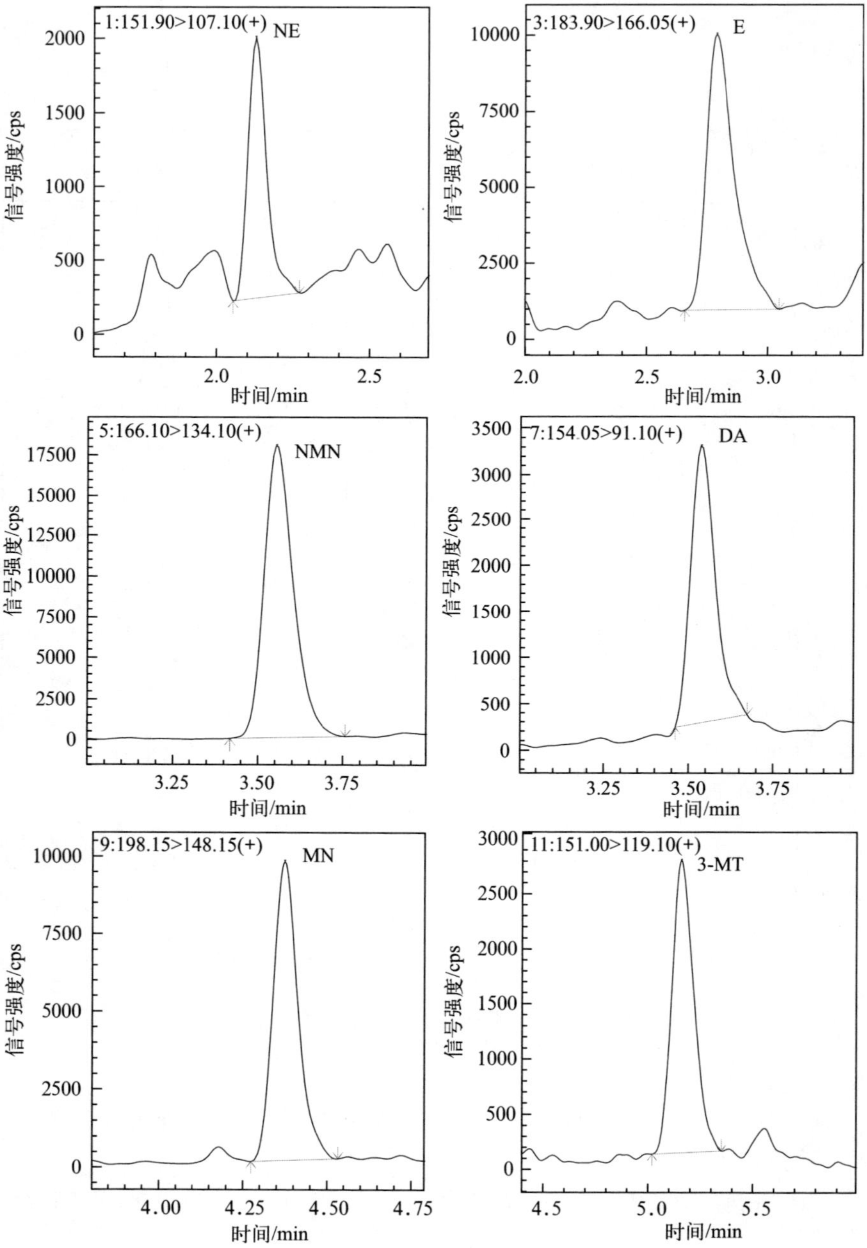


**图 4-6　血浆样品谱图**

表 4-6 人血清临床样品检测结果

| 名称 | NE | E | NMN | DA | MN | 3-MT |
|---|---|---|---|---|---|---|
| 测定浓度/(pg/mL) | 27.2 | 26.4 | 76.1 | 11.2 | 37.6 | 8.6 |

## 4.2.3 甲状腺激素的检测

(1) 标准溶液制备

分别称取 1mg 甲状腺素（T4）和三碘甲状腺原氨酸（T3）标准品于 10 mL 容量瓶中，用含 1%甲酸的甲醇溶液定容得 0.1 mg/mL 浓度的储备液，之后取 10 μL T3 储备液和 400 μL T4 储备液于 10 mL 容量瓶中，用甲醇定容得含 0.1 μg/mL T3 和 4 μg/mL T4 的混标工作液；分别移取同位素内标于试剂瓶中，加入含 0.1%甲酸的甲醇溶液得到内标工作液（T3-$^{13}C_6$ 为 1.5 ng/mL，T4-$^{13}C_6$ 为 50 ng/mL）。

(2) 标准品、样品前处理

移取 50 μL 校准品、质控品、待测血清样本于 1.5 mL 离心管中，加入 200 μL 内标工作液于 2000 r/min 涡旋混合 1 min，4 ℃下 10000 r/min 离心 5 min，取 100 μL 上清液于进样小瓶中并加入 200 μL 纯水混匀，用自动进样器以 30 μL 进样分析。

(3) 分析仪器

LCMS-8050 CL 三重四极杆质谱仪。

(4) 分析条件

① 液相色谱条件

| | |
|---|---|
| 色谱柱 | Shim-pack Velox PFPP（50 mm×2.1 mm ×1.9 μm） |
| 流动相 | A 相：0.1%甲酸水溶液；B 相：0.1%甲酸甲醇溶液 |
| 流速 | 0.4 mL/min |
| 柱温 | 45 ℃ |
| 进样量 | 30 μL |
| 自动进样器温度 | 15 ℃ |

② 洗脱方式：梯度洗脱，B 相初始浓度为 40%，时间程序见表 4-7。

表 4-7 梯度洗脱时间程序

| 时间/min | 模块 | 控制 | 值/% |
|---|---|---|---|
| 0.20 | 泵 | B 泵浓度 | 40 |
| 1.40 | 泵 | B 泵浓度 | 95 |

续表

| 时间/min | 模块 | 控制 | 值/% |
|---|---|---|---|
| 2.40 | 泵 | B泵浓度 | 95 |
| 2.50 | 泵 | B泵浓度 | 40 |
| 3.00 | 控制器 | 停止 | |

③ 质谱条件

| | | | |
|---|---|---|---|
| 分析仪器 | LCMS-8050 CL | DL温度 | 150 ℃ |
| 离子源 | ESI(+) | 加热模块温度 | 400 ℃ |
| 雾化气流速 | 3.0 L/min | 干燥气流速 | 10.0 L/min |
| 加热气流速 | 10.0 L/min | 扫描模式 | 多反应监测(MRM) |
| 接口温度 | 300 ℃ | MRM参数 | 见表4-8 |

**表4-8 MRM参数**

| 化合物 | 英文缩写 | CAS号 | 前体离子 $m/z$ | 产物离子 $m/z$ | Q1 Pre Bias/V | CE/V | Q3 Pre Bias/V |
|---|---|---|---|---|---|---|---|
| 三碘甲状腺原氨酸 | T3 | 6893-02-3 | 651.8 | 478.8 | −32 | −33 | −23 |
| 三碘甲状腺原氨酸-$^{13}C_6$ | T3-$^{13}C_6$ | — | 657.9 | 611.9 | −34 | −21 | −30 |
| 甲状腺素 | T4 | 51-48-9 | 777.8 | 731.8 | −38 | −31 | −38 |
| 甲状腺素-$^{13}C_6$ | T4-$^{13}C_6$ | — | 783.8 | 737.8 | −22 | −26 | −40 |

(5) MRM色谱图（见图4-7）

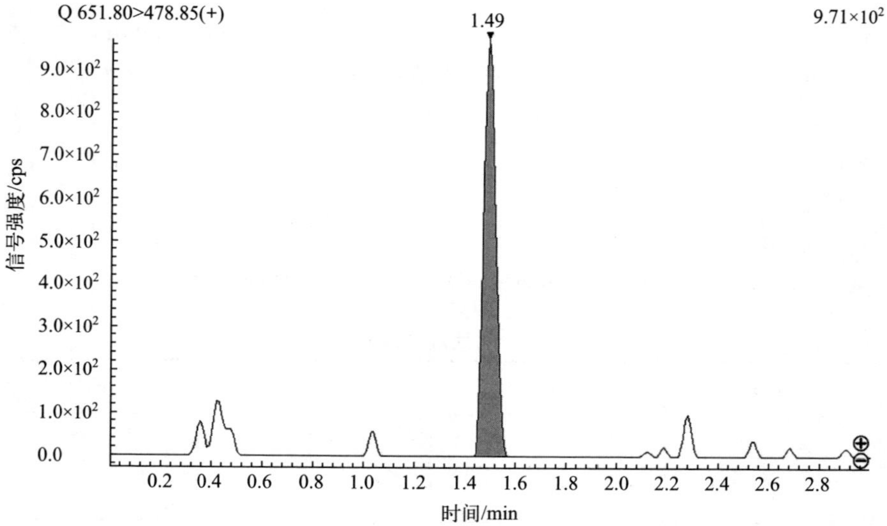

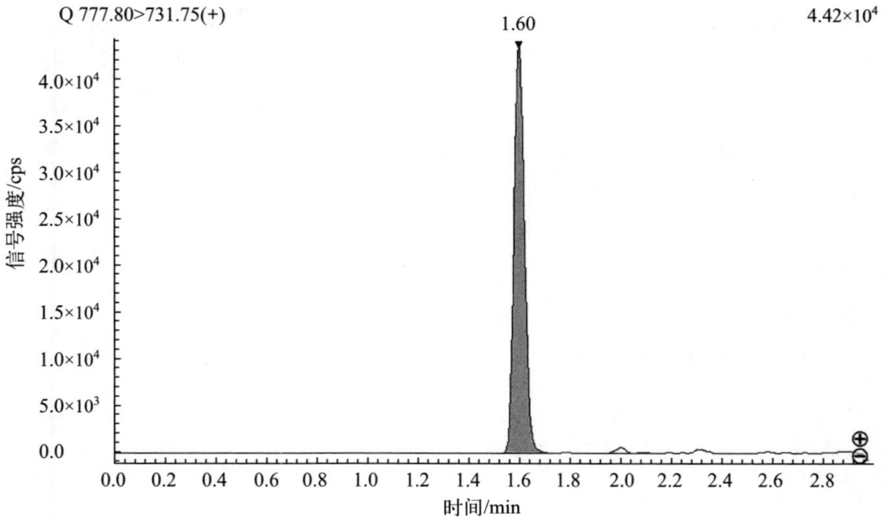


图 4-7 T3 及 T4 色谱图

（6）分析性能

① 线性：内标法制作标准曲线，T3 及 T4 在标准曲线浓度范围内线性相关系数均大于 0.9995。

② 精密度：分别对低、中、高三个浓度的 T3 和 T4 正常人血清基质加标样（质控品）进行 5 次重复测定，相对标准偏差范围分别在 6.62%～13.04%（T3）和 0.83%～5.61%（T4）之间。

③ 准确度：空白血浆添加低、中、高浓度标准品作为低、中、高浓度质控品，每个样品平行制备 5 份，质控品测定准确度在 92.0%～114.3%之间。

## 4.2.4 血管紧张素的检测

（1）标准溶液制备

称取 1.0 g BSA 溶于 50 mL PBS，配制 2% BSA 溶液作为血清的替代基质溶液，用于配制标准工作曲线。取血管紧张素Ⅰ、Ⅱ标准储备液，用 2% BSA 溶液作溶剂逐级稀释为 20 pg/mL、40 pg/mL、80 pg/mL、200 pg/mL、500 pg/mL、1250 pg/mL 的标准系列工作溶液。

血清样品预处理：取血清样品，每 1 mL 血清样品加入 10 μL 8-羟基喹啉（0.32mol/L），涡旋混匀静置 30 min。

取 150 μL 标准样品或预处理后的血清样品，加入 50 μL 内标工作液（1 ng/mL，使用超纯水溶解），再加入 450 μL 1%氨水，涡旋混匀；取 600 μL

上述处理后的溶液至已活化好的 MAX 型 96 孔固相萃取板中（固相萃取板经 150 μL 乙腈活化后再经 150 μL 1%氨水平衡）；使用正压装置将液体全部压下，下接废液收集板，弃去废液；使用 100 μL 含 1%氨水的 10%乙腈溶液洗涤固相萃取板 2 次并压干；换用全新低吸附 96 孔接收板，使用 45 μL 含 1%甲酸的 10%乙腈溶液洗脱固相萃取板 2 次，将洗脱液转至低吸附进样小瓶中，上机分析。

（2）分析仪器

LCMS-8050 CL 三重四极杆质谱仪。

（3）分析条件

① 液相色谱条件

| | |
|---|---|
| 色谱柱 | Shim-pack Scepter C18-120（100 mm×2.1 mm I. D.，3 μm） |
| 流动相 | A 相：0.5%乙酸水溶液；B 相：乙腈 |
| 流速 | 0.4 mL/min |
| 柱温 | 40 ℃ |
| 进样量 | 20 μL |

② 洗脱方式：梯度洗脱，B 相初始浓度为 10%，时间程序见表 4-9。

表 4-9　梯度洗脱时间程序

| 时间/min | 模块 | 控制 | 值/% |
|---|---|---|---|
| 2.00 | 泵 | B 泵浓度 | 30 |
| 3.00 | 泵 | B 泵浓度 | 98 |
| 5.00 | 泵 | B 泵浓度 | 98 |
| 5.01 | 泵 | B 泵浓度 | 10 |
| 7.00 | 控制器 | 停止 | |

③ 质谱条件

| | | | |
|---|---|---|---|
| 分析仪器 | LCMS-8050 CL | DL 温度 | 200 ℃ |
| 离子源 | ESI(+) | 加热模块温度 | 400 ℃ |
| 雾化气流速 | 3.0 L/min | 干燥气流速 | 10.0 L/min |
| 加热气流速 | 10.0 L/min | 扫描模式 | 多反应监测(MRM) |
| 接口温度 | 300 ℃ | MRM 参数 | 见表 4-10 |

表 4-10　MRM 参数

| 化合物 | 英文简称 | CAS 号 | 前体离子 $m/z$ | 产物离子 $m/z$ | Q1 Pre Bias/V | CE/V | Q3 Pre Bias/V |
|---|---|---|---|---|---|---|---|
| 血管紧张素Ⅰ | Ang Ⅰ | 484-42-4 | 432.9 | 110.1① | −10 | −29 | −12 |
| | | | | 647.3 | −23 | −18 | −36 |

续表

| 化合物 | 英文简称 | CAS 号 | 前体离子 $m/z$ | 产物离子 $m/z$ | Q1 Pre Bias/V | CE/V | Q3 Pre Bias/V |
|---|---|---|---|---|---|---|---|
| 血管紧张素Ⅰ-内标 | AngⅠ-IS | — | 435.1 | 110.1① | −10 | −29 | −12 |
| | | | | 654.3 | −16 | −19 | −34 |
| 血管紧张素Ⅱ | AngⅡ | 4474-91-3 | 523.8 | 263.2① | −28 | −22 | −28 |
| | | | | 784.3 | −26 | −20 | −22 |
| 血管紧张素Ⅱ-内标 | AngⅡ-IS | — | 527.3 | 791.3① | −26 | −21 | −24 |
| | | | | 263.2 | −28 | −22 | −13 |

① 表示定量离子。

(4) MRM 色谱图(见图 4-8)

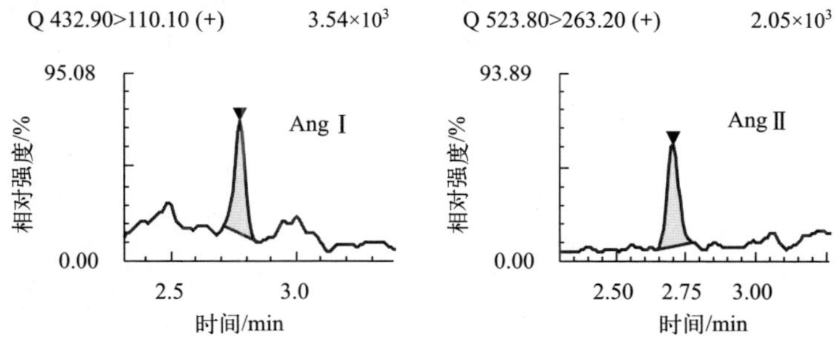


**图 4-8 标准曲线最低点(20 pg/mL)MRM 色谱图**

(5) 分析性能

① 线性:内标法制作标准曲线,血管紧张素Ⅰ、Ⅱ在标准曲线浓度范围内线性相关系数均大于 0.998。

② 精密度:用含 1%甲酸的 10%乙腈溶液配制 40 pg/mL 混合标准溶液,连续进样 6 次,保留时间和峰面积的相对标准偏差(RSD)分别小于 0.28%和 6.41%,仪器精密度良好。

③ 准确度:人血清样品中添加两个不同浓度的标准溶液,每个浓度的加标样品平行处理三份,两个不同浓度加标回收率在 99.2%~107.5%之间,平行处理三次的相对标准偏差在 0.33%~8.45%之间,方法准确可靠。

## 参考文献


[1] Nesher M, Shpolansky U, Rosen H, et al. The digital is like steroid hormones: New mechanisms of action and biological significance[J]. Life Sci, 2007, 80(23): 2093-2107.

[2] 徐玲燕,杜娟,吴伟,等. LC-MS/MS 在临床内源性类固醇激素分析中的方法研究和应用进展[J]. 药物分析杂志, 2018, 38(7): 1106-1115.

[3] Yu S, Yin Y, Li Q, et al. Validation of an improved liquid chromatography tandem mass spectrometry method for rapid and simultaneous analysis of plasma catecholamine and their metabolites[J]. Journal of Chromatography B, 2019, 1129:121805.

[4] 禹松林，周伟燕，程歆琦，等. 3种化学发光免疫分析法检测系统与同位素稀释液相色谱串联质谱法检测总甲状腺素的一致性评价[J]. 临床检验杂志，2018,36(12):891-894.

[5] 于蕾，胡滨，吴洁，等. 同时测定血浆血管紧张素Ⅰ、Ⅱ和醛固酮的液相色谱串联质谱法的建立与评价[J]. 临床检验杂志，2022，40(4)：251-256.

[6] Horning M G, Knox K L, Dalgliesh C E, et al. Gas-liquid chromatographic study and estimation of several urinary aromatic acids[J]. Anal Biochem, 1966, 17(2): 244-257.

[7] French D. Advances in bioanalytical techniques to measure steroid hormones in serum[J]. Bioanalysis, 2016, 8(11): 1203-1219.

[8] Marcos J, Pozo O J. Current LC-MS methods and procedures applied to the identification of new steroid metabolites[J]. J Steroid Biochem Mol Biol, 2016, 162: 41-56.

# 第 5 章

# 质谱在脂肪酸检测中的应用

## 5.1 引言

脂肪酸（fatty acids，FAs）是由碳、氢、氧三种元素组成的一类化合物。脂肪酸在生物体内广泛存在，在生命过程中具有非常重要的作用，它们通常是生物体内重要的营养成分和代谢产物，是机体主要能量来源之一。已有大量研究表明，人体中脂肪酸的浓度水平与脂类代谢、糖代谢、内分泌功能有关，人体中脂肪酸水平的高低，可以作为很多疾病的诊断依据。按照碳链的长短来分类，脂肪酸可以分为短链脂肪酸、中链脂肪酸和长链脂肪酸。

其中，短链脂肪酸指的是碳链上的碳原子数在 1～6 之间的脂肪酸，主要包括乙酸、丙酸、异丁酸、丁酸、异戊酸、戊酸、2-乙基丁酸和己酸等。中链脂肪酸指的是碳链上碳原子数目在 6～12 的脂肪酸，常见为辛酸（C8∶0）和癸酸（C10∶0），自然界主要来源有母乳、牛奶及其制品、棕榈仁油和椰子油等。长链脂肪酸指的是碳链上碳原子数目在 12 个以上的脂肪酸。人体中脂肪酸的水平与很多疾病有关，包括炎症性肠病、慢性肾病、结肠癌、肥胖、糖尿病、高脂血症和脂肪吸收不良等[1-3]。

对于脂肪酸的检测方法有酶学比色法、气相色谱法（GC）、高效液相色谱法（HPLC）、离子色谱法（ICE）等。GC 是目前国内应用最为广泛且常见的检测脂肪酸的方法，具有分离度好、灵敏度高、检出限低、重复性好等特点。分析对象一般为热稳定性好、可挥发性样品，不可挥发和热稳定性不好的样品经过衍生化后，挥发性和热稳定性增加，其极性降低，可使用 GC 测定。高效液相色谱法可连接不同检测器用于脂肪酸的检测。电化学检测器灵敏度和特异性高，可以不用衍生化直接检测脂肪酸。荧光和紫外检测器的重现性好，通常先将 SCFA（短链脂肪酸）衍生化后再采用荧光或紫外检测器进行检测。气相色谱串联质谱（GC-MS）和液相色谱串联质谱（LC-MS）具有灵敏度高、分离度好、分辨率高等优点，也被大量应用于对脂肪酸的检测。

# 5.2 检测案例

## 5.2.1 游离脂肪酸的检测

（1）样品溶液、标准溶液和质控样品制备

血清样品前处理前使用样品稀释剂（试剂盒提供）以 1∶1.5 稀释混匀。分别取标准品、质控品、稀释后血清样品各 100 μL 于 EP 管中，加入内标提取液 50 μL，涡旋混匀（2000 r/min，0.5 min）；加入 600 μL 脂肪酸提取液（试剂盒提供），涡旋混匀（2000 r/min，5 min）；离心（13000 r/min，5 min）；取上清液 400 μL 于 96 孔板中，37 ℃氮气吹干；加入游离脂肪酸转化液 1（试剂盒提供）200 μL，室温 500 r/min 振荡衍生 30 min，37 ℃氮气吹干；加入游离脂肪酸转化液 2（试剂盒提供）200 μL，室温 500 r/min 振荡衍生 5 min，37 ℃氮气吹干；加入复溶液（试剂盒提供）500 μL，500 r/min 混匀 5 min，前处理完毕。

（2）分析仪器

LCMS-8050 CL 三重四极杆质谱仪。

（3）分析条件

① 液相色谱条件

| | |
|---|---|
| 色谱柱 | 脂肪酸专用色谱柱（试剂盒提供） |
| 流动相 | 流动相 A、流动相 B（试剂盒提供） |
| 流速 | 0.4 mL/min |
| 柱温 | 45 ℃ |
| 进样量 | 2 μL |
| 洗脱方式 | 梯度洗脱，B 相初始浓度为 70%，时间程序见表 5-1。 |

**表 5-1 梯度洗脱时间程序**

| 时间/min | 模块 | 控制 | 值/% |
|---|---|---|---|
| 8.00 | 泵 | B 泵浓度 | 100 |
| 10.00 | 泵 | B 泵浓度 | 100 |
| 10.10 | 泵 | B 泵浓度 | 70 |
| 12.00 | 泵 | B 泵浓度 | |

② 质谱条件

| 分析仪器 | LCMS-8050CL | DL 温度 | 250 ℃ |
|---|---|---|---|
| 离子源 | ESI(+) | 加热模块温度 | 400 ℃ |
| 雾化气流速 | 3.0 L/min | 干燥气流速 | 10.0 L/min |
| 加热气流速 | 10.0 L/min | 扫描模式 | 多反应监测(MRM) |
| 接口温度 | 300 ℃ | MRM 参数 | 见表 5-2 |

**表 5-2　MRM 参数**

| 化合物 | 英文简称 | 前体离子 $m/z$ | 产物离子 $m/z$ | Q1 Pre Bias/V | CE/V | Q3 Pre Bias/V |
|---|---|---|---|---|---|---|
| 十六碳一烯酸 | C16-1 | 345.4 | 92.1 | −12 | −33 | −14 |
| 十八碳一烯酸 | C18-1 | 373.3 | 92.2 | −13 | −20 | −13 |
| 十八碳二烯酸 | C18-2 | 371.2 | 92.2 | −13 | −20 | −15 |
| $\alpha$-十八碳三烯酸 | $\alpha$-C18-3 | 369.1 | 92.1 | −13 | −36 | −14 |
| $\gamma$-十八碳三烯酸 | $\gamma$-C18-3 | 369.2 | 92.2 | −13 | −39 | −13 |
| 二十碳一烯酸 | C20-1 | 401.4 | 92.1 | −14 | −39 | −14 |
| 二十碳四烯酸 | C20-4 | 395.4 | 92.1 | −27 | −39 | −30 |
| 二十碳五烯酸 | C20-5 | 393.3 | 92.1 | −14 | −37 | −30 |
| 二十二碳六烯酸 | C22-6 | 419.1 | 92.1 | −15 | −45 | −14 |
| OMEGA 3-二十二碳五烯酸 | OMEGA3-C22-5 | 421.4 | 92.0 | −15 | −44 | −14 |
| OMEGA 6-二十二碳五烯酸 | OMEGA6-C22-5 | 421.2 | 92.2 | −15 | −42 | −14 |
| 十八碳一烯酸-$^{13}C_{18}$ | C18-1-$^{13}$C18-IS | 391.3 | 92.2 | −13 | −37 | −13 |
| 十八碳二烯酸-$^{13}C_{18}$ | C18-2-$^{13}$C18-IS | 389.2 | 92.2 | −13 | −39 | −15 |
| 十八碳三烯酸-$^{13}C_{18}$ | C18-3-$^{13}$C18-IS | 387.2 | 92.1 | −13 | −39 | −13 |
| 二十碳五烯酸-$D_5$ | C20-5-$D_5$-IS | 398.3 | 92.2 | −14 | −37 | −30 |
| 二十二碳六烯酸-$D_5$ | C22-6-$D_5$-IS | 424.1 | 92.1 | −15 | −45 | −14 |

(4) MRM 色谱图（见图 5-1）

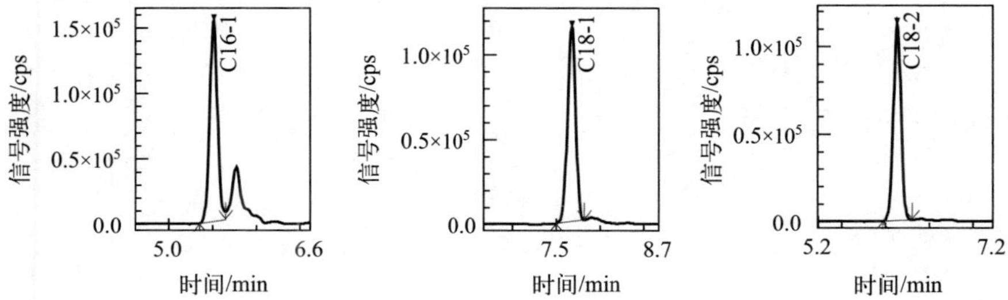


图 5-1

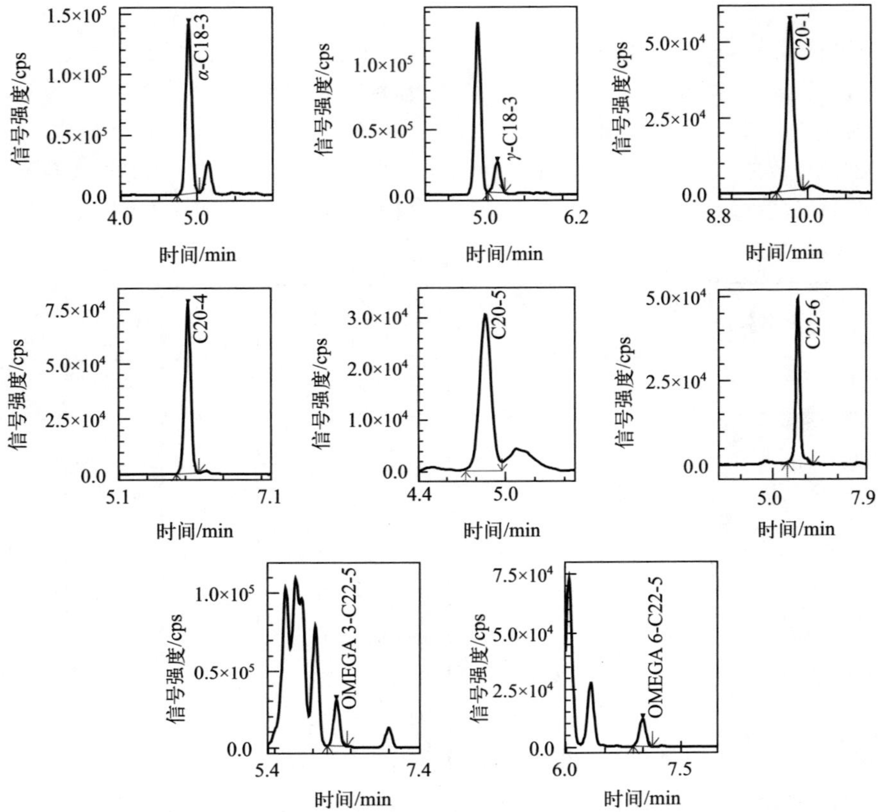


**图 5-1　标准曲线最低浓度点色谱图**

（5）分析性能

① 线性：内标法制作标准曲线，11 种测定物质在标准曲线浓度范围内线性相关系数均大于 0.994，见表 5-3。

**表 5-3　标准曲线结果**

| 目标物 | 线性范围/(μmol/L) | 相关系数 | 准确度/% |
|---|---|---|---|
| C16-1 | 0.4～40 | 0.9998 | 98.1～101.7 |
| C18-1 | 5～500 | 0.9998 | 99.4～101.8 |
| C18-2 | 3～300 | 0.9994 | 96.9～103.4 |
| α-C18-3 | 0.5～50 | 0.9999 | 98.5～101.7 |
| γ-C18-3 | 0.1～10 | 0.9945 | 89.6～109.4 |
| C20-1 | 0.1～10 | 0.9998 | 98.0～101.8 |
| C20-4 | 0.4～40 | 0.9994 | 97.0～103.3 |
| C20-5 | 0.1～10 | 0.9983 | 94.8～105.8 |
| C22-6 | 0.4～40 | 0.9989 | 95.8～104.6 |
| OMEGA 3-C22-5 | 0.1～10 | 0.9999 | 99.4～100.7 |
| OMEGA 6-C22-5 | 0.05～5 | 0.9996 | 97.4～102.8 |

② 准确度和精密度：对试剂盒中的高、低质控品进行分析，每个样品平行处理分析 6 次，结果显示质控品测定结果与理论值接近，符合试剂盒质控品准确度 70%～130%的要求。低浓度质控品 11 种游离脂肪酸测定结果准确度在 84.2%～118.5%之间，高浓度质控品 11 种游离脂肪酸测定结果准确度在 98.6%～107.7%之间。低浓度质控品 11 种游离脂肪酸测定结果（平行处理 6 份）RSD 在 0.9%～7.3%之间，高浓度质控品 11 种游离脂肪酸测定结果（平行处理 6 份）RSD 在 1.0%～4.8%之间。

（6）样品检测结果

样品来源：健康人血清样品，检测结果见表 5-4。

**表 5-4　人血清临床样品检测结果**

| 编号 | 脂肪酸 | 浓度/(μmol/L) |
| --- | --- | --- |
| 1 | C16-1 | 0.9 |
| 2 | C18-1 | 11.8 |
| 3 | C18-2 | 7.1 |
| 4 | α-C18-3 | 1.1 |
| 5 | γ-C18-3 | 0.2 |
| 6 | C20-1 | 0.2 |
| 7 | C20-4 | 0.9 |
| 8 | C20-5 | 0.2 |
| 9 | C22-6 | 1.0 |
| 10 | OMEGA 3-C22-5 | 0.2 |
| 11 | OMEGA 6-C22-5 | 0.1 |

## 5.2.2　血液中短链脂肪酸的检测

（1）标准溶液制备

分别以甲醇配制 0.1 μg/mL、1.0 μg/mL、5.0 μg/mL、10 μg/mL、50 μg/mL、100 μg/mL、200 μg/mL、400 μg/mL 的短链脂肪酸混合标准溶液。

（2）样品溶液制备

取 100 μL 人血液样品，加入 400 μL 甲醇，经 3 min 振荡混合后，以 12000 r/min 离心 6 min。将离心后所得上清液取出，待测。

说明：由于短链脂肪酸具有较强的挥发性，为避免实际样品中的成分因前处理过程损失过多，本实验未对离心后的溶液进行氮吹复溶和重复处理。

（3）分析仪器

GCMS-QP2020 NX 气相色谱-质谱联用仪。

（4）分析条件

| | |
|---|---|
| 色谱柱 | InertCap FFAP（30 m×0.25 mm×0.25 μm） |
| 柱温程序 | 50 ℃（1 min）—10 ℃/min—240 ℃（4 min） |
| 流量控制方式 | 压力 |
| 载气压力 | 43.6 kPa |
| 进样方式 | 不分流进样 |
| 进样口温度 | 240 ℃ |
| 离子源温度 | 200 ℃ |
| 接口温度 | 240 ℃ |
| 检测器电压 | 调谐电压+0.1 kV |
| 采集方式 | SIM 模式，具体信息见表 5-5 |

**表 5-5 短链脂肪酸各组分信息**

| 序号 | 中文名称 | 英文名称 | CAS 号 | 保留时间/min | 定量离子 $m/z$ | 定性离子 $m/z$ |
|---|---|---|---|---|---|---|
| 1 | 乙酸 | acetic acid | 64-19-7 | 10.065 | 43.00 | 45,60 |
| 2 | 丙酸 | propionic acid | 79-09-4 | 11.195 | 74.00 | 45,73 |
| 3 | 异丁酸 | isobutyric acid | 79-31-2 | 11.555 | 43.00 | 41,73 |
| 4 | 丁酸 | butyric acid | 107-92-6 | 12.350 | 60.00 | 73,42 |
| 5 | 异戊酸 | isovaleric acid | 503-74-2 | 12.865 | 60.00 | 43,41 |
| 6 | 戊酸 | valeric acid | 109-52-4 | 13.720 | 60.00 | 73,41 |
| 7 | 2-乙基丁酸 | 2-ethylbutyric acid | 88-09-5 | 13.975 | 88.00 | 43,73 |
| 8 | 己酸 | hexanoic acid | 142-62-1 | 15.000 | 60.00 | 73,41 |

（5）总离子流图见图 5-2，质量色谱图见图 5-3。

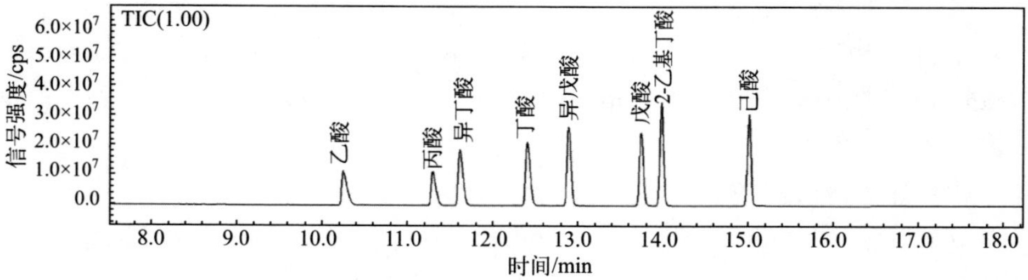


**图 5-2 短链脂肪酸标准溶液色谱图（1000 μg/mL）**

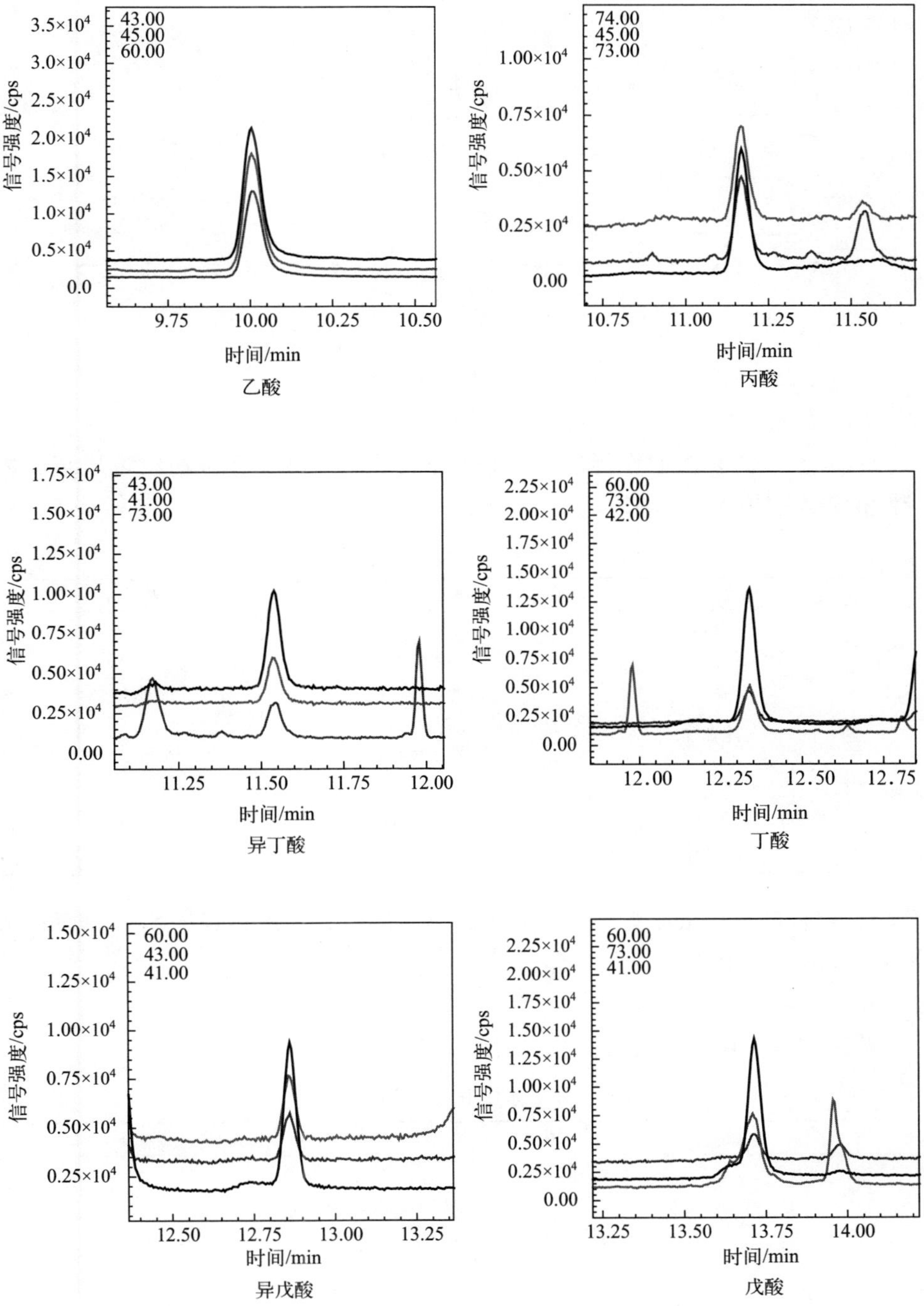
43.00
45.00
60.00
信号强度/cps
时间/min
乙酸
74.00
45.00
73.00
信号强度/cps
时间/min
丙酸
43.00
41.00
73.00
信号强度/cps
时间/min
异丁酸
60.00
73.00
42.00
信号强度/cps
时间/min
丁酸
60.00
43.00
41.00
信号强度/cps
时间/min
异戊酸
60.00
73.00
41.00
信号强度/cps
时间/min
戊酸

图 5-3

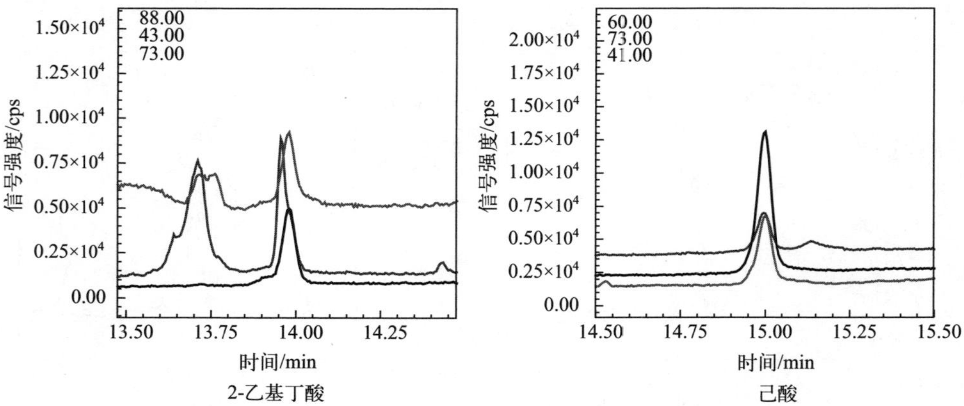


**图 5-3　8 种短链脂肪酸标准品溶液质量色谱图（100 ng/mL）**

（6）分析性能

① 线性：外标法制作标准曲线，8 种短链脂肪酸在标准曲线浓度范围内线性相关系数均大于 0.999，见表 5-6。

**表 5-6　各组分相关系数及检出限**

| 序号 | 组分名称 | 相关系数($R$) | 检出限/(ng/mL) |
|---|---|---|---|
| 1 | 乙酸 | 0.9991 | 1.98 |
| 2 | 丙酸 | 0.9997 | 3.15 |
| 3 | 异丁酸 | 0.9999 | 5.81 |
| 4 | 丁酸 | 0.9999 | 2.36 |
| 5 | 异戊酸 | 0.9998 | 3.87 |
| 6 | 戊酸 | 0.9999 | 2.01 |
| 7 | 2-乙基丁酸 | 0.9998 | 4.41 |
| 8 | 己酸 | 0.9997 | 2.28 |

② 精密度：取浓度为 10 μg/mL 标准品溶液，连续进样 6 次，峰面积精密度在 1.13%～2.35%之间。

（7）样品检测结果

样品来源：健康人血液样品，结果见表 5-7。

**表 5-7　血液样品中各短链脂肪酸浓度**

| 序号 | 组分名称 | 浓度/(μg/mL) |
|---|---|---|
| 1 | 乙酸 | 819.4 |
| 2 | 丙酸 | 388.0 |
| 3 | 异丁酸 | 223.0 |
| 4 | 丁酸 | 419.3 |
| 5 | 异戊酸 | 358.3 |
| 6 | 戊酸 | 583.2 |
| 7 | 2-乙基丁酸 | 295.6 |
| 8 | 己酸 | 810.2 |

## 5.2.3 极长链脂肪酸的检测

（1）标准溶液及血浆样品的制备

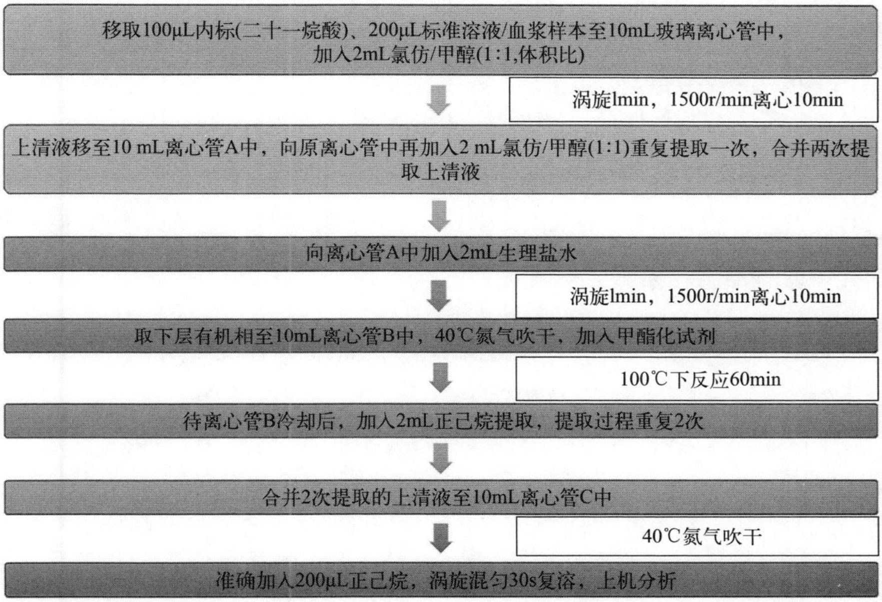


（2）不同浓度标准溶液的配制

以氯仿/甲醇（1∶1，体积比）为溶剂，配制 3 种目标组分标准溶液，C22∶0、C24∶0 浓度分别为 10 μmol/L、20 μmol/L、40 μmol/L、60 μmol/L、80 μmol/L，C26∶0 浓度为 0.4 μmol/L、0.8 μmol/L、1.6 μmol/L、2.4 μmol/L、3.2 μmol/L。

（3）分析仪器

GCMS-QP2020 NX 气相色谱质谱联用仪。

（4）分析条件

① 气相色谱条件

| | | | |
|---|---|---|---|
| 色谱柱 | SH-I-5Sil MS,30 m×0.25 mm×0.25 μm | 载气 | 氦气 |
| 柱温程序 | 150 ℃(1 min) $\xrightarrow{10\ ℃/min}$ 250 ℃ (5 min) $\xrightarrow{10\ ℃/min}$ 300 ℃(4 min) | 色谱柱流量 | 1.5 mL/min |
| 进样口温度 | 280 ℃ | 进样方式 | 分流进样 |
| 载气控制模式 | 恒线速度 | 分流比 | 20∶1 |

② 质谱条件

| | | | |
|---|---|---|---|
| 离子化方式 | EI | 检测器电压 | 调谐电压+0.1 kV |
| 离子源温度 | 230 ℃ | 采集模式 | SIM，具体信息见表 5-8 |
| 色谱质谱接口温度 | 280 ℃ | | |

表 5-8 化合物信息

| 序号 | 化合物名称 | 英文名称 | 简称 | CAS 号 | 保留时间/min | 定量离子 $m/z$ | 参考离子 $m/z$ |
|---|---|---|---|---|---|---|---|
| 1 | 二十一烷酸(内标) | heneicosanoic acid | C21∶0 | 2363-71-5 | 12.356 | 340 | 297、255 |
| 2 | 二十二烷酸 | behenic acid | C22∶0 | 112-85-6 | 13.596 | 354 | 311、255 |
| 3 | 二十四烷酸 | lignoceric acid | C24∶0 | 557-59-5 | 16.942 | 382 | 339、283 |
| 4 | 二十六烷酸 | hexacosanoic acid | C26∶0 | 506-46-7 | 19.566 | 410 | 311 |

（5）色谱图（见图 5-4）

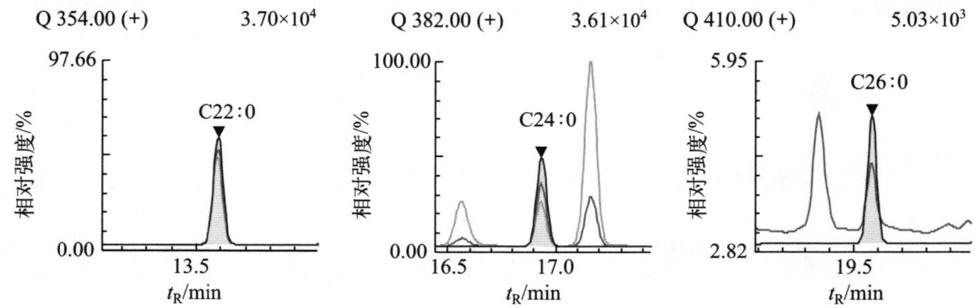


图 5-4 组分质量色谱图（标准曲线最低浓度点）

（6）分析性能

① 线性：内标法制作标准曲线，三种极长链脂肪酸在标准曲线浓度范围内线性相关系数均大于 0.997，见表 5-9。

表 5-9 组分标准曲线线性范围内线性相关系数及检出限

| 序号 | 化合物 | 相关系数($R$) | 检出限/(μmol/L) |
|---|---|---|---|
| 1 | C22∶0 | 0.9998 | 0.015 |
| 2 | C24∶0 | 0.9986 | 0.025 |
| 3 | C26∶0 | 0.9972 | 0.008 |

② 精密度：取 C22∶0、C24∶0 浓度 10 μmol/L、C26∶0 浓度 0.4 μmol/L 的混合标准溶液，连续进样 6 次，峰面积精密度在 1.94%～3.63%之间；取 6 份血浆样品并连续进样，峰面积精密度在 3.39%～4.34%之间。

③ 准确度：向血浆添加低、高浓度标准品作为低、高浓度质控品，每个

样品平行制备 3 份，质控品测定准确度在 83.5%～86.8%之间。

（7）样品检测结果

样品来源：健康人血浆样品，结果见表 5-10。

**表 5-10 血浆样本中目标组分检测结果**

| 序号 | 含量/(μmol/L) | | |
|---|---|---|---|
| | C22∶0 | C24∶0 | C26∶0 |
| 血浆 1 | 37.92 | 29.20 | 0.41 |
| 血浆 2 | 38.47 | 28.93 | 0.42 |

## 参考文献

[1] Sun M, Wu W, Liu Z, et al. Microbiota metabolite short chain fatty acids, GPCR, and inflammatory bowel diseases [J]. Gastroenterol,2017,52: 1-8.

[2] Shen B, Hu J J, Song H, et al. Antibiotics exacerbated colitis by affecting the microbiota, treg cells and SCFAs in IL10-deficientmice [J]. Biomed Pharmacother, 2019, 114: 108849.

[3] 薛长勇，张新胜．中链脂肪酸与脂代谢[J]. 武警医学，2014,25:7.

# 第6章

# 质谱在氨基酸检测中的应用

## 6.1 引言

氨基酸是生命体的三大营养物质之一，是组成酶和蛋白质的基本单位。自然界的氨基酸种类很多，除常见的20种可组成蛋白质的氨基酸外，还有很多氨基酸同样具有重要的生物学意义。全谱氨基酸在体内是一个平衡状态，这一状态的失衡是众多疾病的诱因或表现形式。全谱氨基酸检测可以作为健康诊断和疾病筛查的重要手段，可以为及早预防疾病、改善身体营养状态和进行营养补充提供参考标准[1]，全谱氨基酸检测通过对人体内42种氨基酸的精确检测，揭示人体内详细的氨基酸代谢状况，从而从不同的代谢路径提示人体的健康状况。不管是神经内分泌系统、氨能量代谢系统还是硫代谢等，各种代谢途径都可以检测到，可对疾病的诊断及研究提供依据[2]。

氨基酸的检测方法主要有衍生化法和非衍生化法。大多数氨基酸不具备生色团，因此无法利用分光光度法直接检测，故需采用化学衍生技术，使之生成在紫外或可见光区有光吸收的化合物，或者采用荧光法检测，其中衍生化法又分为柱前衍生法和柱后衍生法。高效阳离子交换色谱（HPCEC)-柱后三酮衍生光度检测分离测定氨基酸是一种经典的氨基酸分析方法。该方法通过氨基酸在酸性条件下形成阳离子而在阳离子交换柱中分离，分离后的氨基酸用茚三酮衍生而在紫外-可见光检测器下可被检测到。这种经典的测定方法现在仍然广泛应用于分析血浆和其他基质中的游离氨基酸。但是这种分析方法灵敏度不够、样品量大、分析时间长（通常需要60 min)。柱前衍生反相高效液相色谱法（RP-HPLC）分析氨基酸近年来得到了迅速发展。逐渐取代柱后衍生高效阳离子交换色谱，在许多领域中得到了应用，RP-HPLC 要求将氨基酸在柱前转化为适于反相色谱分离并能被灵敏检测的衍生物，柱前衍生的关键在于衍生试剂的选择。目前常用的柱前衍生试剂有邻苯二甲醛（OPA）、异硫氰酸苯酯（PITC）、氯甲酸芴甲酯（FMOC-Cl）及丹酰氯（Dansyl-Cl）[3-4]，衍生后的氨基酸一般键合在 $C_{18}$ 柱上，利用液液分配原理进行分离。

随着现代分析技术的发展，质谱作为高选择性和高灵敏度的检测工具，在对氨基酸的检测中提供了新的思路。iTRAQ 试剂衍生、同位素内标标记、液相色谱串联质谱检测氨基酸技术，可以做到 15 min 检测 45 种氨基酸。相对于现行的其他设备，可极大提高工作效率，大大提升检测的灵敏度[5]。同时，随着技术的进步，氨基酸直接分析法也被大量应用于临床样品的分析。

## 6.2 检测案例

### 6.2.1 柱前衍生法检测人血清中全谱氨基酸

（1）标准溶液制备

取氨基酸标准储备液，用 50% 甲醇作溶剂逐级稀释为 0.5 μmol/L、1 μmol/L、2.5 μmol/L、5 μmol/L、10 μmol/L、20 μmol/L、50 μmol/L、100 μmol/L、200 μmol/L、400 μmol/L（犬尿氨酸和 α-氨基己二酸浓度为 0.05 μmol/L、0.1 μmol/L、0.25 μmol/L、0.5 μmol/L、1 μmol/L、2 μmol/L、5 μmol/L、10 μmol/L、20 μmol/L、40 μmol/L）的标准系列工作溶液，实验中也可采用 4%BSA 作为替代血清基质来配制标准系列工作溶液，采用同位素内标的方式绘制校准曲线对定量结果没有太大影响。

（2）衍生化试剂及缓冲液的配制

衍生化试剂为 3mg/mL 的 6-氨基喹啉基-*N*-琥珀酰-亚氨基甲酸酯乙腈溶液，缓冲液为 pH=8.9 左右的硼酸盐缓冲液。

（3）样品前处理

取 20 μL 标准品或血清样品，加入 15 μL 内标工作液，再加入 15 μL 二硫苏糖醇（0.1 mol/L），涡旋混匀静置 15 min；再加入 50 μL 乙腈，混匀后 13000 r/min 离心 10 min；取 10 μL 上清，加入 70 μL 硼酸盐缓冲液，再加入 20 μL 衍生化试剂，涡旋混匀，55 ℃衍生 10 min 后，上样分析。

（4）分析仪器

LCMS-8050 CL 三重四极杆质谱仪。

(5) 分析条件

① 液相色谱条件

| | |
|---|---|
| 色谱柱 | InertSustain AQ-$C_{18}$(100 mm×2.1 mm I.D., 1.9 μm, Shimadzu SGLC) |
| 流动相 | A 相：0.1%甲酸水溶液；B 相：乙腈 |
| 流速 | 0.5 mL/min |
| 柱温 | 45 ℃ |
| 进样量 | 1 μL |
| 自动进样器温度 | 15 ℃ |
| 洗脱方式 | 梯度洗脱，B 相初始浓度为 2%，时间程序见表 6-1 |

**表 6-1 梯度洗脱时间程序**

| 时间/min | 模块 | 控制 | 值/% |
|---|---|---|---|
| 4.00 | 泵 | B 泵浓度 | 5 |
| 10.00 | 泵 | B 泵浓度 | 22.5 |
| 11.00 | 泵 | B 泵浓度 | 25 |
| 11.50 | 泵 | B 泵浓度 | 95 |
| 12.00 | 泵 | B 泵浓度 | 95 |
| 12.10 | 泵 | B 泵浓度 | 2 |
| 15.00 | 控制器 | 停止 | |

② 质谱条件

| | | | |
|---|---|---|---|
| 离子源 | ESI(+) | 接口电压 | 1.0 kV |
| 雾化气流速 | 3 L/min | 加热模块温度 | 400 ℃ |
| DL 温度 | 250 ℃ | 扫描模式 | 多反应监测(MRM) |
| 接口温度 | 300 ℃ | 干燥气流速 | 10.0 L/min |
| MRM 参数 | 见表 6-2 | 加热气流速 | 10.0 L/min |

**表 6-2 MRM 参数**

| 化合物 | 英文简称 | CAS 号 | 前体离子 $m/z$ | 产物离子 $m/z$ | Q1 Pre Bias/V | CE/V | Q3 Pre Bias/V |
|---|---|---|---|---|---|---|---|
| 肌氨酸 | Sar | 107-97-1 | 260.1 | 171.1 | −19 | −15 | −16 |
| β-丙氨酸 | b-Ala | 107-95-9 | 260.1 | 171.1 | −19 | −15 | −16 |
| 丙氨酸 | Ala | 338-69-2 | 260.1 | 171.1 | −19 | −15 | −16 |
| 丙氨酸内标 | Ala-IS | — | 264.1 | 171.1 | −19 | −19 | −16 |
| 丝氨酸 | Ser | 302-84-1 | 276.1 | 171.2 | −19 | −19 | −16 |
| 脯氨酸 | Pro | 609-36-9 | 286.1 | 171.1 | −21 | −13 | −16 |
| 脯氨酸内标 | Pro-IS | — | 291.1 | 171.2 | −21 | −21 | −16 |
| 缬氨酸 | Val | 7004/3/7 | 288.2 | 171.0 | −21 | −13 | −16 |

续表

| 化合物 | 英文简称 | CAS号 | 前体离子 m/z | 产物离子 m/z | Q1 Pre Bias/V | CE/V | Q3 Pre Bias/V |
|---|---|---|---|---|---|---|---|
| 缬氨酸内标 | Val-IS | — | 296.2 | 171.0 | −15 | −21 | −16 |
| 苏氨酸 | Thr | 72-19-5 | 290.2 | 171.1 | −20 | −26 | −16 |
| 羟基脯氨酸 | Hyp | 51-35-4 | 302.1 | 171.2 | −22 | −22 | −16 |
| 异亮氨酸 | Ile | 73-32-5 | 302.1 | 171.2 | −22 | −11 | −16 |
| 亮氨酸 | Leu | 3588-60-1 | 302.1 | 171.2 | −22 | −11 | −16 |
| 亮氨酸内标 | Leu-IS | — | 305.1 | 171.2 | −22 | −22 | −16 |
| 天冬酰胺 | Asn | 132388-64-8 | 303.1 | 171.1 | −22 | −21 | −16 |
| 谷氨酸 | Glu | 56-86-0 | 318.1 | 171.0 | −17 | −23 | −16 |
| 蛋氨酸 | Met | 63-68-3 | 320.1 | 171.2 | −17 | −15 | −17 |
| 蛋氨酸内标 | Met-IS | — | 323.1 | 171.2 | −17 | −22 | −17 |
| 组氨酸 | His | 71-00-1 | 326.1 | 156.0 | −23 | −12 | −26 |
| 苯丙氨酸 | Phe | 673-31-4 | 336.1 | 171.0 | −18 | −13 | −17 |
| 苯丙氨酸内标 | Phe-IS | — | 342.1 | 171.2 | −25 | −22 | −17 |
| 瓜氨酸 | Cit | 372-75-8 | 346.1 | 171.2 | −26 | −23 | −17 |
| 瓜氨酸内标 | Cit-IS | — | 348.1 | 171.0 | −26 | −23 | −17 |
| 酪氨酸 | Tyr | 70642-86-3 | 352.1 | 171.2 | −26 | −15 | −17 |
| 酪氨酸内标 | Tyr-IS | — | 358.0 | 171.2 | −25 | −24 | −15 |
| 乙醇胺 | Etn | 141-43-5 | 232.1 | 171.2 | −17 | −20 | −17 |
| 赖氨酸 | Lys | 56-87-1 | 244.1 | 171.2 | −30 | −21 | −16 |
| 羟基赖氨酸 | Hyl | 13204-98-3 | 252.1 | 171.2 | −30 | −21 | −10 |
| γ-氨基丁酸 | GABA | 56-12-2 | 274.1 | 171.1 | −20 | −15 | −16 |
| β-氨基异丁酸 | b-Aiba | 541-48-0 | 274.1 | 171.1 | −20 | −15 | −16 |
| α-氨基正丁酸 | a-ABA | 2835-81-6 | 274.1 | 171.1 | −20 | −13 | −16 |
| 高丝氨酸 | Hse | 672-15-1 | 289.6 | 171.1 | −20 | −25 | −17 |
| 牛磺酸 | Tau | 107-35-7 | 296.2 | 171.2 | −15 | −20 | −16 |
| 哌啶酸 | Pip | 56-12-2 | 300.0 | 171.2 | −21 | −22 | −28 |
| 天冬氨酸 | Asp | 6899-03-2 | 304.1 | 171.1 | −21 | −22 | −16 |
| 谷氨酰胺 | Gln | 61348-28-5 | 317.1 | 171.2 | −23 | −25 | −16 |
| α-氨基己二酸 | Aad | 542-32-5 | 332.1 | 171.0 | −17 | −25 | −29 |
| 3-甲基组氨酸 | 3MHis | 368-16-1 | 340.1 | 171.2 | −24 | −18 | −16 |
| 1-甲基组氨酸 | 1MHis | 368-16-1 | 340.1 | 171.2 | −24 | −18 | −16 |
| 精氨酸 | Arg | 74-79-3 | 345.1 | 171.2 | −18 | −25 | −17 |
| 精氨酸内标 | Arg-IS | — | 350.1 | 171.1 | −18 | −25 | −17 |
| 色氨酸 | Trp | 5241-64-5 | 375.1 | 171.0 | −26 | −15 | −16 |

续表

| 化合物 | 英文简称 | CAS号 | 前体离子 m/z | 产物离子 m/z | Q1 Pre Bias/V | CE/V | Q3 Pre Bias/V |
|---|---|---|---|---|---|---|---|
| 犬尿氨酸 | Kyn | 13441-51-5 | 379.1 | 171.1 | −20 | −29 | −28 |
| 肌肽 | Car | 305-84-0 | 397.1 | 227.0 | −20 | −15 | −23 |
| 甘氨酸 | Gly | 56-40-6 | 246.1 | 171.1 | −18 | −20 | −16 |
| 甘氨酸内标 | Gly-IS | — | 249.1 | 171.0 | −18 | −20 | −16 |
| 半胱氨酸 | Cys | 52-90-4 | 292.1 | 171.2 | −11 | −19 | −17 |
| 同型半胱氨酸 | Hcy | 454-29-5 | 306.1 | 171.1 | −16 | −21 | −16 |
| 鹅肌肽 | Ans | 584-85-0 | 411.2 | 241.1 | −16 | −19 | −24 |
| 胱硫醚 | Cysthi | 56-88-2 | 282.1 | 171.1 | −20 | −33 | −16 |
| 肌酸酐 | Creatinine | 60-27-5 | 226.6 | 171.1 | −26 | −17 | −10 |
| 鸟氨酸 | Orn | 70-26-8 | 237.1 | 171.1 | −15 | −25 | −15 |
| 鸟氨酸内标 | Orn-IS | — | 240.1 | 171.1 | −15 | −25 | −15 |

（6）MRM色谱图（见图6-1）

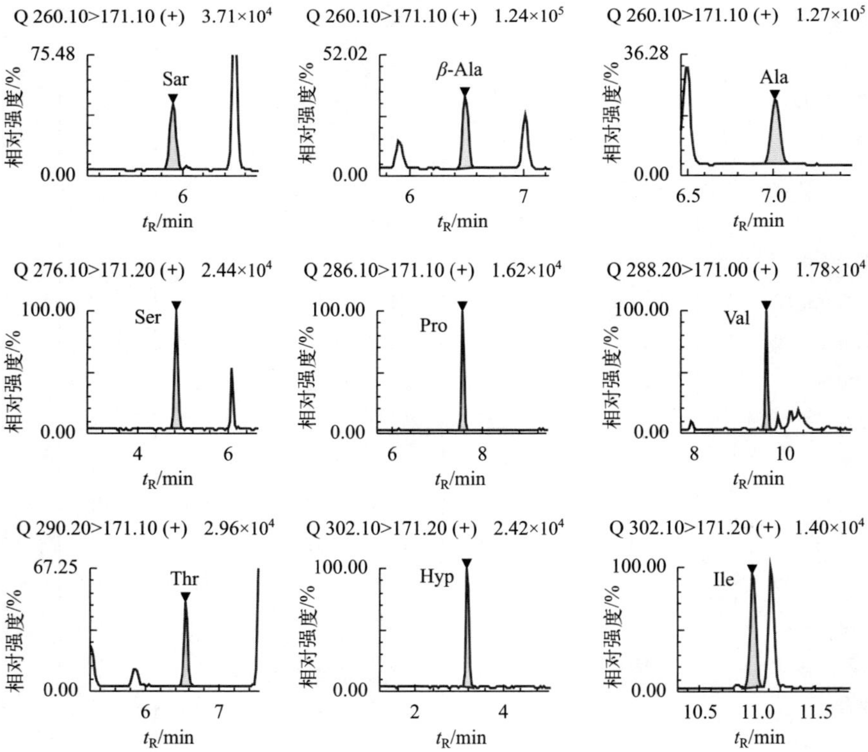

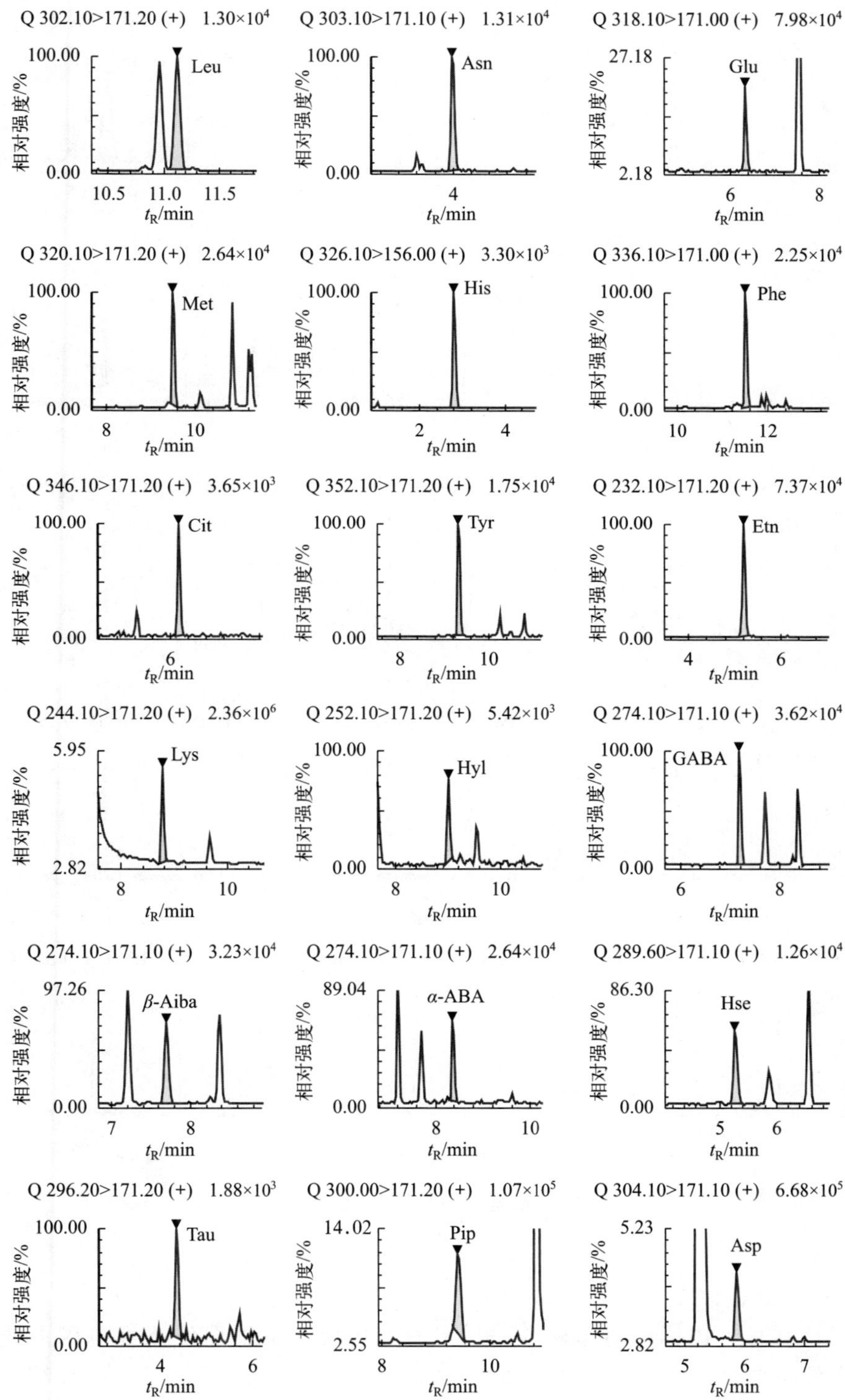
Q 302.10>171.20 (+) 1.30×10⁴
Leu
Q 303.10>171.10 (+) 1.31×10⁴
Asn
Q 318.10>171.00 (+) 7.98×10⁴
Glu
Q 320.10>171.20 (+) 2.64×10⁴
Met
Q 326.10>156.00 (+) 3.30×10³
His
Q 336.10>171.00 (+) 2.25×10⁴
Phe
Q 346.10>171.20 (+) 3.65×10³
Cit
Q 352.10>171.20 (+) 1.75×10⁴
Tyr
Q 232.10>171.20 (+) 7.37×10⁴
Etn
Q 244.10>171.20 (+) 2.36×10⁶
Lys
Q 252.10>171.20 (+) 5.42×10³
Hyl
Q 274.10>171.10 (+) 3.62×10⁴
GABA
Q 274.10>171.10 (+) 3.23×10⁴
β-Aiba
Q 274.10>171.10 (+) 2.64×10⁴
α-ABA
Q 289.60>171.10 (+) 1.26×10⁴
Hse
Q 296.20>171.20 (+) 1.88×10³
Tau
Q 300.00>171.20 (+) 1.07×10⁵
Pip
Q 304.10>171.10 (+) 6.68×10⁵
Asp
相对强度/%
tR/min

图 6-1

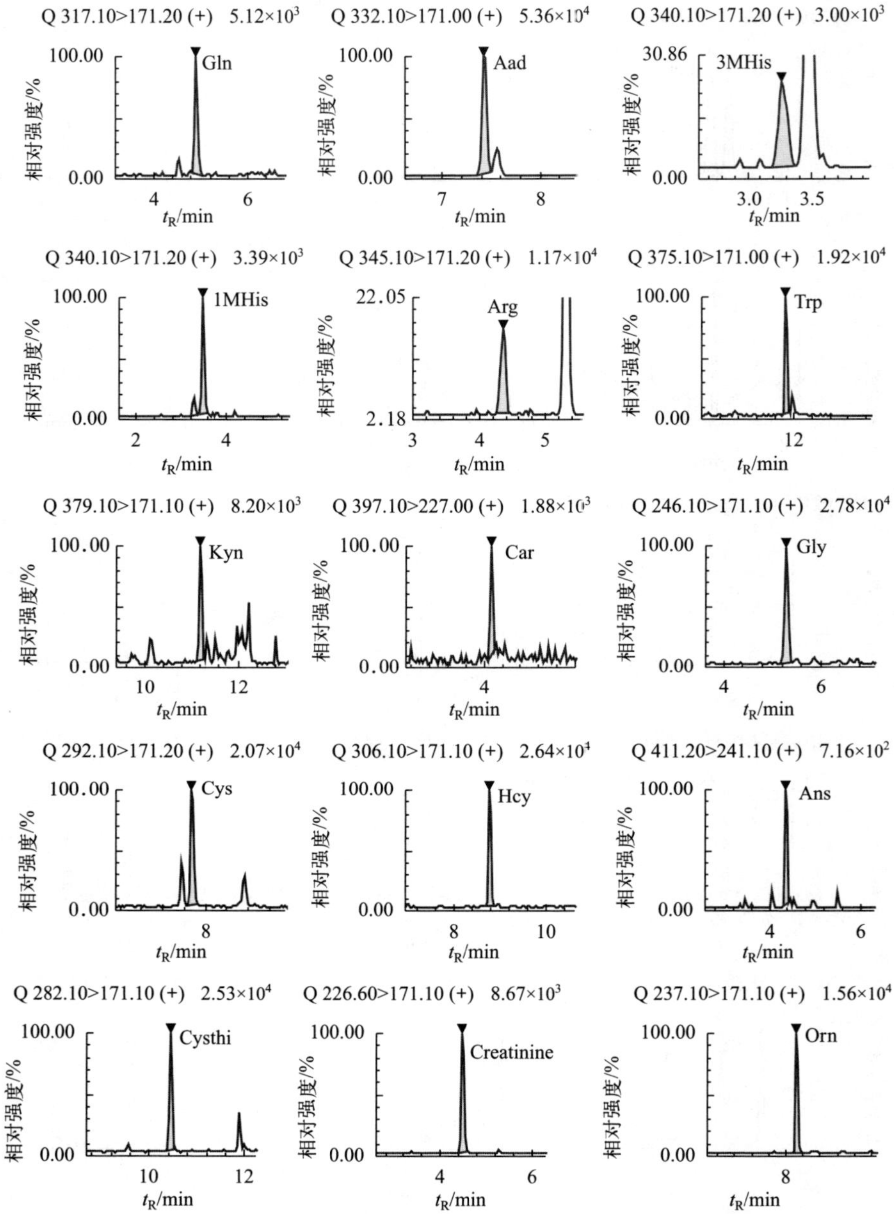


**图 6-1 标准曲线最低点 MRM 色谱图**

图中“Q”表示定量离子对

（7）分析性能

① 线性：内标法制作标准曲线，所有物质在标准曲线浓度范围内线性相关系数均大于 0.993，准确度在 85.0%～111.7%之间，标准曲线结果见表 6-3。

表 6-3 标准曲线结果

| 化合物 | 线性范围/(μmol/L) | 相关系数 | 准确度/% |
|---|---|---|---|
| Sar | 0.5～400 | 0.998 | 95.7～107.9 |
| b-Ala | 0.5～100 | 0.997 | 89.4～108.9 |
| Ala | 0.5～400 | 0.998 | 95.6～105.7 |
| Ser | 1～400 | 0.998 | 93.3～109.9 |
| Pro | 0.5～400 | 0.999 | 95.4～102.5 |
| Val | 0.5～400 | 0.999 | 96.1～105.2 |
| Thr | 0.5～400 | 0.998 | 90.7～106.7 |
| Hyp | 1～400 | 0.998 | 92.1～105.7 |
| Ile | 0.5～400 | 0.999 | 95.8～103.2 |
| Leu | 0.5～400 | 0.999 | 95.9～105.8 |
| Asn | 1～400 | 0.998 | 90.7～105.5 |
| Glu | 0.5～400 | 0.999 | 93.8～104.5 |
| Met | 0.5～400 | 0.998 | 95.4～104.8 |
| His | 5～400 | 0.997 | 92.5～108.2 |
| Phe | 0.5～400 | 0.999 | 94.3～105.0 |
| Cit | 0.5～200 | 0.998 | 91.0～108.2 |
| Tyr | 0.5～400 | 0.999 | 94.0～105.0 |
| Etn | 0.5～100 | 0.995 | 86.1～110.8 |
| Lys | 2.5～400 | 0.997 | 91.2～113.1 |
| Hyl | 0.5～200 | 0.997 | 90.5～108.0 |
| GABA | 0.5～100 | 0.995 | 85.0～111.4 |
| b-Aiba | 0.5～100 | 0.998 | 90.7～105.1 |
| a-ABA | 0.5～400 | 0.999 | 95.7～105.1 |
| Hse | 0.5～200 | 0.997 | 89.6～110.8 |
| Tau | 0.5～400 | 0.998 | 94.8～111.7 |
| Pip | 1～100 | 0.995 | 86.0～108.5 |
| Asp | 0.5～400 | 0.999 | 95.3～106.8 |
| Gln | 0.5～400 | 0.997 | 93.1～111.6 |
| Aad | 0.25～10 | 0.993 | 86.0～109.5 |
| 3MHis | 5～200 | 0.998 | 97.1～105.2 |
| 1MHis | 5～200 | 0.997 | 95.1～108.6 |
| Arg | 2.5～400 | 0.996 | 88.1～109.4 |
| Trp | 0.5～400 | 0.998 | 94.0～110.8 |

续表

| 化合物 | 线性范围/(μmol/L) | 相关系数 | 准确度/% |
|---|---|---|---|
| Kyn | 0.5～10 | 0.999 | 96.9～104.0 |
| Car | 2.5～100 | 0.998 | 92.8～105.8 |
| Gly | 0.5～400 | 0.997 | 88.5～109.2 |
| Cys | 0.5～200 | 0.998 | 92.1～104.9 |
| Hcy | 0.5～100 | 0.997 | 90.7～110.8 |
| Ans | 0.5～100 | 0.997 | 90.8～111.2 |
| Cysthi | 0.5～100 | 0.997 | 87.3～110.3 |
| Creatinine | 2.5～400 | 0.997 | 90.2～111.9 |
| Orn | 0.5～400 | 0.996 | 88.1～109.5 |

② 精密度：分别对低、中、高三个浓度的正常人血清基质加标样（质控品）进行 6 次重复测定，保留时间和峰面积的相对标准偏差（RSD）分别在 0.04%～1.26%和 0.59%～8.47%之间。

③ 准确度：人血清样品中分别添加两个不同浓度的标准溶液，每个浓度的加标样品平行处理三份，两个不同浓度加标回收率在 76.5%～119.4%之间，平行处理三次的相对标准偏差在 0.60%～8.70%之间。

## 6.2.2 非衍生化法检测血清和尿液中氨基酸

（1）标准溶液制备

用纯水配制 20 种氨基酸的标准曲线：浓度分别为 0.05 nmol/mL、0.1 nmol/mL、0.5 nmol/mL、1.0 nmol/mL、5.0 nmol/mL、10.0 nmol/mL。

（2）样品前处理

取 500 μL 血清或尿液样品，在室温下离心 1 min（13000 r/min），吸取 100 μL 离心后上清液到新的离心管中，然后加入 300 μL 有机溶剂（乙腈/甲醇=1/1），涡旋使充分混匀，室温下离心 15 min（13000 r/min），精确吸取上清液 50 μL，加入 950 μL 水，涡旋混匀，上机分析。

（3）分析仪器

LCMS-8060 三重四极杆质谱仪。

（4）分析条件

① 液相色谱条件

| 色谱柱 | Discovery HS F5-3（2.1 mm I.D. ×150 mm，3.0 μm） |
|---|---|
| 流动相 | A 相：0.1%甲酸水溶液；B 相：0.1%甲酸乙腈溶液 |

| | |
|---|---|
| 流速 | 0.35 mL/min |
| 柱温 | 40 ℃ |
| 进样量 | 1 μL |
| 自动进样器温度 | 15 ℃ |
| 洗脱方式 | 梯度洗脱，B相初始浓度为0%，时间程序见表6-4 |

**表 6-4 梯度洗脱时间程序**

| 时间/min | 模块 | 控制 | 值/% |
|---|---|---|---|
| 1.40 | 泵 | B泵浓度 | 0 |
| 3.50 | 泵 | B泵浓度 | 25 |
| 7.50 | 泵 | B泵浓度 | 35 |
| 7.60 | 泵 | B泵浓度 | 95 |
| 10.00 | 泵 | B泵浓度 | 95 |
| 10.10 | 泵 | B泵浓度 | 0 |
| 14.00 | 控制器 | 停止 | |

② 质谱条件

| | | | |
|---|---|---|---|
| 离子源 | ESI(+) | 接口电压 | +4.5 kV |
| 雾化气流速 | 3 L/min | 加热模块温度 | 400 ℃ |
| DL 温度 | 300 ℃ | 扫描模式 | 多反应监测(MRM) |
| 接口温度 | 400 ℃ | 干燥气流速 | 10.0 L/min |
| MRM 参数 | 见表6-5 | 加热气流速 | 10.0 L/min |

**表 6-5 MRM 参数**

| 化合物 | 英文名称 | CAS号 | 前体离子 $m/z$ | 产物离子 $m/z$ | Q1 Pre Bias/V | CE/V | Q3 Pre Bias/V |
|---|---|---|---|---|---|---|---|
| 胱氨酸 | cysteine | 56-89-3 | 241.0 | 152.0① | −11 | −14 | −30 |
| | | | | 74.0 | −11 | −28 | −30 |
| 天冬酰胺 | asparagine | 70-47-3 | 133.0 | 74.1① | −15 | −17 | −29 |
| | | | | 87.1 | −16 | −11 | −17 |
| 丝氨酸 | serine | 302-84-1 | 106.1 | 60.1① | −10 | −13 | −24 |
| | | | | 42.1 | −10 | −24 | −16 |
| 天冬氨酸 | aspatic acid | 6899-3-2 | 134.0 | 74.1① | −10 | −16 | −30 |
| | | | | 88.0 | −10 | −12 | −17 |
| 甘氨酸 | glycine | 56-40-6 | 76.1 | 30.1① | −10 | −14 | −27 |
| | | | | 31.0 | −11 | −30 | −30 |

续表

| 化合物 | 英文名称 | CAS号 | 前体离子 $m/z$ | 产物离子 $m/z$ | Q1 Pre Bias/V | CE/V | Q3 Pre Bias/V |
|---|---|---|---|---|---|---|---|
| 谷氨酰胺 | glutamine | 56-85-9 | 147.1 | 84.0① | −10 | −19 | −16 |
| | | | | 130.0 | −10 | −14 | −24 |
| 苏氨酸 | threonine | 72-19-5 | 120.1 | 74.1① | −11 | −13 | −28 |
| | | | | 56.1 | −10 | −16 | −22 |
| 丙氨酸 | alanine | 56-41-7 | 90.0 | 44.1① | −16 | −13 | −16 |
| | | | | 42.9 | −16 | −12 | −27 |
| 谷氨酸 | glutamic acid | 56-86-0 | 148.0 | 84.1① | −10 | −17 | −16 |
| | | | | 130.0 | −10 | −14 | −27 |
| 赖氨酸 | lysine | 56-87-1 | 147.1 | 84.1① | −10 | −18 | −15 |
| | | | | 130.1 | −10 | −15 | −25 |
| 脯氨酸 | proline | 147-85-3 | 116.1 | 84.1① | −10 | −17 | −26 |
| | | | | 130.1 | −13 | −17 | −10 |
| 组氨酸 | histidine | 71-00-1 | 156.1 | 110.1① | −10 | −15 | −20 |
| | | | | 83.1 | −10 | −26 | −30 |
| 精氨酸 | arginine | 74-79-3 | 175.1 | 70.0① | −12 | −24 | −25 |
| | | | | 60.1 | −10 | −15 | −25 |
| 缬氨酸 | valine | 72-18-4 | 118.1 | 72.1① | −10 | −12 | −28 |
| | | | | 55.0 | −10 | −23 | −20 |
| 甲硫氨酸 | methionine | 63-68-3 | 150.0 | 56.1① | −10 | −18 | −22 |
| | | | | 61.0 | −10 | −25 | −24 |
| 酪氨酸 | tyrosine | 60-18-4 | 182.1 | 91.1① | −10 | −29 | −17 |
| | | | | 136.1 | −10 | −14 | −27 |
| 异亮氨酸 | isoleucine | 73-32-5 | 132.1 | 86.1① | −16 | −12 | −15 |
| | | | | 69.1 | −15 | −19 | −27 |
| 亮氨酸 | leucine | 61-90-5 | 132.1 | 86.1① | −17 | −12 | −16 |
| | | | | 30.1 | −14 | −18 | −30 |
| 苯丙氨酸 | phenylalanine | 63-91-2 | 166.0 | 120.1① | −20 | −16 | −20 |
| | | | | 103.1 | −11 | −27 | −19 |
| 色氨酸 | tryptophan | 54-12-6 | 205.1 | 188.1① | −10 | −11 | −20 |
| | | | | 146.1 | −10 | −18 | −29 |

① 表示定量离子。

(5) 色谱图（见图 6-2）

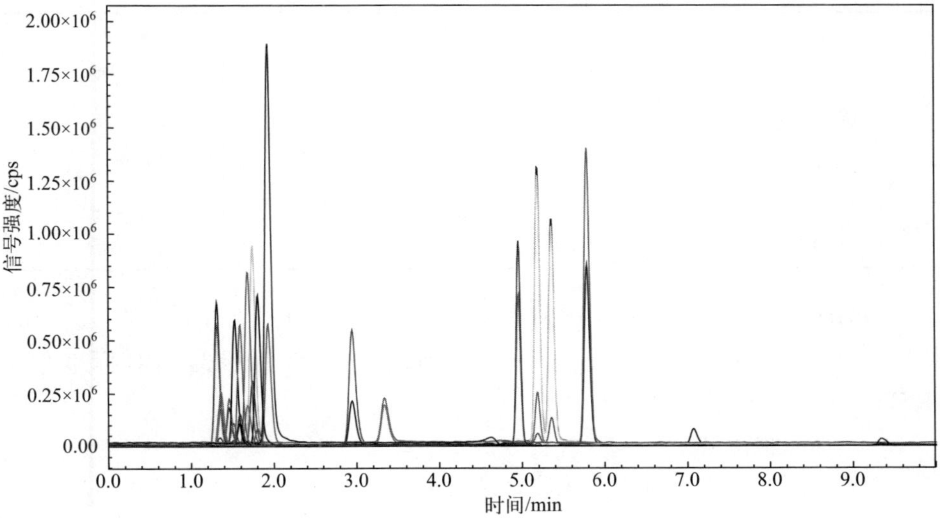


**图 6-2　20 种氨基酸标准品色谱图（1.0 nmol/mL）**

（6）分析性能

① 线性：外标法制作标准曲线，所有物质在标准曲线浓度范围内线性相关系数均大于 0.995，准确度在 85.0%～111.7%之间，见表 6-6。

**表 6-6　20 种氨基酸标准曲线**

| 名称 | 相关系数 $R$ | 线性范围/(nmol/mL) | 准确度/% |
|---|---|---|---|
| 胱氨酸 | 0.9995 | 0.05～10 | 96.9～104.2 |
| 天冬酰胺 | 0.9982 | 0.05～10 | 92.6～106.4 |
| 丝氨酸 | 0.9983 | 0.05～10 | 90.6～104.4 |
| 天冬氨酸 | 0.9991 | 0.05～10 | 94.8～105.3 |
| 甘氨酸 | 0.9947 | 0.10～10 | 85.6～111.8 |
| 谷氨酰胺 | 0.9998 | 0.05～10 | 98.0～102.1 |
| 苏氨酸 | 0.9997 | 0.05～10 | 97.8～101.6 |
| 丙氨酸 | 0.9994 | 0.05～10 | 96.9～105.4 |
| 谷氨酸 | 0.9993 | 0.05～10 | 97.1～105.9 |
| 赖氨酸 | 0.9999 | 0.05～10 | 98.8～101.2 |
| 脯氨酸 | 0.9994 | 0.05～10 | 96.4～103.4 |
| 组氨酸 | 0.9986 | 0.05～10 | 96.3～105.3 |
| 精氨酸 | 0.9994 | 0.05～10 | 95.7～104.0 |
| 缬氨酸 | 0.9998 | 0.05～10 | 97.8～101.1 |
| 甲硫氨酸 | 0.9990 | 0.05～10 | 94.3～104.3 |

续表

| 名称 | 相关系数 $R$ | 线性范围/(nmol/mL) | 准确度/% |
| --- | --- | --- | --- |
| 酪氨酸 | 0.9996 | 0.05～10 | 97.9～104.2 |
| 异亮氨酸 | 0.9997 | 0.05～10 | 98.5～103.1 |
| 亮氨酸 | 0.9992 | 0.05～10 | 93.9～103.0 |
| 苯丙氨酸 | 0.9970 | 0.05～10 | 88.4～106.1 |
| 色氨酸 | 0.9989 | 0.05～10 | 99.3～107.1 |

② 精密度：浓度分别为 LQC 0.15 nmol/mL，MQC 0.8 nmol/mL，HQC 8.0 nmol/mL，每个浓度质控样平行配制 6 份，峰面积的相对标准偏差（RSD）均小于 4.72%。

（7）样品检测结果

样品来源：健康人血清与尿液，结果见表 6-7。

**表 6-7　血清和尿液样本中 20 种氨基酸含量**　单位：nmol/mL

| 名称 | 血清 1 | 血清 2 | 血清 3 | 血清 4 | 血清 5 | 尿液 1 | 尿液 2 | 尿液 3 | 尿液 4 | 尿液 5 |
| --- | --- | --- | --- | --- | --- | --- | --- | --- | --- | --- |
| 胱氨酸 | 25.6 | 32.3 | 32.9 | 20.5 | 24.2 | 36.2 | 129.2 | 25.8 | 36.1 | 31.1 |
| 天冬酰胺 | 54.7 | 42.2 | 51.8 | 55.9 | 43.0 | 39.8 | 92.7 | 74.5 | 68.3 | 20.8 |
| 丝氨酸 | 144.7 | 134.0 | 133.1 | 168.8 | 140.7 | 113.9 | 365.4 | 222.5 | 205.2 | 92.7 |
| 天冬氨酸 | 39.1 | 27.2 | 29.7 | 26.3 | 27.6 | 5.1 | 9.1 | 8.9 | 8.4 | 4.4 |
| 甘氨酸 | 281.7 | 259.9 | 261.0 | 304.7 | 299.2 | 312.6 | 770.6 | 961.1 | 612.5 | 221.6 |
| 谷氨酰胺 | 511.5 | 453.3 | 445.9 | 664.1 | 572.5 | 265.7 | 812.6 | 367.9 | 520.1 | 210.1 |
| 苏氨酸 | 85.6 | 69.8 | 96.0 | 118.2 | 99.7 | 69.8 | 312.7 | 113.5 | 103.6 | 54.3 |
| 丙氨酸 | 458.2 | 220.3 | 329.2 | 330.1 | 387.7 | 120.4 | 523.2 | 126.1 | 158.8 | 112.8 |
| 谷氨酸 | 119.9 | 46.4 | 104.7 | 61.9 | 49.0 | 3.2 | 13.1 | 6.1 | 7.6 | 3.0 |
| 赖氨酸 | 165.8 | 140.5 | 161.4 | 136.5 | 97.2 | 127.5 | 769.6 | 100.3 | 149.2 | 104.2 |
| 脯氨酸 | 216.7 | 109.9 | 156.9 | 194.5 | 191.6 | 2.4 | 23.4 | 3.7 | 4.8 | 2.5 |
| 组氨酸 | 89.9 | 70.7 | 68.7 | 78.3 | 65.1 | 390.7 | 1641.4 | 629.7 | 697.7 | 323.0 |
| 精氨酸 | 49.7 | 68.5 | 37.1 | 80.0 | 67.4 | 9.0 | 66.2 | 12.3 | 17.1 | 8.0 |
| 缬氨酸 | 295.4 | 198.4 | 226.9 | 227.5 | 178.2 | 16.5 | 76.5 | 21.5 | 33.1 | 16.5 |
| 甲硫氨酸 | 30.2 | 24.9 | 27.9 | 35.2 | 24.7 | 8.1 | 39.5 | 11.7 | 11.5 | 4.1 |
| 酪氨酸 | 91.2 | 56.6 | 59.5 | 76.8 | 64.5 | 57.3 | 135.6 | 51.8 | 57.5 | 29.8 |
| 异亮氨酸 | 100.1 | 55.9 | 58.8 | 85.2 | 58.3 | 5.6 | 39.2 | 11.9 | 16.9 | 5.3 |
| 亮氨酸 | 189.1 | 130.8 | 142.1 | 149.2 | 113.9 | 16.8 | 107.0 | 24.8 | 35.8 | 11.0 |
| 苯丙氨酸 | 114.2 | 84.9 | 81.9 | 72.0 | 87.5 | 30.8 | 109.9 | 31.7 | 52.6 | 18.5 |
| 色氨酸 | 588.1 | 517.0 | 515.9 | 490.7 | 486.6 | 338.3 | 953.0 | 294.1 | 484.6 | 197.8 |

## 参考文献


[1] Piraud M, Vianey-Saban C, Petritis K. ESI-MS/MS analysis of underivatised amino acids: A new tool for the diagnosis of inherited disorders of amino acid metabolism. Fragmentation study of 79 molecules of biological interest inpositive and negative ionisation model[J]. Rapid Commun Mass Spectrom,2003,17(12): 1297-1311.

[2] 于泓．氨基酸分析方法的研究进展[J]. 分析化学评述与进展,2005,33(3): 398-404.

[3] Sherwood R A. Amino acid measurement in body fluids using PITC derivatives[J]. Methods Mol Biol, 2000, 159:169-175.

[4] Krok K A, Seaver S S. Realities of automating OPA HPLC amino acid analyses[J]. Biotechniques, 1991, 10:664-670.

[5] Woolfitt A R, Solano M I, Williams T R, et al. Amino acid analysis of peptides using isobaric-tagged isotope dilution LC-MS/MS[J]. Anal Chem,2009,81(10):3979-3985.

# 第 7 章

# 质谱在胆汁酸检测中的应用

## 7.1 引言

胆汁酸（BA）是胆汁的主要有机成分，在肝细胞内由胆固醇逐步衍化而来，由肝脏分泌入胆汁，在脂肪吸收、代谢中起重要作用[1]。胆汁酸由一个含四元环的甾核、一个末端为羧基的 5～8 个碳侧链以及数目和方向不等的羟基组成。其在体内具有重要的生理功能，包括促进脂类的消化吸收、抑制胆固醇在胆汁中析出沉淀等。肝胆疾病引起的肝肠循环障碍，是造成血清胆汁酸水平异常的主要因素，故血清胆汁酸的浓度是衡量肝胆功能是否正常的重要标志。每个人的 BA 水平都随着病理状态的变化而变化。BA 的毒性与其生化特征如临界微粒浓度和疏水性有关，其中单羟基 BA 毒性最大[2]。每一种 BA 都可各自作为配体激活其相应的受体，这些受体包括 TGR5、FXR、PXR、PPARα、CAR、VDR 等[3-5]。因此，单独检测每一种 BA 的体内浓度而不是简单地测定总 BA 含量，对于了解与 BA 相关的生理和病理状态是非常重要的。但是，由于这类物质的生化特征各异同时还存在异构体，且它们在生物样本中的浓度相对较低，所以分离和定量 BA 一直是一项挑战。

对于 BA 的检测方法有循环酶法、气相色谱法（GC）、气相色谱质谱法（GC-MS）、高效液相色谱串联紫外检测器、高效液相色谱串联荧光检测器（HPLC-UV）等；但是循环酶法只能测定总 BA 的水平，而无法测定不同 BA 之间的差异[6]；HPLC-UV 在复杂生物样本中灵敏度和特异性不足[7]，且使用荧光检测器需要复杂的衍生化技术，因此无法进行推广。对于快速、灵敏的检测方法的迫切需求推动了简便、高灵敏、特异的 HPLC 串联质谱（LC-MS）

法检测生物体液中 BA 方法的建立。已有大量的基于电喷雾电离质谱（ESI-MS）的方法被建立并用于对生物体中 BA 的分析。这些方法的建立对于研究生物体系中各类 BA 的作用提供了更多有价值的数据。

## 7.2 检测案例

下面以血清中 17 种胆汁酸检测为例介绍质谱检测方法。

（1）标准溶液制备

取 17 种胆汁酸混标母液，用初始流动相逐步稀释成系列浓度的标准工作液。内标溶液使用初始流动相配制成内标工作液。取 100 μL 标准溶液，加入 10 μL 内标，涡旋混匀，进样 10 μL。

（2）标准品、样品前处理

取 100 μL 血清样本，加入 300 μL 乙腈（内含 10 μL 内标），涡旋均匀，13000 r/min 离心 5 min，取 300 μL 上清液，60 ℃氮气吹干，用 100 μL 初始流动相复溶，振荡均匀后，转瓶进样 10 μL。

（3）分析仪器

LCMS-8050 CL 三重四极杆质谱仪。

（4）分析条件

① 液相色谱条件

色谱柱　Shim-pack Velox SP-C18（2.1 mm I.D. ×100 mm，1.8 μm）

流动相　A 相：5 mmol/L 乙酸铵水溶液；B 相：甲醇：乙腈=1：1

流速　0.5 mL/min

柱温　60 ℃

进样量　10 μL

洗脱方式　梯度洗脱，B 相初始浓度为 35%，时间程序见表 7-1

表 7-1　梯度洗脱时间程序

| 时间/min | 模块 | 控制 | 值 |
|---|---|---|---|
| 2.00 | 泵 | B 泵浓度 | 40% |
| 2.50 | 泵 | B 泵浓度 | 45% |
| 3.50 | 泵 | B 泵浓度 | 50% |
| 4.60 | 泵 | B 泵浓度 | 55% |
| 5.70 | 泵 | B 泵浓度 | 55% |
| 5.80 | 泵 | B 泵浓度 | 70% |
| 7.50 | 泵 | B 泵浓度 | 70% |

续表

| 时间/min | 模块 | 控制 | 值 |
|---|---|---|---|
| 7.50 | 泵 | 总流速 | 0.5 mL/min |
| 7.51 | 泵 | B泵浓度 | 95% |
| 7.51 | 泵 | 总流速 | 0.8 mL/min |
| 8.50 | 泵 | B泵浓度 | 95% |
| 8.50 | 泵 | 总流速 | 0.8 mL/min |
| 8.51 | 泵 | B泵浓度 | 35% |
| 8.51 | 泵 | 总流速 | 0.5 mL/min |
| 10.00 | 控制器 | 停止 | |

② 质谱条件

| | | | |
|---|---|---|---|
| 分析仪器 | LCMS-8050 CL | DL温度 | 300 ℃ |
| 离子源 | ESI（—） | 加热模块温度 | 500 ℃ |
| 雾化气流速 | 3.0 L/min | 干燥气流速 | 10.0 L/min |
| 加热气流速 | 10.0 L/min | 扫描模式 | 多反应监测(MRM) |
| 接口温度 | 400 ℃ | MRM参数 | 见表7-2 |

**表7-2 MRM参数**

| 化合物 | 英文简称 | CAS号 | 前体离子 $m/z$ | 产物离子 $m/z$ | Q1 Pre Bias/V | CE/V | Q3 Pre Bias/V |
|---|---|---|---|---|---|---|---|
| 石胆酸 | LCA | 434-13-9 | 375.1 | 375.1 | 11 | 21 | 16 |
| 脱氧胆酸 | DCA | 83-44-3 | 391.2 | 391.1 | 15 | 38 | 18 |
| 鹅脱氧胆酸 | CDCA | 474-25-9 | 391.2 | 391.1 | 15 | 40 | 18 |
| 熊脱氧胆酸 | UDCA | 128-13-2 | 391.2 | 391.1 | 12 | 21 | 18 |
| 胆酸 | CA | 81-25-4 | 407.2 | 407.1 | 12 | 39 | 18 |
| 甘氨石胆酸 | GLCA | 475-31-0 | 432.3 | 74.1 | 18 | 39 | 15 |
| 甘氨脱氧胆酸 | GDCA | 360-65-6 | 448.2 | 74.1 | 11 | 28 | 15 |
| 甘氨鹅脱氧胆酸 | GCDCA | 640-79-9 | 448.2 | 74.1 | 11 | 20 | 15 |
| 甘氨熊脱氧胆酸 | GUDCA | 64480-66-6 | 448.2 | 74.1 | 11 | 37 | 15 |
| 甘氨猪脱氧胆酸 | GHDCA | 13042-33-6 | 448.2 | 74.1 | 11 | 37 | 15 |
| 甘氨胆酸 | GCA | 475-31-0 | 464.3 | 74.1 | 11 | 41 | 15 |
| 牛黄石胆酸 | TLCA | 6042-32-6 | 482.2 | 124.0 | 11 | 52 | 11 |
| 牛黄脱氧胆酸 | TDCA | 14605-22-2 | 498.2 | 80.0 | 12 | 84 | 27 |
| 牛黄鹅脱氧胆酸 | TCDCA | 516-35-8 | 498.3 | 79.9 | 19 | 76 | 28 |
| 牛黄熊脱氧胆酸 | TUDCA | 14605-22-2 | 498.3 | 79.9 | 12 | 74 | 28 |
| 牛黄猪脱氧胆酸 | THDCA | 2958/4/5 | 498.2 | 79.9 | 19 | 76 | 16 |

续表

| 化合物 | 英文简称 | CAS 号 | 前体离子 $m/z$ | 产物离子 $m/z$ | Q1 Pre Bias/V | CE/V | Q3 Pre Bias/V |
|---|---|---|---|---|---|---|---|
| 牛黄胆酸 | TCA | 32747-07-2 | 514.2 | 80.0 | 20 | 78 | 17 |
| 石胆酸-$D_4$ | LCA-$D_4$ | — | 379.1 | 379.1 | 11 | 21 | 16 |
| 脱氧胆酸-$D_5$ | DCA-$D_5$ | — | 396.2 | 396.1 | 15 | 37 | 18 |
| 鹅脱氧胆酸-$D_4$ | CDCA-$D_4$ | — | 395.2 | 395.1 | 15 | 23 | 18 |
| 熊脱氧胆酸-$D_4$ | UDCA-$D_4$ | — | 395.2 | 395.1 | 12 | 21 | 18 |
| 胆酸-$D_4$ | CA-$D_4$ | — | 411.2 | 411.1 | 12 | 21 | 18 |
| 甘氨鹅脱氧胆酸-$D_5$ | GCDCA-$D_5$ | — | 453.2 | 74.1 | 11 | 37 | 15 |
| 甘氨熊脱氧胆酸-$D_7$ | GUDCA-$D_7$ | — | 455.2 | 74.1 | 11 | 37 | 15 |
| 甘氨胆酸-$D_5$ | GCA-$D_5$ | — | 469.3 | 74.1 | 11 | 41 | 15 |
| 牛黄石胆酸-$D_5$ | TLCA-$D_5$ | — | 487.2 | 124.0 | 11 | 52 | 11 |
| 牛黄鹅脱氧胆酸-$D_5$ | TCDCA-$D_5$ | — | 503.2 | 124.0 | 12 | 54 | 11 |
| 牛黄熊脱氧胆酸-$D_5$ | TUDCA-$D_5$ | — | 503.2 | 124.0 | 12 | 50 | 11 |
| 牛黄胆酸-$D_5$ | TCA-$D_5$ | — | 519.2 | 124.0 | 20 | 54 | 11 |
| 牛黄脱氧胆酸-$D_4$ | TDCA-$D_4$ | — | 502.3 | 124.1 | 12 | 54 | 11 |

（5）MRM 色谱图（见图 7-1）

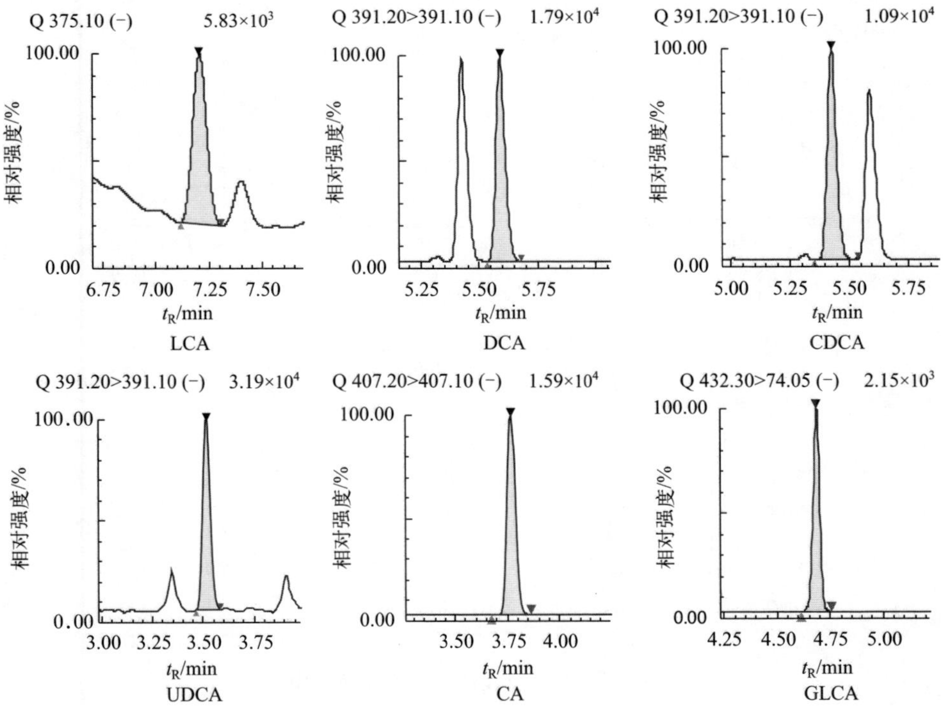


图 7-1

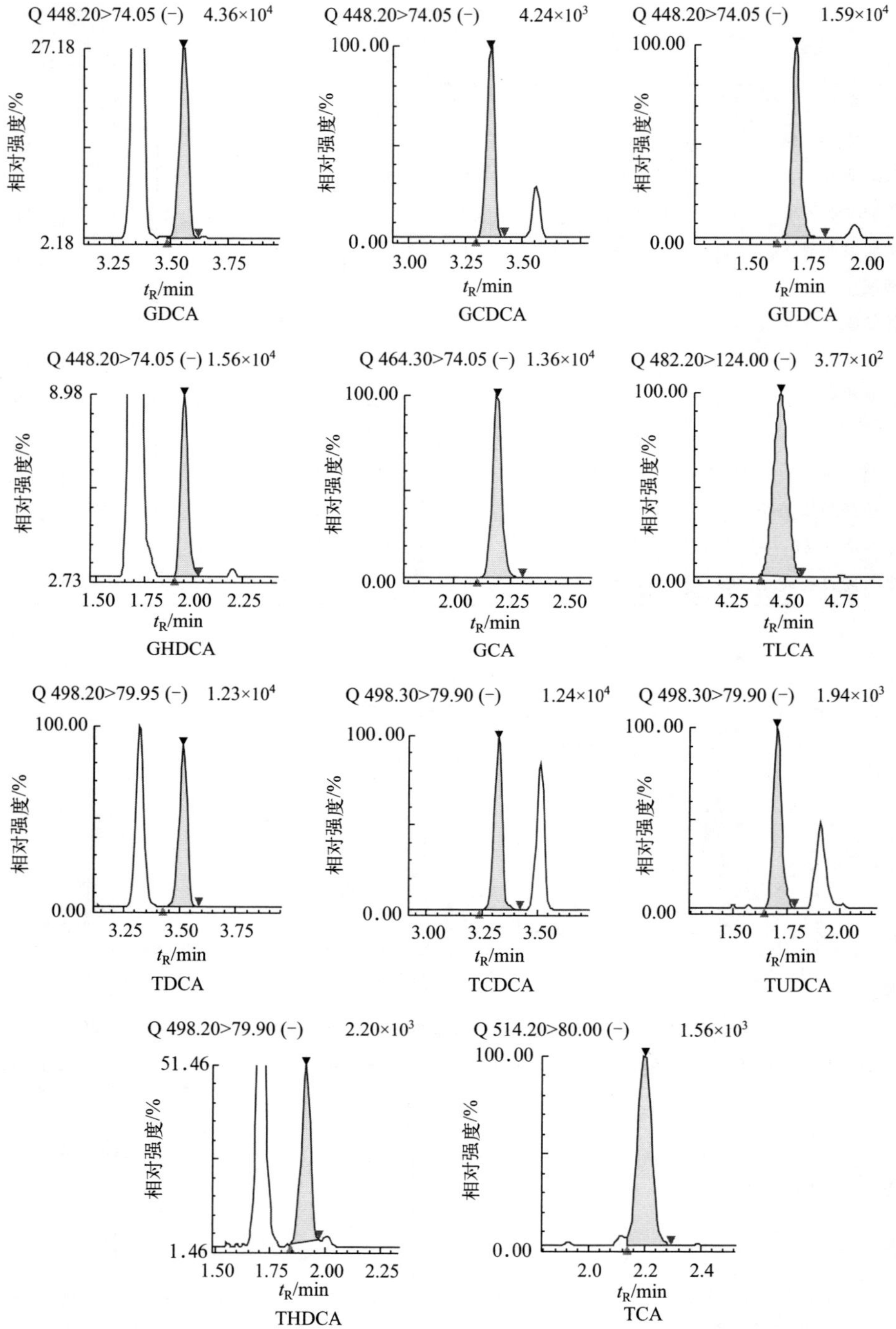


**图 7-1 标准曲线最低浓度点色谱图**

（6）分析性能

① 线性：内标法制作标准曲线，17 种胆汁酸在标准曲线浓度范围内线性相关系数均大于 0.994，见表 7-3。

表 7-3　标准曲线结果

| 编号 | 名称 | 线性范围/(ng/mL) | 相关系数 | 准确度/% |
|---|---|---|---|---|
| 1 | LCA | 0.25～100 | 0.999 | 95.3～106.8 |
| 2 | DCA | 5～2000 | 0.999 | 97.7～102.3 |
| 3 | CDCA | 5～2000 | 0.999 | 96.6～101.4 |
| 4 | UDCA | 1.25～500 | 0.999 | 95.0～110.6 |
| 5 | CA | 5～2000 | 0.999 | 95.4～103.1 |
| 6 | GLCA | 0.25～100 | 0.999 | 96.2～107.1 |
| 7 | GDCA | 6.25～2500 | 0.998 | 92.2～107.6 |
| 8 | GCDCA | 12.5～5000 | 0.999 | 94.8～106.4 |
| 9 | GUDCA | 2.5～1000 | 0.999 | 95.5～106.0 |
| 10 | GHDCA | 0.125～50 | 0.997 | 89.6～110.5 |
| 11 | GCA | 3.75～1500 | 0.999 | 96.5～106.1 |
| 12 | TLCA | 0.25～100 | 0.998 | 89.7～107.2 |
| 13 | TDCA | 2.5～1000 | 0.996 | 91.3～114.0 |
| 14 | TCDCA | 2.5～1000 | 0.994 | 87.7～113.1 |
| 15 | TUDCA | 0.25～100 | 0.999 | 94.7～106.7 |
| 16 | THDCA | 0.125～50 | 0.996 | 87.9～103.7 |
| 17 | TCA | 0.625～250 | 0.997 | 87.1～107.6 |

② 精密度：分别对正常人血清样本添加低、中、高三个浓度的 17 种胆汁酸（质控品）进行 6 次重复测定，相对标准偏差范围在 1.7%～4.2%之间。

③ 准确度：空白血清添加低、中、高浓度标准品作为低、中、高浓度质控品，每个样品平行制备 6 份，质控品测定回收率结果与理论值接近，均在 90.9%～113.4%之间，样品平行制备 6 份进样分析，峰面积的 RSD 在 0.2%～13.5%之间。

（7）样品检测结果

样品来源：健康人血清样品，结果见表 7-4。

表 7-4　临床样品测定结果　　单位：ng/mL

| 名称 | 样品 1 | 样品 2 | 样品 3 | 样品 4 |
|---|---|---|---|---|
| LCA | 4.47 | 3.01 | 1.87 | 3.36 |
| DCA | 79.51 | 55.37 | 44.41 | 54.79 |
| CDCA | 255.16 | 49.01 | 45.65 | 112.07 |

续表

| 名称 | 样品 1 | 样品 2 | 样品 3 | 样品 4 |
|---|---|---|---|---|
| UDCA | 27.90 | 8.81 | 6.75 | 14.99 |
| CA | 48.30 | 15.57 | 12.80 | 18.42 |
| GLCA | 8.24 | 1.63 | 0.80 | 3.83 |
| GDCA | 175.66 | 18.66 | 46.88 | 24.18 |
| GCDCA | 15.46 | 43.30 | 72.68 | 110.19 |
| GUDCA | 132.33 | 5.95 | 9.63 | 14.74 |
| GHDCA | 0.99 | 0.44 | 0.52 | 0.64 |
| GCA | 257.43 | 17.70 | 43.38 | 13.84 |
| TLCA | 1.94 | 1.22 | 0.47 | 0.37 |
| TDCA | 48.15 | 45.49 | 69.93 | 7.00 |
| TCDCA | 212.31 | 62.33 | 56.05 | 18.47 |
| TUDCA | 5.06 | 1.25 | 1.10 | 0.28 |
| THDCA | 0.13 | 0.56 | 0.53 | 0.15 |
| TCA | 44.17 | 17.94 | 24.09 | 2.15 |

## 参考文献


[1] 陆霞娟，周敏，瞿春莹．炎症性肠病患者血清胆汁酸谱的研究[J]. 胃肠病学，2017，22(5)：297-300.

[2] Song P，Zhang Y，Klaassen C D. Dose-response of five bile acids on serum and liver bile acid concentrations and hepatotoxicity in mice[J]. Toxicol Sci，2011，123(2)：359-367.

[3] Bajor A，Gillberg P G，Abrahamsson H. Bile acids：Short and long term effects in the intestine[J]. Scand Gastroenterol，2010，45(6)：645-664.

[4] Makishima M，Lu T T，Xie W，et al. Vitamin D receptor as an intestinal bile acid sensor[J]. Science，2002，296(5571)：1313-1316.

[5] Parks D I，Blanchard S G，Bledsoe R K，et al. Bile acids：Natural ligands for an orphan nuclear receptor[J]. Science，1999，284(5418)：1365-1368.

[6] Mashige F，Tanaka N，Maki A，et al. Direct spectrophotometry of total bile acids in serum[J]. Clin Chem，1981，27(8)：1352-1356.

[7] Roda A，Piazza F，Baraldini M. Separation techniques for bile salts analysis[J]. J Chromatogr B Biomed Sci Appl，1998，717(1-2)：263-278.

# 第8章

# 质谱在元素分析中的应用

## 8.1 引言

根据含量的多少，人体内的元素可分为常量元素和微量元素。其中，常量元素是指含量超过万分之一的元素，包括钙（Ca）、钠（Na）、磷（P）、钾（K）、镁（Mg）、氯（Cl）和硫（S）等；微量元素是指含量在万分之一以下，且每日需摄入低于 100 mg 的元素[1]。1995 年，联合国粮食及农业组织（FAO）/世界卫生组织（WHO）专家委员会将微量元素中的铜（Cu）、钴（Co）、铬（Cr）、铁（Fe）、氟（F）、碘（I）、锰（Mn）、钼（Mo）、硒（Se）和锌（Zn）列为维持人体正常生命活动所不可缺失的必需微量元素，硅（Si）、镍（Ni）、硼（B）和钒（V）被列为可能必需元素，而铅（Pb）、镉（Cd）、汞（Hg）、铝（Al）、铊（Tl）、砷（As）和锡（Sn）等元素被列为具有潜在毒性、但低剂量时可能具有功能作用的微量元素[1]（图 8-1）。

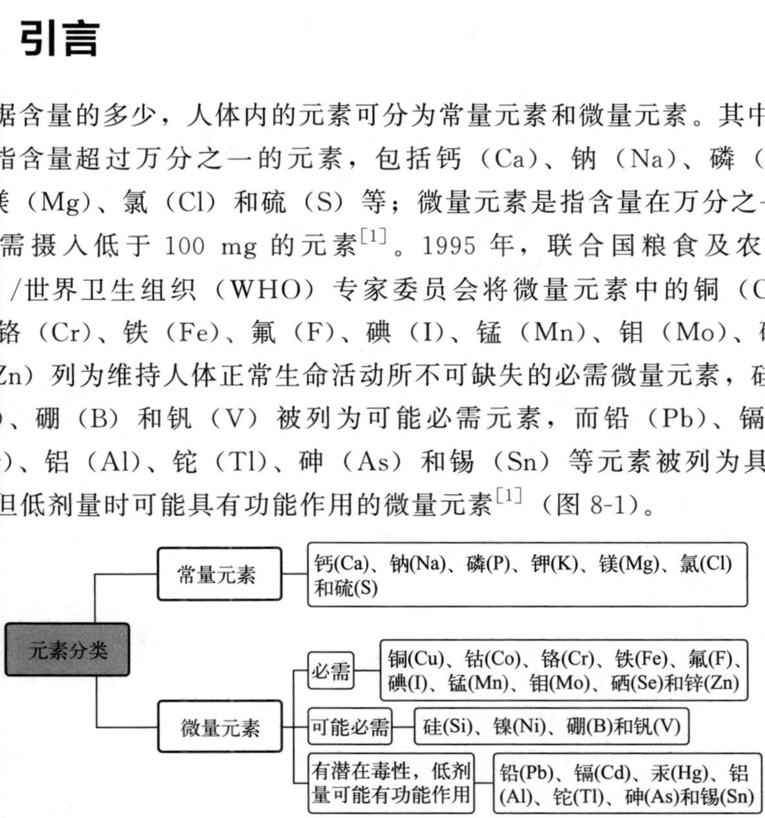


图 8-1 人体内元素分类

微量元素是人体组织的重要组成部分（图 8-2），如 Fe 为血红蛋白的重要组成成分，Ca、P 和 Mg 为牙齿、骨骼的组成成分。微量元素同时具有生物学作用，它们参与酶、激素、维生素和核酸的代谢过程，其生理功能主要表现为协助输送常量元素；作为酶的组成成分或激活剂；在激素和维生素中起独特作用；影响核酸代谢等。比如 Zn 是构成人体内 200 多种酶的重要元素，也是酶的激活剂，如果没有 Zn，也就没有酶，人体的各种生理活动将无法正常进行。I 是人体内生理功能无可替代的必需微量元素，其主要作用是合成甲状腺素，它对人的生长发育起着调控作用。Mn 是超氧化物歧化酶的重要成分。具有潜在毒性的元素含量超过一定范围后可能会对人体造成伤害，比如，重金属在人体内能和蛋白质及各种酶发生强烈的相互作用，使它们失去活性，也可能在人体的某些器官中富集，如果超过人体所能耐受的限度，会造成人体急性中毒 、亚急性中毒、慢性中毒等，会对人体造成很大的危害。例如，日本发生的水俣病（汞污染）和骨痛病（镉污染）等公害病，都是由重金属污染引起的。

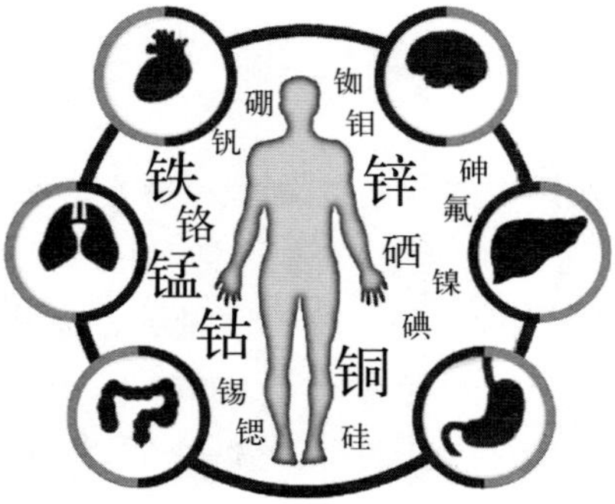


图 8-2　人体中的微量元素

目前，世界各国研究人员开展了多项与微量元素相关的研究，比如建立健康人群微量元素的参考范围[2-4]；探索疾病与微量元素异常之间的关系[5-6]；监测重金属中毒患者体内重金属的含量变化，以制定最佳治疗方案[7]；监测环境中有害元素污染对人体造成的危害[8-9]；开发更精确、更灵敏、更稳定、更便捷、样本消耗量更少的微量元素检测手段等。

人体微量元素的检测越来越广泛，临床生物样本主要涉及全血、血清、血浆、尿液等。微量元素的检测方法主要包括溶出伏安法、原子吸收法（AAS，含 F-AAS、GF-AAS 和 HG-AAS）、电感耦合等离子体发射光谱法（ICP-OES）和电感耦合等离子体质谱法（ICP-MS）等，其中 AAS 法和 ICP-MS 法被检测机构广泛应用。随着技术的发展，ICP-MS 因具有灵敏度高、检出限低、可同时分析多个元素、联用技术可进行形态和价态分析等优势，而受到了更多研究者的青睐。

ICP-MS 的方法原理为样品经过前处理后，由蠕动泵引入雾化器，在载气（氩气）作用下雾化成气溶胶，并且载入等离子体的中心区，在高温和惰性气氛中被去溶剂、气化、解离、原子化和电离，生成带正电荷的离子，经离子采集系统进入质量分析器，质量分析器根据质荷比进行分离，检测器对离子进行计数，根据元素质谱峰强度测定样品中相应元素的含量。

# 8.2 检测案例

## 8.2.1 全血中与身体健康相关元素的检测

（1）样品前处理

采用 0.2% $HNO_3$+1 mg/L Au+0.05%Triton-100 混合稀释液将全血样品稀释 20 倍。

（2）分析仪器

ICPMS-2030 系列电感耦合等离子体质谱仪。

（3）分析条件（表 8-1）

表 8-1 ICP-MS 分析条件

| 参数 | 参数设定 | 参数 | 参数设定 |
|---|---|---|---|
| 高频功率 | 1.20 kW | 等离子体气流速 | 9.0 L/min |
| 辅助气流速 | 1.10 L/min | 载气流速 | 0.70 L/min |
| 炬管类型 | Mini 炬管 | 雾化器 | 同心雾化器 |
| 雾化室 | 旋流 | 雾化室温度 | 5 ℃ |
| 采样锥 | 铜锥 | 截取锥 | 镍锥 |
| 采样深度 | 6.0 mm | 泵速 | 10 r/min |
| 碰撞气体 | He | 碰撞气流速 | 6 mL/min |
| 池电压 | −60 V | 能量过滤器电压 | 7.0 V |

（4）标准曲线

使用 0.2% $HNO_3$+1 mg/L Au+0.05% Triton-100 混合稀释液配制混合标准溶液，标准溶液浓度如表 8-2 所示。利用 10%异丙醇+0.2%硝酸稀释液配制混合内标元素溶液，内标元素 Be、Sc 和 Ge 的浓度为 1000 μg/L，In、Y 和 Bi 的浓度为 500 μg/L，在线加入。各元素标准曲线相关系数（$R$）在 0.9995～0.9999 之间。

表 8-2 标准溶液浓度系列

| 分析元素 | 标准溶液浓度/(μg/L) | | | | | | | | |
|---|---|---|---|---|---|---|---|---|---|
| | STD0 | STD1 | STD2 | STD3 | STD4 | STD5 | STD6 | STD7 | STD8 |
| As/Ba/Cd/Cr/Li/Mn/Ni/Pb/Sb/Sn/Sr/Tl | 0 | 0.10 | 0.50 | 2.00 | 5.00 | 10.0 | — | — | — |
| Se | 0 | 0.10 | 0.50 | 2.00 | 5.00 | 10.0 | 20.0 | — | — |
| Cu | 0 | — | — | — | — | 10.0 | 20.0 | 50.0 | 100 |
| Zn | 0 | — | — | — | — | 10.0 | 20.0 | 250 | 500 |
| Ca①/Mg① | 0 | — | — | — | — | — | 1.00 | 2.50 | 5.00 |
| Fe① | 0 | — | — | — | — | — | 8.00 | 20.0 | 40.0 |
| Hg | 0 | 0.10 | 0.50 | 1.00 | 2.00 | — | — | — | — |

① 元素浓度单位为 mg/L。

（5）分析性能

① 检出限：按照实验方法，对方法空白溶液重复测定 11 次，以浓度的 3 倍标准偏差及稀释倍数计算方法检出限，各元素方法检出限在 0.07～40 μg/L 之间。

② 准确度：使用 ICPMS-2030 系列测定牛全血中元素含量，并对痕量元素进行样品加标回收率实验，对含量较高的微量元素采用稀释法进行准确度考察。实验结果见表 8-3，样品加标回收率在 90.5%～109%范围内，不同倍数稀释比率在 94.7%～107%之间。

表 8-3 牛全血样品分析结果及加标回收率

| 分析元素 | 内标元素 | 测试值/(μg/L) | RSD ($n=9$)/% | 样品浓度/(μg/L) | 加标量/(μg/L) | 稀释倍数 | 加标回收率/% | 稀释比率/% |
|---|---|---|---|---|---|---|---|---|
| $^{75}As$ | $^{74}Ge$ | 0.027 | 8.31 | 0.54 | 1.50 | — | 109 | — |
| $^{138}Ba$ | $^{115}In$ | 3.42 | 1.32 | 68.4 | 1.50 | — | 90.9 | — |
| $^{44}Ca$① | $^{45}Sc$ | 3.07 | 0.33 | 61.4 | — | 2.5/5 | — | 102/107 |
| $^{111}Cd$ | $^{115}In$ | N. D. | — | — | 1.50 | — | 95.2 | — |
| $^{52}Cr$ | $^{45}Sc$ | 0.20 | 5.98 | 4.00 | 1.50 | — | 92.8 | — |
| $^{63}Cu$ | $^{74}Ge$ | 53.9 | 0.70 | 1078 | — | 2.5/5 | — | 99.8/99.8 |
| $^{56}Fe$① | $^{74}Ge$ | 13.3 | 1.56 | 266 | 15.0 | 2.5/5 | 108 | 98.5/99.7 |
| $^{202}Hg$ | $^{209}Bi$ | N. D. | — | — | 1.00 | — | 108 | — |
| $^{7}Li$ | $^{9}Be$ | 0.23 | 4.43 | 4.60 | 1.50 | — | 104 | — |
| $^{24}Mg$① | $^{45}Sc$ | 1.27 | 1.57 | 25.4 | — | 2.5/5 | — | 102/104 |
| $^{55}Mn$ | $^{74}Ge$ | 1.28 | 2.26 | 25.6 | 1.50 | — | 96.3 | — |

续表

| 分析元素 | 内标元素 | 测试值/(μg/L) | RSD (n=9)/% | 样品浓度/(μg/L) | 加标量/(μg/L) | 稀释倍数 | 加标回收率/% | 稀释比率/% |
|---|---|---|---|---|---|---|---|---|
| $^{60}Ni$ | $^{74}Ge$ | 0.17 | 5.78 | 3.40 | 1.50 | — | 90.5 | — |
| $^{206}Pb$ | $^{209}Bi$ | 0.28 | 6.97 | 5.60 | 1.50 | — | 97.0 | — |
| $^{121}Sb$ | $^{115}In$ | 1.11 | 2.38 | 22.2 | 1.50 | — | 98.1 | — |
| $^{78}Se$ | $^{74}Ge$ | 9.41 | 0.16 | 188 | 1.50 | — | 94.6 | — |
| $^{118}Sn$ | $^{115}In$ | 0.46 | 0.91 | 9.20 | 1.50 | — | 98.3 | — |
| $^{88}Sr$ | $^{89}Y$ | 2.32 | 0.74 | 46.4 | 1.50 | — | 96.3 | — |
| $^{205}Tl$ | $^{209}Bi$ | N.D. | — | — | 1.50 | — | 101 | — |
| $^{66}Zn$ | $^{74}Ge$ | 83.1 | 0.49 | 1662 | — | 2.5/5 | — | 96.1/94.7 |

①元素浓度单位为 mg/L。

注：N.D. 表示未检出。

③ 精密度：按照实验方法，对加标后全血样品平行测定 10 次，求出各元素的方法精密度，各元素的 RSD 小于 2.5%，精密度良好。

④ 稳定性：按照实验方法，采用稀释液将牛全血样品稀释 20 倍，在稀释样品中添加 15.0 mg/L 的 Fe 和 1.00 μg/L 的 Hg 标准溶液，利用 ICP-MS 分析 Fe、Se 和 Hg 元素。稀释样品溶液连续进样 4 h，其间无溶剂清洗，每间隔 30 min 检测 1 次，4 h 共得到 9 次离子计数，计算 9 次检测结果的最大值与最小值之差与均值的相对极差。结果如表 8-4 所示，微量元素 Fe（28.7 mg/L）和 Se（9.57 μg/L）离子计数相对极差都小于 4%；痕量元素 Hg（1.00 μg/L）离子计数相对极差小于 10%。

**表 8-4　相对极差（4 h）**

| 元素 | Fe | Se | Hg |
|---|---|---|---|
| 离子计数相对极差/% | 3.20 | 3.44 | 8.44 |

计算每次测定结果与平均值的比值，绘制 4 h 长期稳定曲线，如图 8-3 所示，微量和痕量元素 4 h 分析结果稳定在 5%之内。

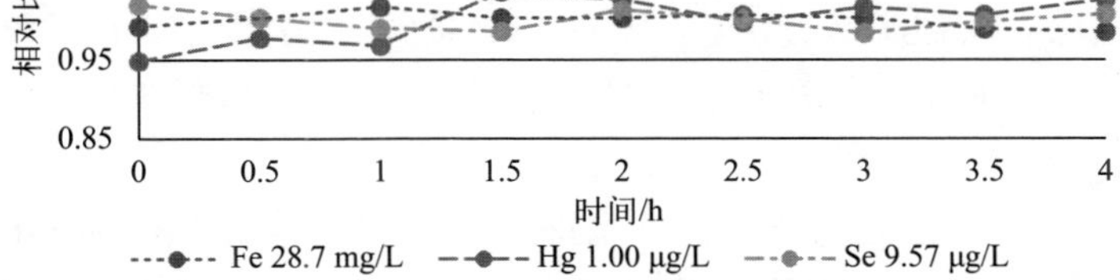


**图 8-3　牛全血样品 4 h 稳定变化图**

## 8.2.2 血液中重金属的检测

（1）样品前处理

精确吸取 0.5 mL 血液样品于消解罐中，加入 65%浓硝酸 2 mL，将消解罐装入消解装置设置升温程序进行消解。消解完成后，取出消解罐，使其降至室温，在通风橱内旋开消解盖，慢慢倾倒出消解液于样品瓶中，使用超纯水冲洗消解罐 3 次，合并倒入样品瓶，加入去离子水定容至 20.0 mL，摇匀待测。同法制取空白。

（2）分析仪器

ICPMS-2030 系列电感耦合等离子体质谱仪。

（3）分析条件

见表 8-5。

**表 8-5 ICP-MS 分析条件**

| 参数 | 参数设定 | 参数 | 参数设定 |
| --- | --- | --- | --- |
| 高频功率 | 1.20 kW | 等离子体气流速 | 9.0 L/min |
| 辅助气流速 | 1.10 L/min | 载气流速 | 0.70 L/min |
| 炬管类型 | Mini 炬管 | 雾化器 | 同心雾化器 |
| 雾化室 | 旋流 | 雾化室温度 | 5 ℃ |
| 采样锥 | 铜锥 | 截取锥 | 镍锥 |
| 采样深度 | 5.0 mm | 泵速 | 20 r/min |
| 碰撞气体 | He | 碰撞气流速 | 6 mL/min |
| 池电压 | −21 V | 能量过滤器电压 | 7.0 V |

（4）标准曲线

使用 5%硝酸配制 Cr、Cd、As、Tl 和 Pb 的混合标准溶液，标准溶液浓度为 0 μg/L、0.10 μg/L、0.50 μg/L、1.00 μg/L、5.00 μg/L 和 20.0 μg/L。使用在线内标组件，内标元素为 Sc、Ge、Y 和 Tb，浓度均为 200 μg/L。各元素标准曲线相关系数（$R$）在 0.9999～1.0000 之间。

（5）分析性能

① 检出限：按照实验方法，对方法空白进行 11 次测定，以浓度的 3 倍标准偏差及样品处理方法计算方法检出限，各元素方法检出限在 0.02～0.8 μg/L 之间。

② 准确度：按照实验方法，测定冻干牛血铅、镉标准物质 GBW09139j。分析结果表明，样品测定值与标准值基本吻合，3 次测定的标准偏差小于 3%

（表 8-6）。

**表 8-6　冻干牛血铅、镉标准物质 GBW09139j 测定结果**

| 样品名称 | 分析元素 | 理论值/(μg/L) | 测定值/(μg/L) | RSD($n$=3)/% |
|---|---|---|---|---|
| GBW09139j | $^{111}Cd$ | 1.22±0.09 | 1.28 | 2.48 |
| | $^{208}Pb$ | 117±15 | 100 | 0.71 |

## 8.2.3　血清中微量元素的检测

（1）样品前处理

采用 1% $HNO_3$ 将血清样品稀释 100 倍。

（2）分析仪器

ICPMS-2030 系列电感耦合等离子体质谱仪。

（3）分析条件（表 8-7）

**表 8-7　ICP-MS 分析条件**

| 参数 | 参数设定 | 参数 | 参数设定 |
|---|---|---|---|
| 高频功率 | 1.20 kW | 等离子体气流速 | 9.0 L/min |
| 辅助气流速 | 1.10 L/min | 载气流速 | 0.70 L/min |
| 炬管类型 | Mini 炬管 | 雾化器 | 同心雾化器 |
| 雾化室 | 旋流 | 雾化室温度 | 5 ℃ |
| 采样锥 | 铜锥 | 截取锥 | 镍锥 |
| 采样深度 | 5 mm | 泵速 | 20 r/min |
| 碰撞气体 | He | 碰撞气流速 | 6 mL/min |
| 池电压 | −21 V | 能量过滤器电压 | 7.0 V |

（4）标准曲线

使用 1%硝酸配制不同浓度的混合标准溶液，标准溶液浓度见表 8-8。使用在线内标组件，内标元素为 Sc、Ge，浓度均为 500 μg/L。各元素标准曲线相关系数（$R$）大于 0.9999。

**表 8-8　标准溶液浓度及分析质量数**

| 元素 | 质量数 | 标准曲线浓度/(μg/L) | | | | | | | |
|---|---|---|---|---|---|---|---|---|---|
| | | STD1 | STD2 | STD3 | STD4 | STD5 | STD6 | STD7 | STD8 |
| Ca | 44 | 0 | — | — | — | — | 100 | 500 | 1000 |
| Cu | 63 | 0 | 1.00 | 5.00 | 10.0 | 50.0 | | — | — |
| Fe | 56 | 0 | 1.00 | 5.00 | 10.0 | 50.0 | | — | — |
| Mg | 24 | 0 | 1.00 | 5.00 | — | 50.0 | 200 | — | — |
| Zn | 68 | 0 | 1.00 | 5.00 | 10.0 | 50.0 | — | — | — |

(5) 分析性能

① 检出限：按照实验方法，对方法空白进行 11 次测定，以浓度的 3 倍标准偏差及稀释倍数计算方法检出限，各元素方法检出限在 17～300 μg/L 之间。

② 准确度：按照实验方法，测定血清标准物质 Seronorm™ Trace Elements Serum L1。分析结果表明，样品测定值与标准值吻合，6 次测定的标准偏差小于 4%。该法的精密度和准确度较高（表 8-9）。

**表 8-9 血清质控样品的测定结果**

| 样品名称 | 分析元素 | 标准值/(mg/L) | 测定值/(mg/L) | RSD($n=6$)/% |
|---|---|---|---|---|
| Seronorm™ Trace Elements Serum L1 | $^{44}$Ca | 86±17 | 87.4 | 0.57 |
| | $^{63}$Cu | 1.088±0.088 | 1.00 | 3.80 |
| | $^{56}$Fe | 1.47±0.30 | 1.35 | 2.21 |
| | $^{24}$Mg | 16.8±3.4 | 16.9 | 0.96 |
| | $^{68}$Zn | 1.097±0.145 | 1.17 | 2.86 |

③ 样品测定结果：样品来源于正常人血清。

使用 ICPMS-2030 测定了 3 个人血清样品中多元素的含量，其中 $3^{\#}$-1 和 $3^{\#}$-2 为平行样品，实验结果见表 8-10。从分析结果可以看出，各元素测定结果的相对标准偏差均小于 4%，平行样品标准偏差小于 1.40%。

**表 8-10 血清样品分析结果**

| 样品名称 | 分析元素 | 测定值/(mg/L) | RSD($n=3$)/% | 样品名称 | 分析元素 | 测定值/(mg/L) | RSD($n=3$)/% |
|---|---|---|---|---|---|---|---|
| 血清 $1^{\#}$ | $^{44}$Ca | 84.5 | 1.57 | 血清 $2^{\#}$ | $^{44}$Ca | 83.2 | 1.49 |
| | $^{63}$Cu | 1.88 | 1.46 | | $^{63}$Cu | 1.89 | 2.09 |
| | $^{56}$Fe | 0.947 | 0.50 | | $^{56}$Fe | 0.897 | 0.86 |
| | $^{24}$Mg | 19.0 | 2.72 | | $^{24}$Mg | 20.2 | 0.96 |
| | $^{68}$Zn | 0.638 | 2.20 | | $^{68}$Zn | 0.646 | 1.78 |
| 样品名称 | 分析元素 | 测定值/(mg/L) | RSD($n=6$)/% | 样品名称 | 分析元素 | 测定值/(mg/L) | RSD($n=3$)/% |
| 血清 $3^{\#}$-1 | $^{44}$Ca | 87.0 | 1.71 | 血清 $3^{\#}$-2 | $^{44}$Ca | 85.3 | 2.71 |
| | $^{63}$Cu | 1.94 | 0.87 | | $^{63}$Cu | 1.92 | 3.12 |
| | $^{56}$Fe | 0.947 | 2.01 | | $^{56}$Fe | 0.936 | 2.41 |
| | $^{24}$Mg | 190 | 1.67 | | $^{24}$Mg | 18.9 | 3.03 |
| | $^{68}$Zn | 0.603 | 1.72 | | $^{68}$Zn | 0.606 | 3.11 |

## 8.2.4 尿液中重金属的检测

（1）样品前处理

采用1%$HNO_3$将尿液稀释100倍。

（2）分析仪器

ICPMS-2030系列电感耦合等离子体质谱仪。

（3）分析条件（表8-11）

表8-11 ICP-MS分析条件

| 参数 | 参数设定 | 参数 | 参数设定 |
|---|---|---|---|
| 高频功率 | 1.20 kW | 等离子体气流速 | 9.0 L/min |
| 辅助气流速 | 1.10 L/min | 载气流速 | 0.70 L/min |
| 炬管类型 | Mini炬管 | 雾化器 | 同心雾化器 |
| 雾化室 | 旋流 | 雾化室温度 | 5 ℃ |
| 采样锥 | 铜锥 | 截取锥 | 镍锥 |
| 采样深度 | 5 mm | 泵速 | 20 r/min |
| 碰撞气体 | He | 碰撞气流速 | 6 mL/min |
| 池电压 | −21 V | 能量过滤器电压 | 7.0 V |

（4）标准曲线

用1%$HNO_3$配制V、Cr、Co、Cd、Tl和Pb的混合标准溶液，标准溶液浓度为0 μg/L、0.50 μg/L、1.00 μg/L、2.50 μg/L、5.00 μg/L和10.0 μg/L。内标元素Y浓度为500 μg/L，In和Ho浓度均为50 μg/L，采用内标组件在线添加。各元素标准曲线相关系数（*R*）在0.9996～0.9999之间。

（5）分析性能

① 检出限：按照实验方法，对方法空白溶液重复测定11次，以浓度的3倍标准偏差及样品稀释倍数计算方法的检出限，各元素方法检出限在0.01～0.8 μg/L之间。

② 准确度：按照实验方法，对尿液样品进行加标回收率实验，样品加标回收率结果见表8-12，样品加标回收率在94.0%～107%之间。

③ 精密度：为了验证本方法的重复性，取6份同样的样品，分别向样品中加入含各元素的标准溶液（2 μg/L），求出6份样品加标测定结果的RSD值，确定方法的精密度，各元素方法精密度RSD在1.78%～5.28%之间。

④ 样品测定结果：样品来源于正常人中段尿液。

按照实验方法，对正常人尿液样品进行检测，各重金属均未检出。

表 8-12 样品分析结果及加标回收率

| 元素 | 内标 | 分析结果 /(μg/L) | 加标浓度 /(μg/L) | 加标后测定结果 /(μg/L) | RSD($n=3$) /% | 加标回收率 /% |
|---|---|---|---|---|---|---|
| V | $^{89}Y$ | N. D. | 2.00 | 1.89 | 1.00 | 94.5 |
| Cr | $^{89}Y$ | N. D. | 2.00 | 1.90 | 4.74 | 95.0 |
| Co | $^{89}Y$ | N. D. | 2.00 | 2.14 | 3.19 | 107 |
| Cd | $^{115}In$ | N. D. | 2.00 | 2.02 | 2.00 | 101 |
| Tl | $^{165}Ho$ | N. D. | 2.00 | 1.89 | 4.79 | 94.5 |
| Pb | $^{165}Ho$ | N. D. | 2.00 | 1.88 | 5.70 | 94.0 |

注：N. D. 表示未检出。

## 8.2.5 尿液中碘元素的检测

（1）样品前处理

向冻干人尿中碘成分分析标准物质 GBW09111 中加入 5.0 mL 纯水后振荡，得到冻干人尿中碘成分分析标准物质复原液。分别取 1.0 mL 冻干人尿中碘成分分析标准物质复原液、1.0 mL 临床尿样，各加入 1.0 mL 纯水及 8.0 mL 稀释剂（0.25%四甲基氢氧化铵和 0.02%Triton X-100 混合溶液），混匀待测。

（2）分析仪器

ICPMS-2030 系列电感耦合等离子体质谱仪。

（3）分析条件

见表 8-13。

表 8-13 ICP-MS 分析条件

| 参数 | 参数设定 | 参数 | 参数设定 |
|---|---|---|---|
| 高频功率 | 1.20 kW | 等离子体气流速 | 9.0 L/min |
| 辅助气流速 | 1.10 L/min | 载气流速 | 0.70 L/min |
| 炬管类型 | Mini 炬管 | 雾化器 | 同心雾化器 |
| 雾化室 | 旋流 | 雾化室温度 | 5 ℃ |
| 采样锥 | 铜锥 | 截取锥 | 镍锥 |
| 采样深度 | 5 mm | 泵速 | 20 r/min |
| 碰撞气体 | He | 碰撞气流速 | 6 mL/min |
| 池电压 | −21 V | 能量过滤器电压 | 7.0 V |

（4）标准曲线

使用 0.25%四甲基氢氧化铵溶液逐级稀释市售碘标准溶液（1000 mg/L）至浓度为 0 μg/L、10.0 μg/L、50.0 μg/L、100 μg/L、150 μg/L、300 μg/L、

600 μg/L、1000 μg/L 的标准溶液，待用。

分别取浓度为 0 μg/L、10.0 μg/L、50.0 μg/L、100.0 μg/L、150.0 μg/L、300.0 μg/L、600.0 μg/L、1000.0 μg/L 的碘标准溶液 1.0 mL，加入 1.0 mL 本底尿（碘含量低于 70.0 μg/L 的澄清尿样）及 8.0 mL 稀释剂，混匀。标准加入法分析样品溶液中碘的含量，表 8-14 为标准溶液浓度。使用 0.25%四甲基氢氧化铵溶液将碲元素单标溶液（1000mg/L）稀释至 1000.0 μg/L，作为内标溶液，采用在线内标加入。标准曲线相关系数 $R$=0.9999。

表 8-14　标准溶液浓度及相关系数

| 元素 | 质量数 | 标准溶液浓度/(μg/L) | | | | | | | | 相关系数 $R$ |
|---|---|---|---|---|---|---|---|---|---|---|
| | | SA1 | SA2 | SA3 | SA4 | SA5 | SA6 | SA7 | SA8 | 0.9999 |
| I | 127 | 0 | 1.00 | 5.00 | 10.0 | 15.0 | 30.0 | 60.0 | 100.0 | |

（5）分析性能

① 准确度：使用 ICPMS-2030 标准加入法测定冻干人尿中碘成分分析标准物质 GBW09111，质控样测定结果与标准值吻合，结果见表 8-15。

表 8-15　冻干人尿中碘成分分析标准物质 GBW09111 分析结果

| 元素 | 校正内标 | 标准值/(μg/L) | 测定值/(μg/L) | RSD($n$=3)/% |
|---|---|---|---|---|
| I | $^{126}$Te | 550±17 | 546 | 1.20 |

② 样品测定结果：样品来源于临床甲状腺疾病患者。

使用 ICPMS-2030 标准加入法测定临床甲状腺疾病患者尿样中碘元素含量，分析结果见表 8-16。

表 8-16　临床病人碘元素分析结果

| 样品编号 | 1# | 2# | 3# | 4# | 5# | 6# | 7# | 8# | 9# | 10# |
|---|---|---|---|---|---|---|---|---|---|---|
| 测定值/(μg/L) | 531 | 214 | 56.3 | 292 | 26.9 | 214 | 554 | 644 | 626 | 637 |
| RSD($n$=3)/% | 1.43 | 2.11 | 0.18 | 1.99 | 1.02 | 2.41 | 2.03 | 0.63 | 0.60 | 0.19 |

临床病人尿液碘的测定结果在 26.9～644 μg/L 之间，世界卫生组织（WHO）建议的 14 岁以上男性及非妊娠妇女的最适宜尿碘为 100～500 μg/L，3# 和 5# 病人尿液碘含量低于 100 μg/L，2#、4# 和 6# 在适宜范围之内，1#、7#、8#、9# 和 10# 病人尿液碘含量高于 500 μg/L。

## 8.2.6　尿液中形态砷检测

（1）样品前处理

利用稀释液（20 mmol/L EDTA-2Na+0.1% Triton-100 溶液）将尿样稀

释20倍。

（2）分析仪器

高效液相色谱仪LC-20Ai与电感耦合等离子体质谱仪ICPMS-2030联用系统；LabSolutions ICPMS TRM工作站。

（3）分析条件（表8-17～表8-19）

表8-17 HPLC分析条件

| 参数 | 参数设定 |
| --- | --- |
| 色谱柱 | Dionex IonPac™ AS19 7.5 μm 250×4 mm |
| 流动相 | A：50 mmol/L碳酸铵水溶液（pH=9）；B：水 |
| 流速 | 1.2 mL/min |
| 柱温 | 30 ℃ |
| 进样量 | 20 μL |
| 洗针液 | 水 |
| 洗脱程序 | 梯度洗脱 |

表8-18 梯度洗脱条件

| 时间/min | 流速/（mL/min） | 流动相A | 流动相B |
| --- | --- | --- | --- |
| 0.00 | 1.20 | 0 | 100.0% |
| 5.00 | 1.20 | 100.0% | 0 |
| 9.00 | 1.20 | 100.0% | 0 |
| 10.00 | 1.20 | 0 | 100.0% |
| 25.00 | 1.20 | 0 | 100.0% |

表8-19 ICP-MS分析条件

| 参数 | 参数设定 | 参数 | 参数设定 |
| --- | --- | --- | --- |
| 高频功率 | 1.20 kW | 等离子体气流速 | 9.0 L/min |
| 辅助气流速 | 1.10 L/min | 载气流速 | 0.70 L/min |
| 炬管类型 | Mini炬管 | 雾化器 | 同心雾化器 |
| 雾化室 | 旋流 | 雾化室温度 | 5 ℃ |
| 采样深度 | 5.0 mm | 高频频率 | 27.12 MHz |
| 碰撞气 | He | 碰撞气流速 | 4 mL/min |
| 池电压 | −21 V | 能量过滤器电压 | 5.0 V |

（4）标准曲线

利用稀释液（20 mmol/L EDTA-2Na+0.1% Triton-100溶液）配制砷胆碱（AsC）、砷甜菜碱（AsB）、二甲基砷（DMA）、亚砷酸［As(Ⅲ)］、一甲

基砷（MMA）和砷酸［As(Ⅴ)］混合标准溶液，标准溶液浓度为 1.0 ng/mL、4.0 ng/mL、10.0 ng/mL、20.0 ng/mL、50.0 ng/mL 和 100.0 ng/mL（均以砷计）。摇匀，上机测定，记录各成分的峰面积，以浓度（浓度均以 As 计）与峰面积比值作线性回归绘制标准曲线。在 1.0～100.0 ng/mL 范围内，四种有毒形态砷二甲基砷（DMA）、亚砷酸［As(Ⅲ)］、一甲基砷（MMA）和砷酸［As(Ⅴ)］的线性相关系数大于 0.9999，线性关系良好。

（5）分析性能

① 专属性：对六种形态砷单标溶液和样品加混标溶液进样考查，排除系统干扰，并且考察四种有毒形态砷的分离度，以确保实际样品分析过程中不会造成假阳性检出，见图 8-4。四种有毒形态砷分离度大于 1，不存在假阳性检出。

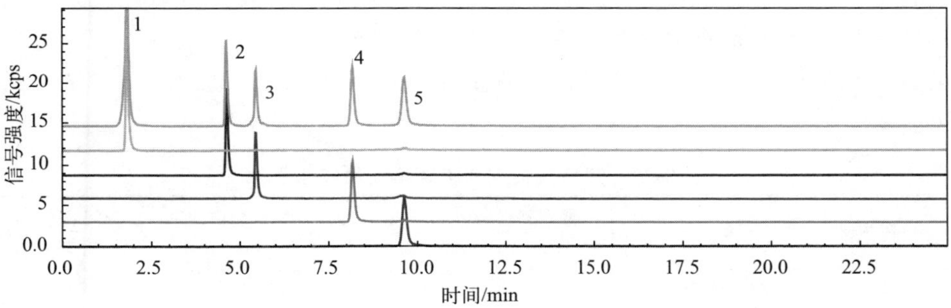


**图 8-4　砷元素形态色谱图**

1—砷胆碱（AsC）＋砷甜菜碱（AsB）；2—二甲基砷（DMA）；3— 亚砷酸［As(Ⅲ)］；4——甲基砷（MMA）；5—砷酸［As(Ⅴ)］

② 检出限：在进样体积为 20 μL 时，对浓度为 1.0 ng/mL 样品溶液考察四种形态砷的信噪比，以三倍信噪比（S/N）对应浓度作为检出限，砷胆碱＋砷甜菜碱及四种有毒形态砷 1.0 ng/mL 色谱图、基线见图 8-5 和图 8-6，4 种有毒形态砷的方法检出限为 1.42～1.86 ng/mL。

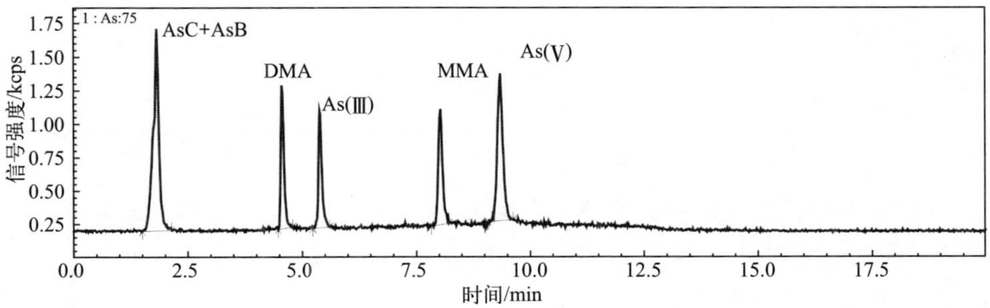


**图 8-5　砷元素形态色谱图**

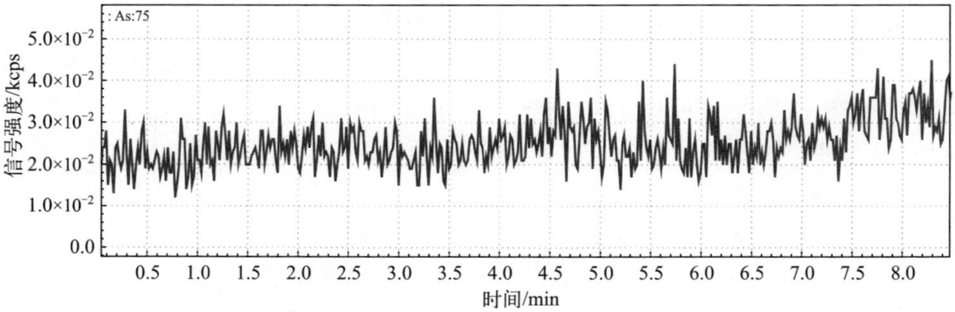


**图 8-6　基线**

③ 准确度：对健康人尿液样品进行 HPLC-ICPMS 测定，并对健康人尿样进行低、中、高三个浓度级别加标回收试验，该健康人取尿液前几天及当天均吃了海产品，尿液中砷甜菜碱（AsB）含量较高为 2.63 ng/mL，有毒砷的含量很低或未检出。样品加标回收率在 92.4%～109%之间，详细结果见表 8-20。

**表 8-20　健康人尿液分析结果及加标回收率**

| 目标物 | 中文名称 | 正常人测定结果/(ng/mL) | 加标浓度/(ng/mL) | 加标测定结果/(ng/mL) | 回收率/% |
|---|---|---|---|---|---|
| AsC＋AsB | 砷胆碱＋砷甜菜碱 | 2.63 | 2.0 | 4.69 | 103.0 |
| | | | 20 | 21.10 | 92.4 |
| | | | 100 | 99.20 | 96.6 |
| DMA | 二甲基砷 | 0.53 | 1.0 | 1.51 | 98.2 |
| | | | 10 | 9.90 | 93.7 |
| | | | 50 | 48.20 | 95.3 |
| As(Ⅲ) | 亚砷酸 | N. D. | 1.0 | 1.02 | 102.0 |
| | | | 10 | 9.63 | 96.3 |
| | | | 50 | 47.80 | 95.6 |
| MMA | 一甲基砷 | N. D. | 1.0 | 1.09 | 109.0 |
| | | | 10 | 9.34 | 93.4 |
| | | | 50 | 47.50 | 95.0 |
| As(Ⅴ) | 砷酸 | 0.20 | 1.0 | 1.23 | 103.0 |
| | | | 10 | 9.63 | 94.3 |
| | | | 50 | 48.20 | 96.0 |

注：N. D. 表示未检出。

④ 精密度：取 3 份样品溶液，各加入 10.0 ng/mL 的 6 种形态砷混合标准溶液并重复测定 3 次，对方法学浓度精密度和保留时间精密度进行考察，结果以 RSD 值表示，见表 8-21。

表 8-21　浓度及保留时间精密度结果（$n=3$）

| 目标物 | 中文名称 | 浓度精密度(RSD)/% | 保留时间精密度(RSD)/% |
|---|---|---|---|
| AsC＋AsB | 砷胆碱＋砷甜菜碱 | 1.73 | 0.26 |
| DMA | 二甲基砷 | 2.05 | 0.13 |
| As(Ⅲ) | 亚砷酸 | 2.60 | 0.01 |
| MMA | 一甲基砷 | 2.49 | 0.02 |
| As(Ⅴ) | 砷酸 | 1.26 | 0.03 |

⑤ 样品测定结果：样品来源于服用雄黄粉后引起砷中毒患者的尿样。

取服用雄黄粉后引起砷中毒患者的尿样进行尿砷形态分析，该患者随机尿检测结果显示，尿砷浓度 6.7mg/L（血砷浓度 33.7 μg/L）。采用二巯基丙磺酸钠治疗后，收集该患者的尿样进行尿砷浓度测定以评估疗效。检测结果见表 8-22，在经过巯基丙磺酸钠治疗 3 天后尿中总砷浓度显著下降，第 15 天总砷结果显示＜0.1 mg/L，低于中毒限值。尿中 AsC＋AsB 均未检出，其余形态的砷在治疗过程中浓度逐渐下降，其中 As（Ⅲ）降低明显直至第 16 天未检出。雄黄中溶于水的 As（Ⅲ）及 As（Ⅴ）进入体内后，一般认为砷在体内的简要代谢过程为：iAsⅢ→iAsⅤ→MMAⅤ→MMAⅢ→DMAⅢ→DMAⅤ→尿排出。本研究发现雄黄摄入后砷在体内代谢导致患者尿中 DMA 和 MMA 增高，明显高于健康人群。在用二巯基丙磺酸钠治疗后，As（Ⅲ）被络合排出体外，其余各种形态的砷也逐渐减少[7]。

表 8-22　砷中毒患者尿液测定结果　　单位：ng/mL

| 时间 | AsC＋AsB | DMA | As(Ⅲ) | MMA | As(Ⅴ) | 砷形态之和/(mg/L) |
|---|---|---|---|---|---|---|
| 第 1 天 | N. D. | 1094 | 1340 | 814 | 270 | 3.52 |
| 第 2 天 | N. D. | 125 | 179 | 99.4 | 67.0 | 0.47 |
| 第 3 天 | N. D. | 130 | 56.6 | 76.4 | 78.0 | 0.34 |
| 第 15 天 | N. D. | 8.36 | 7.30 | 13.5 | 8.38 | 0.038 |
| 第 16 天 | N. D. | N. D. | N. D. | 10.3 | 12.4 | 0.023 |
| 第 17 天 | N. D. | N. D. | N. D. | N. D. | 6.42 | 0.006 |

注：N. D. 表示未检出。

## 参考文献


[1] 熊婵,黎庆,马庆伟．人体微量元素检测方法及临床应用的研究进展[J]. 中国全科医学,2018,21(8):888-895.

[2] Goulle J P, Mahieu L, Castermant J, et al. Metal and metalloid multi-elementary ICP-MS validatio in whole blood, plasma, urine and hair: reference values[J]. Forensic Sci Int, 2005, 153(1): 39-44.

[3] Krachler M, Rossipal E, Micetic-Turk D. Concentrations of trace elements in sera of newborns, young infants, and adults[J]. Biological Trace Element Research, 1999, 68(2): 121-135.

[4] 徐凤仙,于嘉屏,吴娟娟．ICP-MS 测定全血中 5 种微量元素及其参考区间的建立[J]. 检验医学,2018,33(2):127-131.

[5] 赵东,饶雪飞,杨锐强,等．葡萄糖-6-磷酸脱氢酶缺乏症孕妇全血微量元素的状况分析[J]. 中医临床研究,2021,13(3):43-46.

[6] 张羽珊,于梦雪,阿斯木古丽,等．孤独症谱系障碍儿童全血多种元素水平分析与诺模图的构建[J]. 教育生物学杂志,2021,9(2):109-112.

[7] Song X, Li H, Ma C, et al. Clinimetallomics: Arsenic speciation in urine from patients with arsenism by HPLC-ICP-MS[J]. Atomic Spectroscopy, 2021, 42(5): 278-281.

[8] Haines D A, Saravanabhavan G, Werry K, et al. An overview of human biomonitoring of environmental chemicals in the Canadian Health Measures Survey: 2007—2019[J]. Int J Hyg Environ Health, 2017, 220(2): 13-28.

[9] Laamech J, Bernard A, Dumont X, et al. Blood lead, cadmium and mercury among children from urban, industrial and rural areas of Fez Boulemane Region(Morocco): Relevant factors and early renal effects[J]. Int J Occup Med Environ Health, 2014, 27(4): 641-659.

# 第 9 章

# 质谱在微生物鉴定中的应用

## 9.1 引言

微生物是个体难以用肉眼观察的一切微小生物的统称，包括细菌、真菌、病毒、少数藻类等。病原微生物是指可以侵犯人体，引起感染甚至传染病的微生物，或称病原体。细菌在人体内寄生、增殖并引起疾病的特性称为细菌的致病性或病原性。病原菌的致病作用与其毒力、侵入机体的数量、侵入途径及机体的免疫状态密切相关。

传统的微生物鉴定方法包括显微镜直接观察、选择培养基和鉴别培养基培养观察、生化反应鉴别、免疫学方法鉴别、分子生物学方法鉴别（PCR 法或基因测序法）。传统方法耗时长、成本高、通量低，影响病原微生物鉴定的速度，在一定程度上影响了疾病的控制。

20 世纪 80 年代末 90 年代初，MALDI 和 ESI 两种软电离技术的出现，使得质谱能够对生物大分子进行快速的分析。MALDI-TOF 通常生成的是单电荷离子，数据更容易解析，且在分析前无需高效液相色谱分离，因此具有高通量、速度快、成本低、自动化等特点，广泛应用于蛋白质等生物大分子相关的研究。20 世纪 90 年代末期，MALDI-TOF 开始应用于微生物中核糖体蛋白的研究[1]。

MALDI-TOF 微生物鉴定的基本原理是将样品与过量的小分子基质的混合液点在样品靶板上，待溶剂挥发后形成共结晶，用激光轰击晶体时，基质分子吸收能量的同时电离生成质子转移到样品上，使样品带上电荷，带电离子在电场力的作用下带电飞行。通过飞行时间分析器分离不同质荷比的离子，最后被检测器检测，从而获得样品的质量信息。

应用 MALDI-TOF 进行微生物鉴定时，典型的质量范围为 2～20 kDa，检测到的目标信号主要是核糖体蛋白和一些看家蛋白，其他还有酶、脂类等的信号。通过数据库匹配检索，可以鉴定到种的水平（图 9-1），基于特殊的生物信息学分析软件，甚至可以鉴定到亚种或株的水平[2-3]。

法规方面，《基质辅助激光解析电离飞行时间质谱鉴别微生物方法通则》（GB/T 33682—2017）于 2017 年 12 月 1 日开始实施[4]，YY/T 1740.2—2021《医用质谱仪　第 2 部分：基质辅助激光解吸电离飞行时间质谱仪》医药行业标准于 2023 年 3 月 1 日开始实施。另有多个关于 MALDI-TOF 微生物鉴定样品前处理、数据分析、标准图谱新建等相关的专家共识[5-7]。

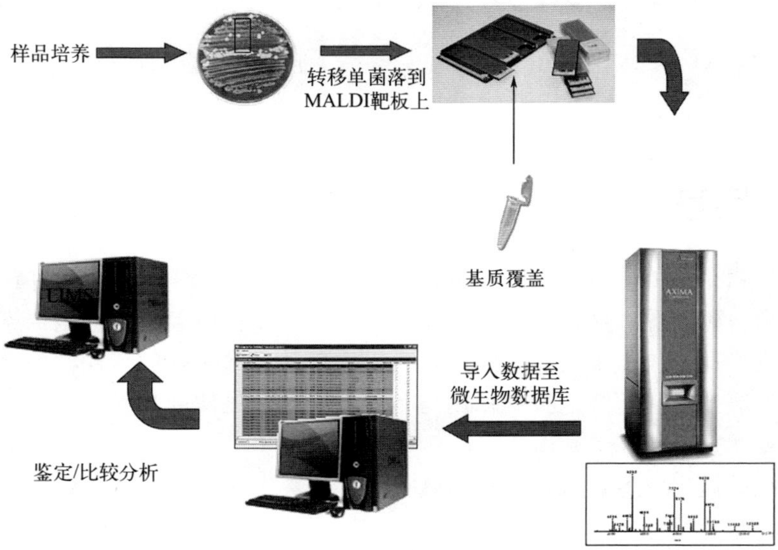


图 9-1　MALDI-TOF 微生物鉴定流程图

商业化的微生物数据库包含的微生物种类非常多，大部分进口数据库厂商和国产数据库厂商都在 3000 种以上，几乎包含了所有有代表性的微生物，使得结果具有可比性，假阳性率较低。有些基于 MALDI-TOF 的鉴定结果中，出现不能鉴定的情况，原因可能是数据库中不包含这些微生物，而不是方法学错误。岛津与数据库厂商合作的微生物数据库，可以往已有数据库中添加新的物种和参考谱图（图 9-2），方便用户进行数据库的拓展和丰富[8-9]。

相信随着相关法规及标准的完善，以及越来越多的厂商进入 MALDI-TOF 微生物鉴定领域，加上更多的数据库和软件系统的开发完善，MALDI-TOF 质谱将成为微生物鉴定有力的分析工具。

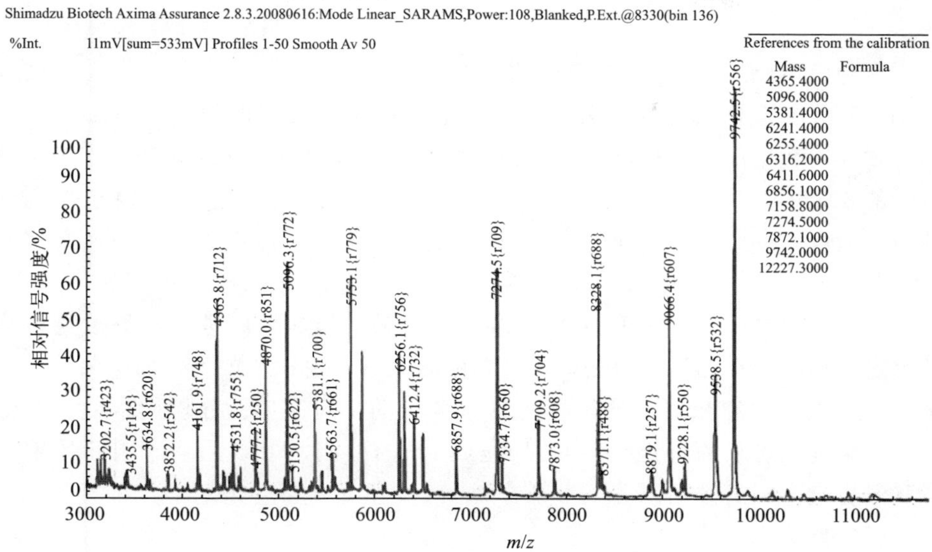


图 9-2　大肠杆菌标准菌株质谱图

# 9.2　检测实例

## 9.2.1　耐药菌鉴定

（1）应用背景

细菌可以通过多种方式抵抗抗菌药物的抑菌作用，这与细菌中产生抗生素灭活酶、抗菌药物作用靶位的改变，以及细菌外膜通透性的改变等因素有关。耐药菌可以进行细菌培养检测，在含有某种或多种抗菌药的培养基上培养细菌，如果出现了耐药性，细菌就会大量增殖，如果没有耐药性，就会被抑制或者杀死，不会出现大量增殖，所以能在这种培养基中生存的病菌就具有耐药性，属于耐药菌。抗生素不合理应用是产生耐药菌的主要原因，所以日常生活中应避免自行滥用抗生素，或长期大量使用抗生素，建议遵医嘱合理使用抗生素，以免造成耐药菌泛滥。

随着时代发展，微生物鉴定在科学研究、药品检验和微生物污染控制等领域的应用需求日益凸显。细菌鉴定的传统手段是基于生化方法，检测细菌对各种物质的代谢作用及其代谢产物，该方法耗时长、试剂贵，并且可以检测的菌种数量十分有限。MALDI-TOF 指纹图谱法因其快速简便的工作流程和强大可靠的数据处理能力，被认为是一种最有应用前景的微生物分类和鉴定方法。

每种微生物自身独特的蛋白质组成形成独特的蛋白质指纹图谱。通过MALDI-TOF质谱仪检测待测微生物的蛋白质组，将获得的指纹谱图经过数据处理并与数据库中各种已知微生物的标准指纹图谱进行比对，即可实现对微生物的鉴定。与传统方法相比，MALDI-TOF质谱法鉴定过程耗时只需几分钟，使用成本低廉，可实现3000多种微生物的鉴定，适于进行大规模菌株的准确鉴定。

本节利用岛津MALDI-TOF质谱仪结合微生物数据库进行常见耐药菌品种鉴定。通过简单的样品前处理，成功鉴定大肠杆菌、金黄色葡萄球菌等耐药菌株，结果与预期相符。分析过程具有全自动、高通量、分析成本低、速度快、结果准确可靠的特点。对常见耐药菌株的检测，可以为临床用药提供参考，避免抗生素的滥用。

（2）方法原理

使用接种环或枪头取适量培养好的单克隆细菌样品（金黄色葡萄球菌、大肠埃希氏菌、肺炎克雷伯菌、铜绿假单胞菌），均匀涂布到样品靶板上，覆盖上基质。用MALDI-TOF采集样品的质谱图，主要是细菌细胞核糖体蛋白的质谱峰。通过质谱图与数据库中标准谱图的对比检索，给出样品准确的菌种信息。

（3）样品前处理

涂布法：用接种环或枪头取适量单克隆细菌样品，在MALDI样品靶孔上涂一薄层。自然晾干后覆盖1 μL CHCA基质（10 mg/mL），自然晾干后放入MALDI-TOF仪器分析。

（4）分析仪器

基质辅助激光解吸电离-飞行时间质谱仪AXIMA-Performance。

（5）质谱分析条件

| 调谐模式 | 线性正离子模式 | 离子门阈值 | 1500 |
|---|---|---|---|
| 扫描范围 | $m/z$ 2000～20000 | 脉冲引出质量 | 8330 |
| 激光器 | 337 nm 氮气激光器 | 激光能量 | 60 |

（6）样品测定结果

各菌株典型质谱图结果如图9-3～图9-6所示。

谱图数据经软件处理后导入微生物数据库后，经数据库自动读取分析，数十秒内获得鉴定结果，详见图9-7。所得结果与预期相符。（置信度，阳性鉴定结果：≥90%，绿色（图中深灰色）；80%～89.9%，黄色（图中浅灰色）；70%～79.9%，白色（图中反白）。阴性鉴定结果：<70%）

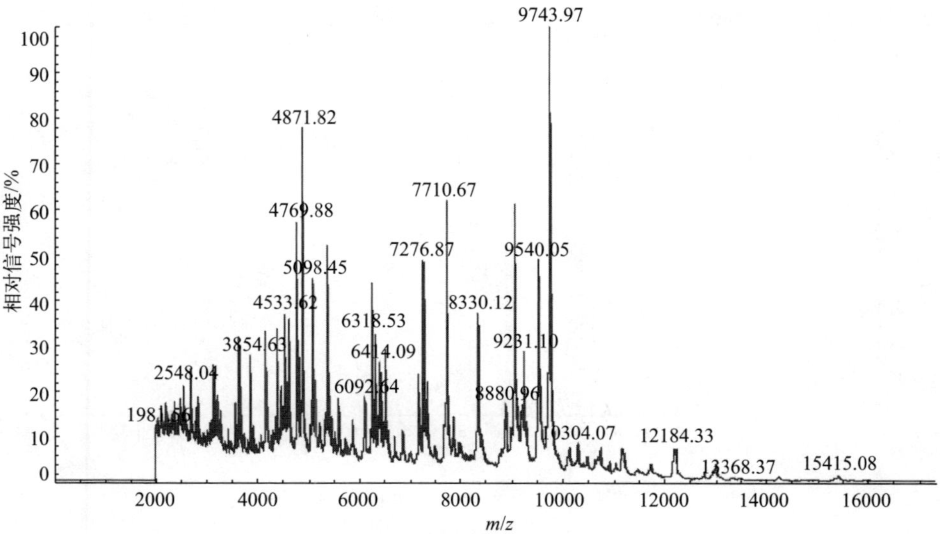


图 9-3　大肠埃希氏菌质谱图

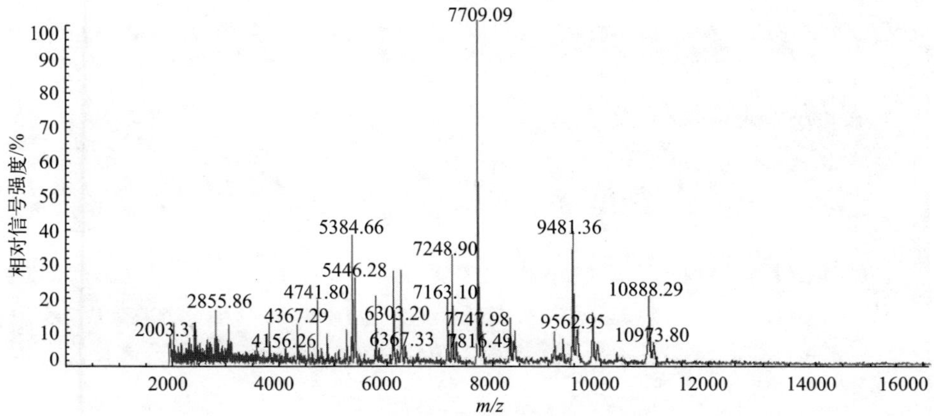


图 9-4　金黄色葡萄球菌质谱图

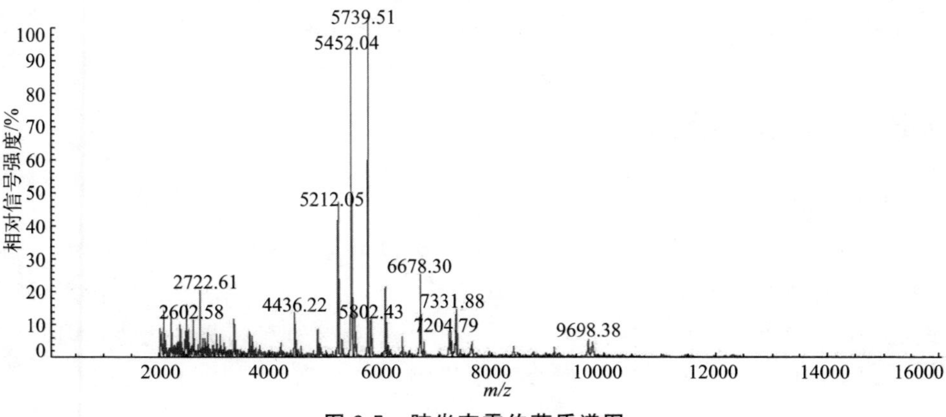


图 9-5　肺炎克雷伯菌质谱图

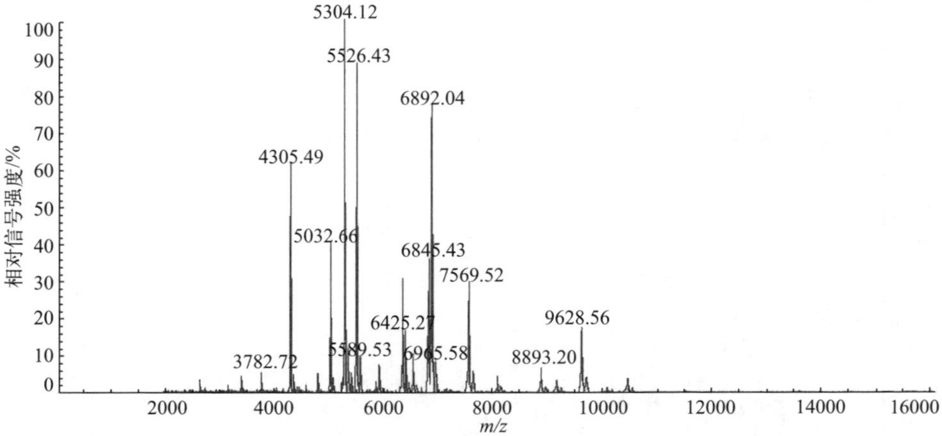


图 9-6 铜绿假单胞菌质谱图

Identified Files　For Research Use Only. Not for use in diagnostic procedures.

| acquisition time | name | sample | % | family | genus | species |
|---|---|---|---|---|---|---|
| 16 Jan 2019 21:24 | cali0073_0001_N23[c] | | 90.00 | Family I Enterobac | Escherichia | coli |
| 16 Jan 2019 21:24 | cali0073_0001_M24[c] | | 99.90 | Family I Pseudomon | Pseudomonas | aeruginosa |
| 16 Jan 2019 21:24 | cali0073_0001_M23[c] | | 84.00 | Family I Pseudomon | Pseudomonas | aeruginosa |
| 16 Jan 2019 21:24 | cali0073_0001_M21[c] | | 89.80 | Family I Pseudomon | Pseudomonas | aeruginosa |
| 16 Jan 2019 20:59 | cali0071_0002_L20[c] | | 99.90 | Family VIII Staphy | Staphylococcus | aureus |
| 16 Jan 2019 20:59 | cali0071_0002_L23[c] | | 99.90 | Family VIII Staphy | Staphylococcus | aureus |
| 16 Jan 2019 20:59 | cali0071_0002_L22[c] | | 92.00 | Family VIII Staphy | Staphylococcus | aureus |
| 16 Jan 2019 20:59 | cali0071_0002_L21[c] | | 99.90 | Family VIII Staphy | Staphylococcus | aureus |
| 16 Jan 2019 20:59 | cali0071_0002_L24[c] | | 99.90 | Family VIII Staphy | Staphylococcus | aureus |
| 16 Jan 2019 20:59 | cali0071_0002_K23[c] | | 76.50 | Family I Enterobacte | Klebsiella | pneumoniae |
| 16 Jan 2019 20:59 | cali0071_0002_K22[c] | | 81.70 | Family I Enterobac | Klebsiella | pneumoniae |
| 16 Jan 2019 20:59 | cali0071_0002_K21[c] | | 95.70 | Family I Enterobac | Klebsiella | pneumoniae |
| 16 Jan 2019 20:59 | cali0071_0002_J20[c] | | 80.00 | Family I Enterobac | Escherichia | coli |
| 16 Jan 2019 20:59 | cali0071_0002_J24[c] | | 99.90 | Family I Enterobac | Escherichia | coli |
| 16 Jan 2019 20:59 | cali0071_0002_J22[c] | | 99.90 | Family I Enterobac | Escherichia | coli |
| 16 Jan 2019 20:59 | cali0071_0002_J21[c] | | 80.60 | Family I Enterobac | Escherichia | coli |
| 16 Jan 2019 20:57 | cali0070_0002_J23[c] | | 86.80 | Family I Enterobac | Escherichia | coli |
| 16 Jan 2019 20:59 | cali0071_0002_H24[c] | | 99.90 | Family VIII Staphy | Staphylococcus | aureus |
| 16 Jan 2019 20:59 | cali0071_0002_H23[c] | | 99.90 | Family VIII Staphy | Staphylococcus | aureus |
| 16 Jan 2019 20:59 | cali0071_0002_H22[c] | | 99.90 | Family VIII Staphy | Staphylococcus | aureus |

图 9-7 微生物数据库显示鉴定结果图

## 9.2.2 霉菌鉴定

(1) 应用背景

MALDI-TOF 质谱仪近年来在微生物鉴定领域得到广泛认可，已成为微生物鉴定领域的代表性技术之一。与形态法、测序法、生化法等传统检测手段相比，微生物质谱法具有分析成本低、速度快、结果准确可靠的优势，因此目前广泛应用于临床诊断、疾控中心病原检测、食品安全、环境和分类研究等领域。

微生物质谱法是通过将未知菌种图谱与数据库中标准菌种的微生物蛋白指纹图谱进行比对分析而得到鉴定结果，结果的准确性依赖于微生物质谱数据库的完善性与可靠性。微生物质谱数据库通常包含大量细菌和酵母类真菌，对该类微生物的鉴定能力强。而霉菌是多细胞真菌的代表，对于霉菌来说，MALDI-TOF 质谱法往往存在鉴定能力不足的问题。霉菌的细胞壁比较厚，导致蛋白较难提取、前处理流程复杂，同时霉菌数据库谱图通常较少，菌种覆盖不够全面，缺少可供鉴定的比对数据。

本节用岛津 AXIMA-Performance 质谱仪结合微生物鉴定分析软件对 4 种环境中分离出的霉菌进行数据库建库和快速鉴定效果评价，建立了一种快速、有效的霉菌质谱前处理及 MALDI-TOF 鉴定方法。通过数据库的自建库功能，可以对数据库中自带标准谱图特异性不高的环境分离霉菌进行快速鉴定，扩充数据库中微生物菌种数量，提高数据库的鉴定能力。

(2) 方法原理

将 4 种不同的霉菌（*Trematosphaeria grisea* 灰马杜拉菌、*Pseudopithomyces maydicus* 假皮斯瘤座霉、*Penicillium oxalicum* 草酸青霉菌、*Pithomyces chartarum* 纸皮斯霉菌）按照样品前处理流程处理完毕，均匀点样到样品靶板上，覆盖上基质。用 MALDI-TOF 采集样品的质谱图，每个样品采集多张谱图，选取共有特征峰分别创建新的标准谱图（超级谱图）。创建完毕后，采集新的质谱图，与数据库中新建的标准谱图进行对比检索，能准确鉴定霉菌样品（图 9-8）。

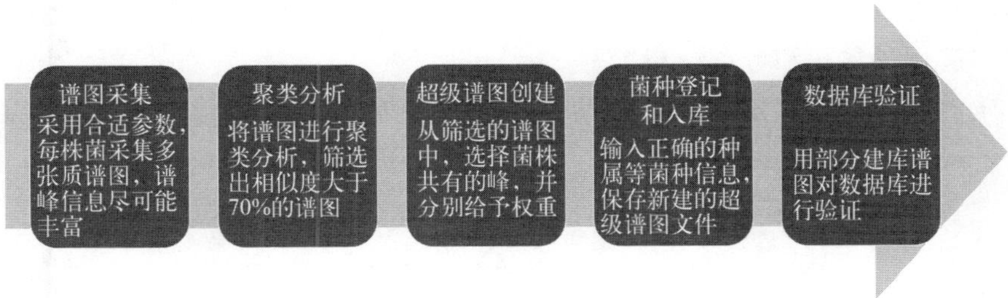


**图 9-8 自建标准谱图流程图**

(3) 样品前处理

将霉菌分离培养至纯种之后，接种至沙保氏培养基，在 30 ℃培养箱中培养 48～72 h 至刚产孢状态。在 1.5 mL 离心管中加入 300 μL 去离子水，用接种环挑取 10 mg 孢子在水中充分混匀；再加入 900 μL 乙醇，混匀；12000 r/min 离心 2 min，弃上清，将沉淀室温放置 2 min；加入 80 μL 70%甲酸溶液和适量直径 0.1 mm 的玻璃珠，在研磨棒辅助下，将菌体仔细充分研磨（若效果不佳，需重复此步骤）；再加入 80 μL 乙腈，混匀后 12000 r/min 离心 2 min，所得上清即为制备好的样品溶液。取 1 μL 样品点至靶点中心，晾干，再滴加

1 μL CHCA 基质溶液，晾干后送入质谱分析。

（4）分析仪器

基质辅助激光解吸电离-飞行时间质谱仪 AXIMA-Performance。

（5）质谱分析条件

| 调谐模式 | 线性正离子模式 | 离子门阈值 | 1500 |
|---|---|---|---|
| 扫描范围 | *m/z* 2000～20000 | 脉冲引出质量 | 8330 |
| 激光器 | 337 nm 氮气激光器 | 激光能量 | 70～120 |

（6）样品测定结果

采用聚合酶链式反应（PCR）结合基因测序方法分析 4 个菌种的核糖体转录间隔区域 ITS 序列，在 NCBI 网站应用 Blastn 对获得的基因序列进行同源性分析，利用 GenBank 中的系统发育软件自动生成系统发育树，以确认种属信息。基因测序分析获得的结果如表 9-1 所示。

**表 9-1 菌种核糖体转录间隔区域 ITS 测序结果**

| 序号 | 样本编号 | 测序结果 |
|---|---|---|
| 1 | HX-3 | *Trematosphaeria grisea* 灰马杜拉菌 |
| 2 | SX-10 | *Pseudopithomyces maydicus* 假皮斯瘤座霉 |
| 3 | TN-1 | *Penicillium oxalicum* 草酸青霉菌 |
| 4 | SX-9 | *Pithomyces chartarum* 纸皮斯霉菌 |

将分纯后的 4 个菌种样本进行传代培养后，按照上述样品前处理方法进行处理，再送入质谱进行数据采集。采集谱图后，将谱峰信息导出，用微生物鉴定软件进行自建库和鉴定分析。

质谱检测结果显示，1～4 号菌种样本均在 *m/z* 2000～20000 检测到一系列离子峰，谱峰信息较为丰富。各菌株典型质谱图如图 9-9～图 9-12 所示。

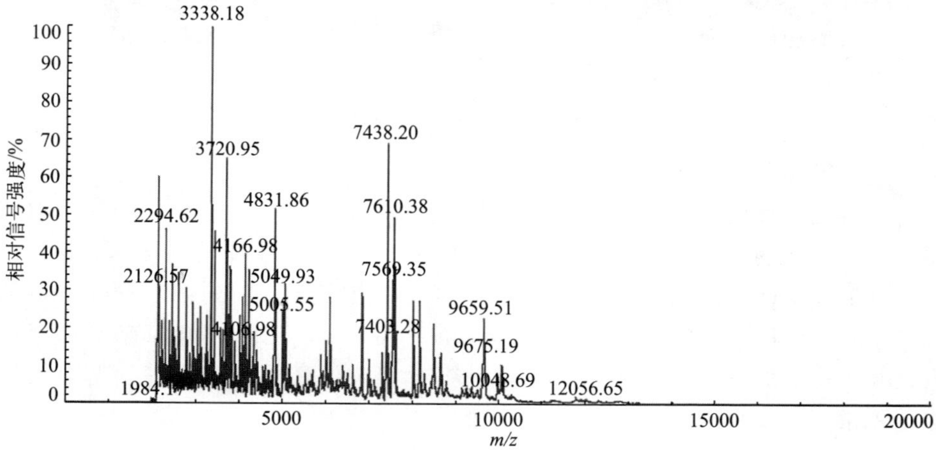


**图 9-9 1 号样本质谱图**

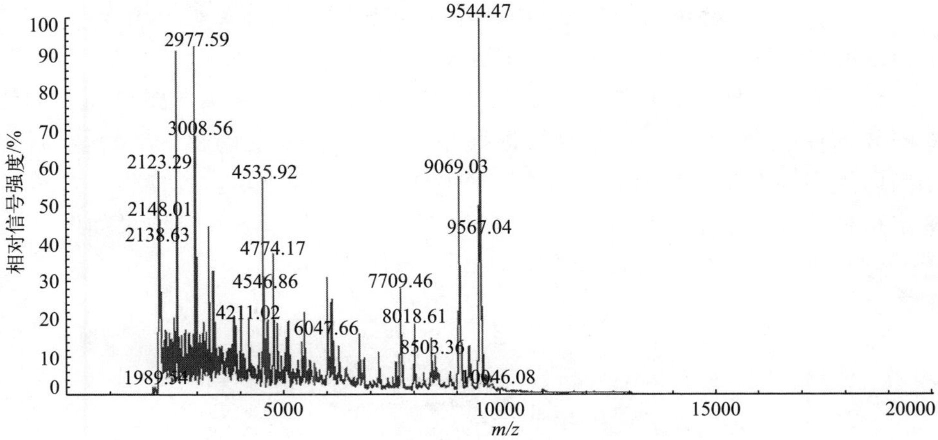


图 9-10　2 号样本质谱图

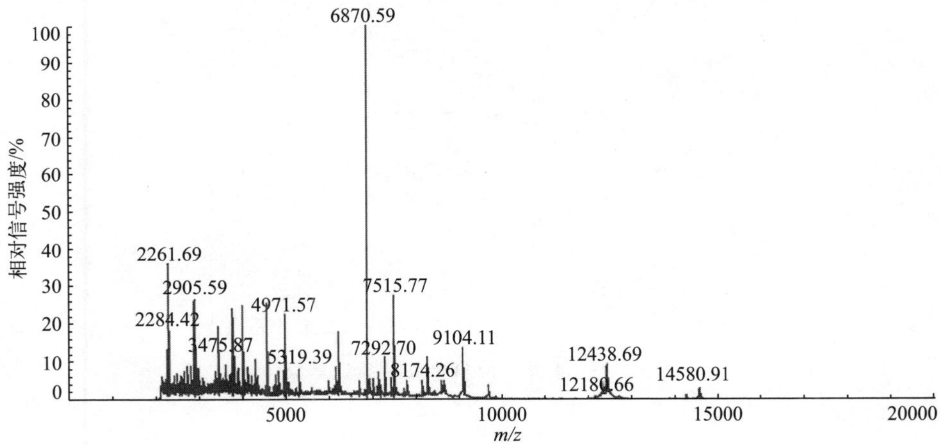


图 9-11　3 号样本质谱图

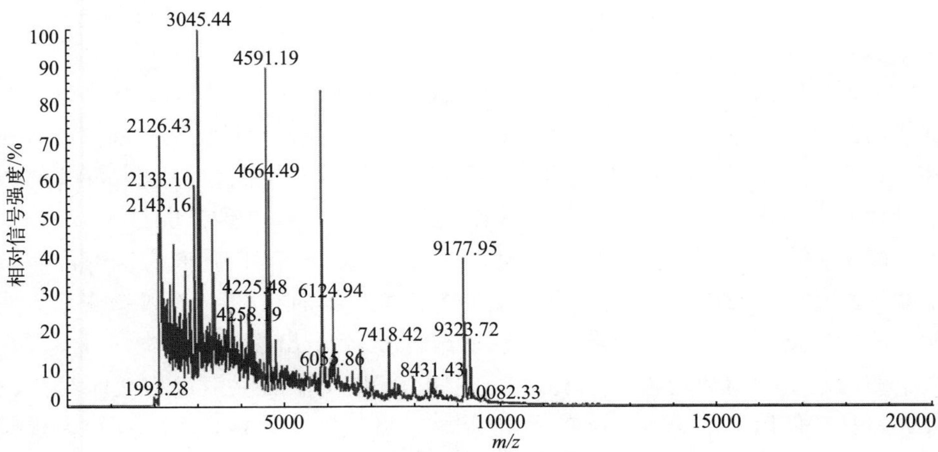


图 9-12　4 号样本质谱图

将 4 个菌种样本的谱峰信息和菌种信息按照标准建库流程（图 9-8）用微生物鉴定软件进行数据库创建，创建超级谱图。

在 4 个菌种样本完成数据库创建之后，每个样本各采集 5 张谱图，对建立的数据库进行验证。微生物数据库鉴定结果置信度阈值为 70%，高于 70%即为阳性结果。结果显示，4 个菌种样本均鉴定成功，均能得到准确的鉴定结果，置信水平均为 99.9%。1～4 号菌种样本详细鉴定结果如图 9-13 所示。

| sample | % | genus | species |
|---|---|---|---|
| 1-HX-3_01[c] | 99.9 | Trematosphaeria | grisea |
| 1-HX-3_02[c] | 99.9 | Trematosphaeria | grisea |
| 1-HX-3_03[c] | 99.9 | Trematosphaeria | grisea |
| 1-HX-3_04[c] | 99.9 | Trematosphaeria | grisea |
| 1-HX-3_05[c] | 99.9 | Trematosphaeria | grisea |
| 2-SX-10_P5[c] | 99.9 | Pseudopithomyces | maydicus |
| 2-SX-10_P6[c] | 99.9 | Pseudopithomyces | maydicus |
| 2-SX-10_P7[c] | 99.9 | Pseudopithomyces | maydicus |
| 2-SX-10_P8[c] | 99.9 | Pseudopithomyces | maydicus |
| 2-SX-10_P9[c] | 99.9 | Pseudopithomyces | maydicus |
| 3-TN1_K1[c] | 99.9 | Penicillium | oxalicum |
| 3-TN1_K2[c] | 99.9 | Penicillium | oxalicum |
| 3-TN1_K3[c] | 99.9 | Penicillium | oxalicum |
| 3-TN1_K4[c] | 99.9 | Penicillium | oxalicum |
| 3-TN1_K5[c] | 99.9 | Penicillium | oxalicum |
| 4-SX-9_L3[c] | 99.9 | Pithomyces | chartarum |
| 4-SX-9_L4[c] | 99.9 | Pithomyces | chartarum |
| 4-SX-9_L5[c] | 99.9 | Pithomyces | chartarum |
| 4-SX-9_L6[c] | 99.9 | Pithomyces | chartarum |
| 4-SX-9_L7[c] | 99.9 | Pithomyces | chartarum |

**图 9-13　4 种霉菌自建库后验证结果**

## 9.2.3　食源性致病菌鉴定

（1）应用背景

细菌鉴定的传统手段是基于生化方法，检测细菌对各种物质的代谢反应及其代谢产物，该方法耗时长、试剂贵，并且检测的菌种数量比较有限，通常在几百种。MALDI-TOF 指纹图谱法因其快速简便的工作流程和强大可靠的数据处理能力，被认为是一种最有应用前景的微生物分类和鉴定方法。

MALDI-TOF 用于微生物鉴定时，通过 MALDI-TOF 质谱仪检测待测微生物的肽/蛋白指纹谱图，将实际检测的未知微生物的肽/蛋白指纹谱图和数据库中的标准谱图进行匹配检索，通过打分算法最后给出鉴定结果，即可实现对微生物的鉴定。与传统方法相比，MALDI-TOF 质谱法鉴定过程耗时只需数分钟，日常使用成本低廉，可实现 3000 多种微生物的鉴定，适于进行大规模菌株的准确鉴定。

唐菖蒲伯克霍尔德菌又名椰毒假单胞菌，是我国学者于1977年发现的一种高致死性的食源性致病菌。可产生米酵菌酸和毒黄素，其中的米酵菌酸是一种小分子脂肪酸，可抑制线粒体膜的通透性，引起细胞代谢障碍，从而导致食物中毒和死亡。2020年10月黑龙江鸡西“酸汤子”中毒事件，9名中毒者全部死亡，即与米酵菌酸有关。因此对该菌的快速鉴定十分必要。

本节利用岛津飞行时间质谱仪 AXIMA iDPlus Assurance，结合微生物数据库，进行产米酵菌酸的唐菖蒲伯克霍尔德菌鉴定。通过乙醇甲酸提取法进行样品前处理，使用质谱仪采集唐菖蒲伯克霍尔德菌标准菌株的谱图，导入微生物数据库，创建唐菖蒲伯克霍尔德菌的超级谱图。通过将实际样品的谱图与创建的唐菖蒲伯克霍尔德菌超级谱图的数据库进行比对，成功鉴定了引起米酵菌酸食物中毒的唐菖蒲伯克霍尔德菌，结果与预期相符。

（2）方法原理

将培养好的唐菖蒲伯克霍尔德菌样品按照乙醇甲酸提取法进行前处理，然后均匀点样到样品靶板上，覆盖上基质。用 MALDI-TOF 采集样品的质谱图，采集多张谱图，选取质谱图的共有特征峰创建新的标准谱图（超级谱图）。创建完毕后，将采集的新质谱图与数据库中新建的标准谱图对比检索，即可准确鉴定唐菖蒲伯克霍尔德菌样品。

（3）样品前处理

用接种环或枪头取适量单克隆细菌样品，加入300 μL水，振荡混匀，再加入900 μL无水乙醇，振荡混匀。12000 r/min高速离心2 min，弃去上清。加入50 μL 70%甲酸，振荡混匀，再加入50 μL乙腈，振荡混匀，12000 r/min高速离心2 min。用移液器取1 μL上清液点样到 MALDI-TOF 专用靶板上，自然晾干。随后覆盖1 μL CHCA 基质（5 mg/mL），干燥后放入 MALDI-TOF 仪器中分析。

（4）分析仪器

基质辅助激光解吸电离飞行时间质谱仪 AXIMA $iD^{Plus}$ Assurance。

（5）质谱分析条件

| | | | |
|---|---|---|---|
| 调谐模式 | 线性正离子模式 | 离子门阈值 | 1500 |
| 扫描范围 | $m/z$ 2000～20000 | 脉冲引出质量 | 8330 |
| 激光器 | 337 nm 氮气激光器 | 激光能量 | 70～80 |

（6）样品测定结果

唐菖蒲伯克霍尔德菌的典型质谱图如图9-14所示。

谱图数据经软件处理后，导入微生物数据库检索。微生物数据库鉴定结果置信度阈值为70%，高于70%即为阳性结果。检索结果见图9-15，与数据库自带的超级谱图自动匹配分析，无匹配结果（白底，0%）。可能是微生物数据

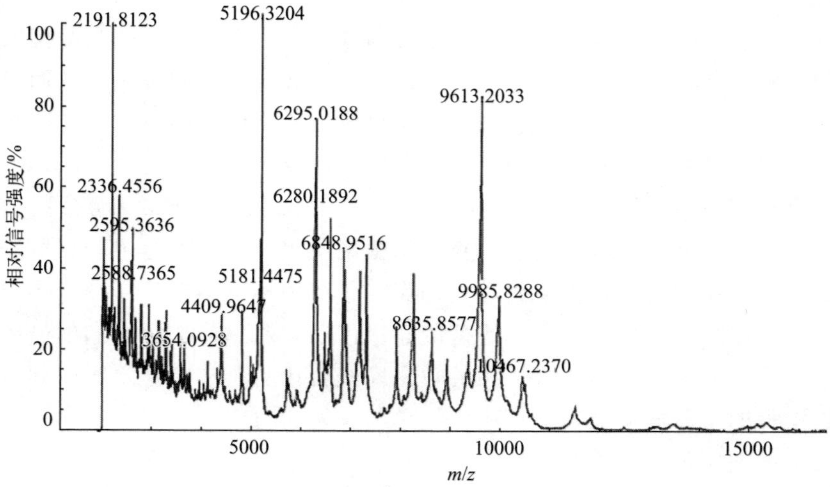


图 9-14 唐菖蒲伯克霍尔德菌质谱图

库开始建库时使用的是欧洲菌株，数据库中唐菖蒲伯克霍尔德菌的超级谱图与本地菌株匹配时特异性不够造成的。

将本地采集的 8 株唐菖蒲伯克霍尔德菌的质谱数据导入数据库，使用聚类分析功能，筛选出在 8 株菌中均出现的具有特异性的质谱峰，给每个特异性质谱峰赋予一定的权重，生成一张具有本地特色的超级谱图。构建新的超级谱图后，再次采集数据导入数据库匹配检索（图 9-15），均成功鉴定（灰底，99.9%），所得结果与预期相符。

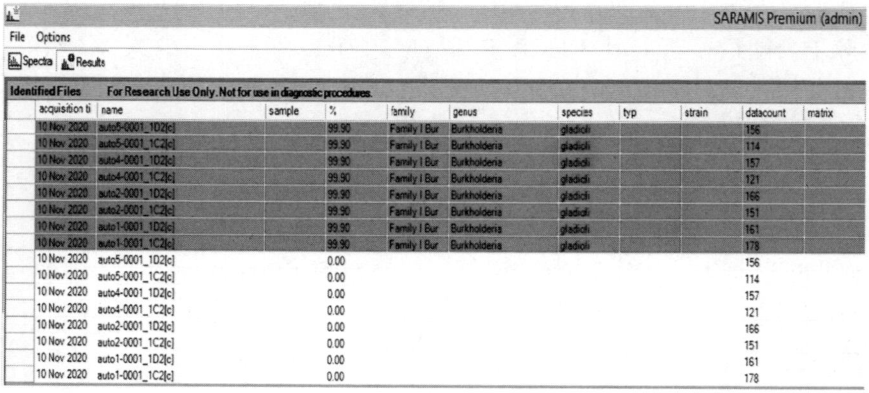
SARAMIS Premium (admin)
File Options
Spectra Results
Identified Files For Research Use Only. Not for use in diagnostic procedures.

| acquisition ti | name | sample | % | family | genus | species | typ | strain | datacount | matrix |
|---|---|---|---|---|---|---|---|---|---|---|
| 10 Nov 2020 | auto5-0001_1D2[c] | | 99.90 | Family I Bur | Burkholderia | gladioli | | | 156 | |
| 10 Nov 2020 | auto5-0001_1C2[c] | | 99.90 | Family I Bur | Burkholderia | gladioli | | | 114 | |
| 10 Nov 2020 | auto4-0001_1D2[c] | | 99.90 | Family I Bur | Burkholderia | gladioli | | | 157 | |
| 10 Nov 2020 | auto4-0001_1C2[c] | | 99.90 | Family I Bur | Burkholderia | gladioli | | | 121 | |
| 10 Nov 2020 | auto2-0001_1D2[c] | | 99.90 | Family I Bur | Burkholderia | gladioli | | | 166 | |
| 10 Nov 2020 | auto2-0001_1C2[c] | | 99.90 | Family I Bur | Burkholderia | gladioli | | | 151 | |
| 10 Nov 2020 | auto1-0001_1D2[c] | | 99.90 | Family I Bur | Burkholderia | gladioli | | | 161 | |
| 10 Nov 2020 | auto1-0001_1C2[c] | | 99.90 | Family I Bur | Burkholderia | gladioli | | | 178 | |
| 10 Nov 2020 | auto5-0001_1D2[c] | | 0.00 | | | | | | 156 | |
| 10 Nov 2020 | auto5-0001_1C2[c] | | 0.00 | | | | | | 114 | |
| 10 Nov 2020 | auto4-0001_1D2[c] | | 0.00 | | | | | | 157 | |
| 10 Nov 2020 | auto4-0001_1C2[c] | | 0.00 | | | | | | 121 | |
| 10 Nov 2020 | auto2-0001_1D2[c] | | 0.00 | | | | | | 166 | |
| 10 Nov 2020 | auto2-0001_1C2[c] | | 0.00 | | | | | | 151 | |
| 10 Nov 2020 | auto1-0001_1D2[c] | | 0.00 | | | | | | 161 | |
| 10 Nov 2020 | auto1-0001_1C2[c] | | 0.00 | | | | | | 178 | |

图 9-15 微生物数据库显示鉴定结果图

白底：新建超级谱图前，0%；灰底：新建超级谱图后，99.9%

## 参考文献

[1] Dubois D, Grare M, Prere M F, et al. Performances of the VITEK MS matrix-assisted laser desorption ionization-time of flight mass spectrometry system for rapid identification of bacteria in routine clinical microbiology[J]. Journal of Clinical Microbiology, 2012, 50 (8) :2568-2576.

[2] Wieser A, Schneider L, Jun J J, et al. MALDI-TOF MS in microbiological diagnostics: Identification of microorganisms and beyond[J]. Applied Microbiology & Biotechnology, 2012, 93(3) : 965-974.

[3] van Belkum A, Welker M, Pincus D, et al. Matrix-assisted laser desorption ionization time-of-flight mass spectrometry in clinical microbiology: What are the current issues? [J]. Annals of Laboratory Medicine, 2017, 37(6):475-483.

[4] 全国生化检测标准化技术委员会. GB/T 33682—2017 基质辅助激光解析电离飞行时间质谱鉴别微生物方法通则[S]. 北京:中国标准出版社,2017.

[5] 胡继红,马筱玲,王辉,等. MALDI-TOF MS 在临床微生物鉴定中标准化操作专家共识[J]. 中华检验医学杂志,2019(4):241-249.

[6] 刘瑛,李敏,吴文娟,等. MALDI-TOF MS 病原体鉴定质量保证专家共识[J]. 中华检验医学杂志,2018,41(8):567-570.

[7] 罗燕萍,徐英春,王辉,等. 自建 MALDI-TOF MS 微生物鉴定数据库专家共识[J]. 中华检验医学杂志,2019,42(6):414-419.

[8] 王伟,赵红阳,卢行安,等. 基质辅助激光解吸电离飞行时间质谱技术对阪崎克罗诺杆菌的鉴定及溯源[J]. 中国食品卫生杂志,2018,30(2):567-570.

[9] 魏超,代晓航,郭灵安,等. MALDI-TOF MS 对草莓中铜绿假单胞菌和黏质沙雷氏菌的检测[J]. 食品科学技术学报,2018,36(4):105-110.

# 第10章

# 质谱在诊断标志物检测中的应用

## 10.1 引言

生物标志物（biomarker）是指可以标记系统、器官、组织、细胞及亚细胞结构或功能的改变或可能发生的改变的生化指标[1]，具有非常广泛的用途。生物标志物可用于疾病诊断、判断疾病分期或者评价新药或新疗法在目标人群中的安全性及有效性。对于疾病研究，生物标志物一般是指可供客观测定和评价的普通生理或病理或治疗过程中的某种特征性的生化指标，通过对它的测定可以获知机体当前所处的生物学过程的进程。检查一种疾病特异性的生物标志物，对于疾病的鉴定、早期诊断及预防、治疗过程中的监控可能起到辅助作用。寻找和发现有价值的生物标志物已经成为目前研究的一个重要内容。

阿尔茨海默病（AD）是一种与衰老相关的进行性发展的神经系统退行性疾病，主要表现为学习记忆障碍、认知能力下降、语言功能减弱等[2]。β-淀粉样蛋白（amyloid-β，Aβ）是由淀粉样前体蛋白（amyloid precursor protein，APP）经β-分泌酶和γ-分泌酶的蛋白水解作用而产生的含有39～43个氨基酸的多肽，被广泛用于AD的早期诊断。已有很多研究指出Aβ的沉积不仅与神经元的退行性病变有关，而且可以激活一系列病理事件，包括星形胶质细胞和小胶质细胞的激活、血脑屏障的破坏和微循环的变化等，是AD病人脑内老年斑周边神经元变性和死亡的主要原因[3-4]。

胰岛素样生长因子（insulin-like growthfactor-1，IGF-1）亦称生长介素，是一种小肽类激素结构，与胰岛素原相似，其分子质量为7.6 kDa。IGF-1的重要作用之一是介导生长激素（GH）在外周靶器官组织的促生长作用。血清IGF-1的测定具有重要的临床意义，随着对IGF-1的不断探索，其在临床中的应用逐渐扩大。最初IGF-1的测定主要用于矮小儿童、成人生长激素缺乏症以及肢端肥大症的诊断，监测儿童和成人GH替代的疗效及安全性，监测肢端肥大症的治疗反应。大量流行病学研究发现，IGF-1与肺癌、乳腺癌等多种肿瘤相关，提示血清IGF-1可能是肿瘤监测的指标之一。此外，有研究发现系统性硬皮病患者血清IGF-1和IGFBP-3水平升高，提示IGF系统可能参与了系统性硬皮病的发病机制。

人体内同型半胱氨酸是一个重要的人体健康诊断标志物。血同型半胱氨酸水平明显升高，可诊断“高同型半胱氨酸血症”，它是卒中等心脑血管病的危险因素，尤其是还伴有高血压病史。同时血同型半胱氨酸还是动脉粥样硬化的主要危险因子，并可引发多种疾病，因为它可影响还原型谷胱甘肽的合成与功能，对正常肝脏功能产生负面作用，所以有学者认为这个指标对诊断慢性肝病的特异性和敏感性较常规检测好。

糖化血红蛋白（HbA1c）不仅是WHO及一些国家专业学术团体推荐的糖尿病诊断标准，也是糖尿病血糖控制目标，以及评价糖尿病治疗方案有效性的指标。与血糖监测相比，HbA1c检测有一定的优势，HbA1c没有短期波动，其结果相对稳定且在一天的任意时间段都可以检测。国际上主要的标准化检测方法是美国糖化血红蛋白标准化计划（NGSP）制定的HPLC法及国际临床化学协会（IFCC）制定的HPLC-MS法。

1,5-脱水葡萄糖醇（1,5-anhydroglucitol，1,5-AG）与葡萄糖结构类似，为六碳糖醇[5]。人体内1,5-AG主要来源于饮食[6]，在肠道中被吸收，并分布到各种器官和组织中[7]。在身体健康的状态下，各组织间1,5-AG浓度值趋于稳定状态[8]。当发生糖尿病，血糖高于肾阈值时，会竞争性地抑制1,5-AG在肾小管的重吸收，导致尿中1,5-AG浓度增加，血清中含量降低[9]。研究显示，1,5-AG对血糖的变化极其敏感，可以实时反映血糖的变化，因此1,5-AG可以作为一种短期血糖控制的标志。

在细胞线粒体中，甲基丙二酸（MMA）是丙酸向琥珀酸（SA）转化过程的代谢中间体。其中甲基丙二酰变位酶催化MMA重排为SA，而维生素$B_{12}$作为甲基丙二酰变位酶的一个不可或缺的辅酶，其缺乏将导致机体中MMA水平增加。此外，维生素$B_{12}$在红细胞形成和维护神经机能中起到重要作用，其缺乏可导致造血和神经系统紊乱，此类疾病可通过早期诊断而及时治疗。然而，血清或血浆中维生素$B_{12}$含量并不能完全反映机体组织中维生素$B_{12}$水平，常出现机体维生素$B_{12}$缺乏但血中含量仍然正常。此外，维生素$B_{12}$对光敏感，稳定性较差。MMA稳定性比维生素$B_{12}$好，更为重要的是当机体维生

素 $B_{12}$ 出现早期缺乏时，MMA 立刻随之增加，而此时血液中维生素 $B_{12}$ 含量未出现变化。因此，血清中 MMA 含量是指示机体维生素 $B_{12}$ 是否缺乏的重要生物标志物[10]。

血清甘油三酯（triglyceride，TG）是一项重要的临床血脂常规检测指标，随着对甘油三酯导致动脉硬化作用的深入研究，甘油三酯作为冠心病的独立危险因素越来越受到重视。通常成年人空腹 TG＞1.70 mmol/L 可诊断为高脂血症，TG 出现升高可表示为血脂异常[11]。甘油三酯的检测指标可对脂质代谢紊乱及有关疾病的诊断提供许多信息。流行病学调查显示，甘油三酯的升高与心血管疾病和心肌梗死相关，严重的高甘油三酯常常与糖尿病、心脏病、慢性肾炎等一系列病症有关，这些疾病大多是继发性疾病[12]。

草酸是自然界中最简单的二羧酸，外源性草酸主要来源于绿叶植物如菠菜、芹菜、茶叶等，主要以草酸钙的形式存在于肠道，人体吸收很少；内源性草酸主要来源于维生素 C 和乙醛酸的代谢，由于人体不能进一步代谢草酸，如浓度过高，其不能有效从尿液排出，就会导致其在包括肾组织在内的软组织中沉积，从而引发如间质性肾炎、肾结石、肾钙化、关节炎、软骨钙化等各器官炎症、纤维化和功能障碍等各种疾病。

C 反应蛋白（C-reactive protein，CRP）是存在于血清中的多聚体蛋白，分子质量约为 11.8 kDa，它由五个相同的亚基通过非共价键聚合而形成对称的环状结构。CRP 由肝脏细胞合成，以响应巨噬细胞和脂肪细胞释放的因子，激活补体和增强吞噬作用，是最强的急性期反应蛋白之一。当人类受到感染性疾病侵害时，CRP 浓度水平急剧增高，且无特异性，增高的水平往往与炎症的严重程度成正比，受药物因素、生理因素的影响较小。因此，CRP 水平可用来观察和评估抗生素的疗效。此外，CRP 也是心血管疾病最强的危险指标，最新的研究表明，CRP 可作为冠心病的一个独立标志物，其浓度分别对应于低（＜1 μg/mL）、中（1～3 μg/mL）、高（＞3 μg/mL）水平的心血管疾病风险[13]。鉴于 CRP 重要的临床意义，CRP 检测格外受到重视。

本章将介绍使用临床质谱检测以上诊断标志物含量的方法，供分析人员参考。

## 10.2 检测案例

### 10.2.1 β-淀粉样蛋白的检测

（1）标准溶液制备

标准品储备液的配制：使用 1％氨水将 Aβ1-42 和 Aβ1-40 标准品及内标溶

解配制成一定浓度的标准品储备液。

标准曲线的配制：取 Aβ1-42 和 Aβ1-40 标准品储备液，用乙腈-水-氨水的混合溶液将储备液稀释成 1 μg/mL 的混合标准溶液，再用人工脑脊液将混合标准溶液稀释为标准系列工作溶液，浓度分别为 0.1 ng/mL、0.2 ng/mL、0.4 ng/mL、0.8 ng/mL、2 ng/mL、5 ng/mL、10 ng/mL、20 ng/mL。

内标工作液配制：取 Aβ1-42 和 Aβ1-40 内标准品储备液，用乙腈-水-氨水混合溶液将内标准品储备液稀释为 100 ng/mL 内标工作液。

(2) 分析仪器

LCMS-8050 CL 三重四极杆质谱仪。

(3) MRM 色谱图（见图 10-1）

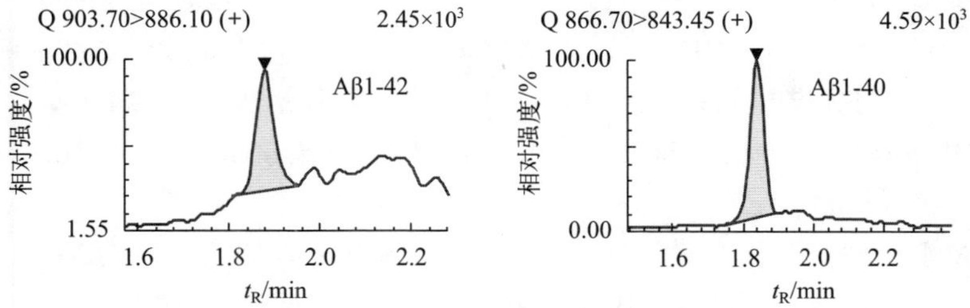


图 10-1 标准曲线最低点 MRM 色谱图

(4) 分析性能

① 线性：内标法制作标准曲线，Aβ1-42 和 Aβ1-40 在标准曲线浓度范围内线性相关系数均大于 0.998，见表 10-1。

表 10-1 标准曲线结果

| 化合物 | 线性范围/(ng/mL) | 相关系数 | 准确度/% |
|---|---|---|---|
| Aβ1-42 | 0.2～20.0 | 0.998 | 94.4～108.6 |
| Aβ1-40 | 0.1～20.0 | 0.999 | 96.3～103.9 |

② 精密度：取 0.2 ng/mL 混合标准溶液，连续进样 6 次，保留时间和峰面积的相对标准偏差（RSD）分别为 0.14%和 8.89%。

③ 准确度：人工脑脊液中添加低、中、高三个不同浓度的标准溶液作为质控品，每个浓度的质控品平行处理三份，质控测定结果回收率在 93.1%～105.0%之间，平行处理三次的相对标准偏差在 1.0%～4.8%之间。

(5) 样品检测结果

样品来源：临床脑脊液样品，结果见表 10-2。

表 10-2 临床样品测定结果 单位：ng/mL

| 化合物 | 样品 1 | 样品 2 |
|---|---|---|
| Aβ1-42 | 0.22 | N. D. |
| Aβ1-40 | 1.06 | 1.32 |

## 10.2.2 胰岛素样生长因子的检测

### 10.2.2.1 固相萃取法

（1）标准溶液制备

用纯水溶解配制 100 μg/mL IGF-1 储备液，分装，－80 ℃冻存，待用。取其中一份储备液用 50％甲醇水溶液逐级稀释成浓度为 0.2 μg/mL、0.5 μg/mL、1 μg/mL、2.5 μg/mL、5 μg/mL、10 μg/mL、16 μg/mL、20 μg/mL 的标准溶液和浓度为 0.3 μg/mL、6 μg/mL、15 μg/mL 的质控溶液。分别取标准溶液各浓度 5 μL 加入 95 μL 人空白血浆中，依次配制成浓度为 10 ng/mL、25 ng/mL、50 ng/mL、125 ng/mL、250 ng/mL、500 ng/mL、800 ng/mL、1000 ng/mL 的标准样品；分别取三个不同浓度质控溶液 5 μL 加入 95 μL 人空白血浆中，依次配制成浓度为 15 ng/mL、300 ng/mL、750 ng/mL 的质控样品。

用纯水溶解配制浓度为 100 μg/mL 的 $^{15}$N-IGF-1 储备液，分装，－80 冻存，待用。将配制好的 $^{15}$N-IGF-1 储备液用 50％甲醇水溶液稀释为 5 μg/mL 内标溶液，待用。

（2）样品前处理

a. 取人血清样品 100 μL，加入内标溶液 20 μL，涡旋混匀；

b. 加入 100 μL 8mol/L 尿素溶液，涡旋混匀，室温静置 15 min；

c. 加入 200 μL 20 ℃预冷的乙腈（含 5％乙酸），涡旋混匀，14000 r/min 离心 5 min；

d. 吸取 300 μL 上清液与 900 μL 5％氨水溶液混匀；

e. 吸取混合液加入已活化的 96 孔固相萃取板中，用 200 μL 5％氨水溶液和 200 μL 5％甲醇水溶液进行清洗除杂，再用 50 μL 60％甲醇水溶液（含 2％甲酸）洗脱两次。收集全部洗脱溶液至 96 孔板中涡旋混匀，进样分析。

（3）分析仪器

LCMS-8050 CL 三重四极杆质谱仪。

（4）分析条件

① 液相色谱条件

| | |
|---|---|
| 色谱柱 | ACQUITY UPLC Peptide CSH C8（100 mm×2.1 mm I.D.，1.7 μm） |
| 流动相 | A 相，0.1％甲酸水溶液；B 相，0.1％甲酸乙腈溶液 |
| 流速 | 0.4 mL/min |
| 柱温 | 55 ℃ |
| 进样量 | 10 μL |

洗脱方式　　梯度洗脱，B相初始浓度为20%，时间程序见表10-3

**表 10-3　梯度洗脱时间程序**

| 时间/min | 模块 | 控制 | 值/% |
|---|---|---|---|
| 2.50 | 泵 | B泵浓度 | 30 |
| 3.50 | 泵 | B泵浓度 | 50 |
| 3.51 | 泵 | B泵浓度 | 95 |
| 4.00 | 泵 | B泵浓度 | 95 |
| 4.01 | 泵 | B泵浓度 | 20 |
| 5.00 | 控制器 | 停止 | |

② 质谱条件

| | | | |
|---|---|---|---|
| 分析仪器 | LCMS-8050 CL | DL温度 | 250 ℃ |
| 离子源 | ESI(+) | 加热模块温度 | 400 ℃ |
| 雾化气流速 | 2.0 L/min | 干燥气流速 | 10.0 L/min |
| 加热气流速 | 10.0 L/min | 扫描模式 | 多反应监测(MRM) |
| 接口温度 | 300 ℃ | MRM参数 | 见表10-4 |

**表 10-4　MRM 参数**

| 名称 | 英文简称 | 前体离子 $m/z$ | 产物离子 $m/z$ | Q1 Pre Bias/V | CE/V | Q3 Pre Bias/V |
|---|---|---|---|---|---|---|
| 胰岛素样生长因子-1 | IGF-1 | $1093.5^{7+}$ | 1093.5① | −44 | −37 | −34 |
| | | | 1196.4 | −42 | −40 | −38 |
| 胰岛素样生长因子-1内标 | IGF-1-IS | $1106.9^{7+}$ | 1106.9① | −42 | −15 | −40 |
| | | | 1211.2 | −42 | −35 | −40 |

① 表示定量离子。

(5) MRM色谱图（见图10-2）

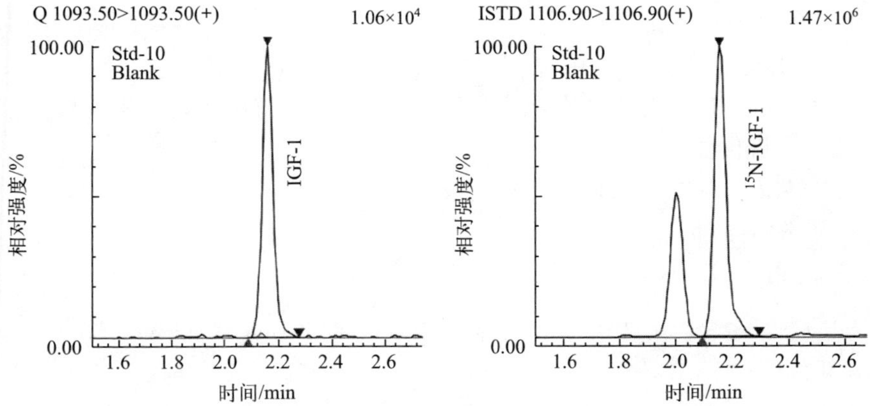


图 10-2　标准品（10 ng/mL）及空白样品MRM色谱图

（6）分析性能

① 线性：内标法制作标准曲线，在标准曲线浓度范围内线性相关系数大于0.9961。

② 精密度及准确度：取低、中、高三浓度质控样品，每个样品平行制备6份，质控品测定结果与理论值接近，均在理论值的±20%范围内，样品平行制备6份进样分析，测定结果RSD在2.13%～6.72%之间。

#### 10.2.2.2 蛋白沉淀法

（1）标准溶液制备

用纯水溶解配制100 μg/mL IGF-1储备液，用50%甲醇水溶液逐级稀释成浓度为156.15 ng/mL、312.5 ng/mL、625 ng/mL、1250 ng/mL、2500 ng/mL、5000 ng/mL、10000 ng/mL、20000 ng/mL的工作溶液。分别取标准工作溶液5 μL加入95 μL人空白血浆中，依次配制成浓度为7.8125 ng/mL、15.625 ng/mL、31.25 ng/mL、62.5 ng/mL、125 ng/mL、250 ng/mL、500 ng/mL、1000 ng/mL的标准样品；分别取三个不同浓度工作溶液5 μL加入95 μL人空白血浆中，依次配制成浓度为15.625 ng/mL、62.5 ng/mL、500 ng/mL的质控样品。

用纯水溶解配制浓度为100 μg/mL的$^{15}$N-IGF-1储备液，用50%甲醇水溶液稀释为200 ng/mL内标溶液。

（2）样品前处理

a. 取人血浆样品100 μL，加入内标溶液20 μL，涡旋混匀；

b. 加入150 μL 50%三氟乙醇水溶液，涡旋混匀；

c. 加入200 μL 20%乙腈丙酮溶液（含5%乙酸），涡旋混匀；

d. 4000 r/min离心10 min；

e. 吸取200 μL上清液加入1600 μL冰乙醇，混匀置于−20 ℃放置45 min；

f. 4000 r/min离心30 min；

g. 将上清液倒出，用1600 μL冰乙醇清洗沉淀；

h. 取100 μL 10%乙腈水溶液（含1%甲酸）溶解沉淀，上机分析。

（3）分析仪器

LCMS-8050 CL三重四极杆质谱仪。

（4）分析条件

① 液相色谱条件

| | |
|---|---|
| 色谱柱 | ACQUITY UPLC Peptide CSH C8（100 mm×2.1 mm I.D.，1.7 μm） |
| 流动相 | A相，0.1%甲酸水溶液；B相，0.1%甲酸乙腈溶液 |
| 流速 | 0.4 mL/min |
| 柱温 | 55 ℃ |

进样量　　10 μL

洗脱方式　　梯度洗脱，B 相初始浓度为 20%，时间程序见表 10-5

**表 10-5　梯度洗脱时间程序**

| 时间/min | 模块 | 控制 | 值/% |
|---|---|---|---|
| 2.50 | 泵 | B 泵浓度 | 30 |
| 3.50 | 泵 | B 泵浓度 | 50 |
| 3.51 | 泵 | B 泵浓度 | 95 |
| 4.00 | 泵 | B 泵浓度 | 95 |
| 4.01 | 泵 | B 泵浓度 | 20 |
| 5.00 | 控制器 | 停止 | |

② 质谱条件

| | | | |
|---|---|---|---|
| 分析仪器 | LCMS-8050 CL | DL 温度 | 250 ℃ |
| 离子源 | ESI(+) | 加热模块温度 | 400 ℃ |
| 雾化气流速 | 2.0 L/min | 干燥气流速 | 10.0 L/min |
| 加热气流速 | 10.0 L/min | 扫描模式 | 多反应监测(MRM) |
| 接口温度 | 300 ℃ | MRM 参数 | 见表 10-6 |

**表 10-6　MRM 参数**

| 名称 | 英文名 | 前体离子 $m/z$ | 产物离子 $m/z$ | Q1 Pre Bias/V | CE/V | Q3 Pre Bias/V |
|---|---|---|---|---|---|---|
| 胰岛素样生长因子-1 | IGF-1 | $1093.5^{7+}$ | 1093.5① | −44 | −37 | −34 |
| | | | 1196.4 | −42 | −40 | −38 |
| 胰岛素样生长因子-1 内标 | IGF-1-IS | $1106.9^{7+}$ | 1106.9① | −42 | −15 | −40 |
| | | | 1211.2 | −42 | −35 | −40 |

① 表示定量离子。

(5) MRM 色谱图（见图 10-3）

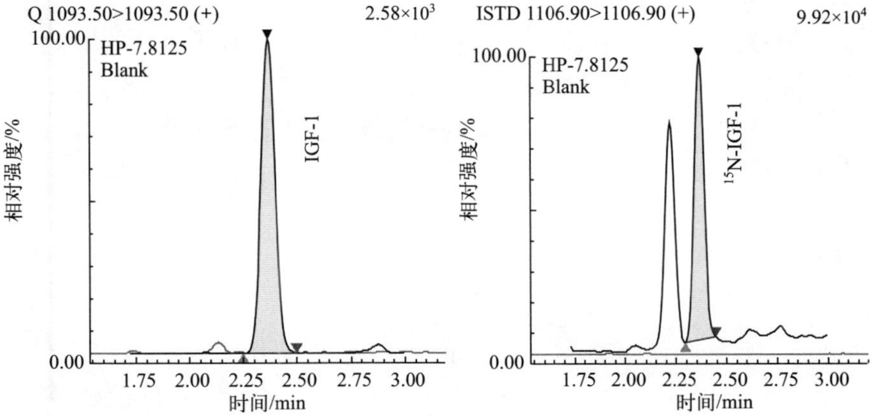


**图 10-3　标准样品（7.8125 ng/mL）及空白样品谱图**

(6) 分析性能

① 线性：内标法制作标准曲线，在 7.8125～1000 ng/mL 标准曲线浓度范围内线性相关系数大于 0.9963，准确度在 88.5%～109.6%。

② 准确度和精密度：取低、中、高三浓度质控样品，每个样品平行制备 6 份，质控品测定结果与理论值接近，均在理论值的±20%范围内，样品平行制备 6 份进样分析，测定结果 RSD 在 2.12%～6.73%之间。

### 10.2.3 同型半胱氨酸的检测

(1) 试剂盒信息

使用同型半胱氨酸检测试剂盒（液相色谱-串联质谱法，上海复星长征公司）。该试剂盒包含以下部分。

内标液：DL-同型半胱氨酸-$d_4$（6 mL，浓度为 5 μmol/L）；

标准物质：3 个水平的标准样品（250 μL，浓度分别为 50 μmol/L、150 μmol/L、450 μmol/L）；

质控品：1 个水平的质控品（250 μL，浓度为 200 μmol/L）；

还原剂：1,4-二硫苏糖醇（0.277 g，使用前准确加入 6 mL 纯水稀释备用）；

蛋白沉淀剂：三氯醋酸［6 mL，浓度为 15%（*w*/*v*）］；

稀释液：小牛血浆水溶液（1 mL）。

(2) 标准样品、质控品制备

取 5 μL 标准样品或质控品于 1.5 mL 离心管中，分别加入 45 μL 稀释液、50 μL 内标液、50 μL 还原剂，混匀，室温放置 30 min 后，加入 50 μL 蛋白沉淀剂，涡旋混合 30 s，高速离心（15000 r/min）3 min，吸取上清液供色谱进样分析。（对照品浓度相当于 5 μmol/L、15 μmol/L、45 μmol/L；质控品浓度相当于 20 μmol/L。）

样品制备：取 50 μL 样品于 1.5 mL 离心管中，分别加入 50 μL 内标、50 μL 还原剂，混匀，室温放置 30 min 后，加入 50 μL 蛋白沉淀剂，涡旋混合 30 s，高速离心（15000 r/min）3 min，吸取上清液供色谱进样分析。

(3) 分析仪器

LCMS-8040 CL 三重四极杆质谱仪。

(4) 分析条件

① 液相色谱条件

| | |
|---|---|
| 色谱柱 | Shim-pack GIST（2.1 mm I.D. ×100 mm，2.0 μm） |
| 流动相 | A 相，0.02%甲酸水溶液；B 相，0.02%甲酸甲醇溶液 |
| 流速 | 0.32 mL/min |

| | |
|---|---|
| 柱温 | 40 ℃ |
| 进样量 | 1 μL |
| 洗脱方式 | 等度洗脱，90∶10（体积比） |
| 分析时间 | 2.5 min |

② 质谱条件

| | | | |
|---|---|---|---|
| 分析仪器 | LCMS-8040 CL | DL 温度 | 250 ℃ |
| 离子源 | ESI(+) | 加热模块温度 | 400 ℃ |
| 雾化气流速 | 3.0 L/min | 干燥气流速 | 10.0 L/min |
| 扫描模式 | 多反应监测(MRM) | MRM 参数 | 见表 10-7 |

**表 10-7 化合物信息及 MRM 参数**

| 名称 | CAS 号 | 前体离子 $m/z$ | 产物离子 $m/z$ | Q1 Pre Bias/V | CE/V | Q3 Pre Bias/V |
|---|---|---|---|---|---|---|
| HCY | 454-29-5 | 136.00 | 90.00 | −12.0 | −10.0 | −18.0 |
| HCY-$D_4$ | — | 140.00 | 94.00 | −12.0 | −10.0 | −18.0 |

（5）MRM 色谱图（见图 10-4）

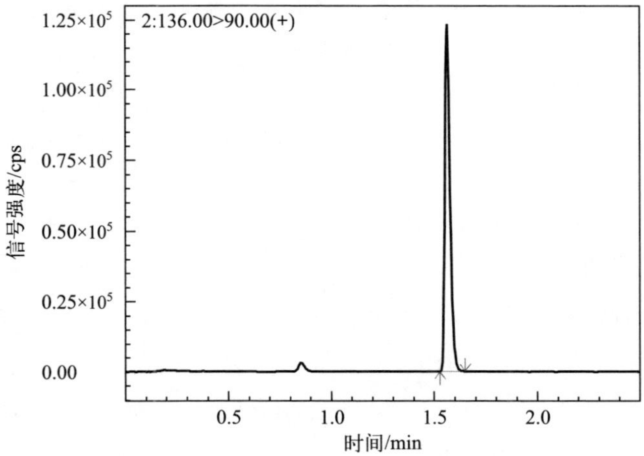


**图 10-4 标准样品 MRM 色谱图（浓度为 45 μmol/L）**

（6）分析性能

① 线性：内标法制作标准曲线，在 5～45 μmol/L 浓度范围内线性相关系数均大于 0.999。

② 精密度：用含 1%甲酸的 10%乙腈溶液配制 40 pg/mL 混合标准溶液，连续进样 6 次，保留时间和峰面积的相对标准偏差（RSD）分别为 0.28%和 6.41%。

③ 准确度：人血清样品中添加两个不同浓度的标准溶液，每个浓度的加标样品平行处理三份，两个不同浓度加标回收率在 99.2%～107.5%之间，平行处理三次的相对标准偏差在 0.33%～8.45%之间。

## 10.2.4 糖化血红蛋白的检测

（1）标准溶液制备

将 HbA1c 浓度为 0%、3.029%、6.191%、9.601%、13.199%、17.192%的标准液、质控品、样品，解冻后 8000 r/min 离心 2 min，用纯水稀释 100 倍待测。

（2）标准品、样品前处理

均按照 IFCC 推荐的前处理方法进行样品制备；新鲜的血液采用 EDTA 抗凝，取 1.5 mL 血液 8 ℃ 3000 r/min 离心 10 min，弃去血浆，用 10 mL 盐水洗涤沉淀 2 次。10 mL 盐水溶液混溶，37 ℃孵育细胞 4 h。弃去上清，用 1.0 mL 水混匀细胞。计算总血红蛋白浓度，与等量的 50 mmol/L β-吗啉乙磺酸混合，将总血红蛋白稀释至 50 mg/mL。加 NaOH（4mol/L）调整 pH 至 6.2。3000 r/min 离心 20 min 去除细胞碎片。加入 50 μL 内切蛋白酶 Glu-C，约 1 mg 总血红蛋白溶解在 500 μL 消化液中。轻轻盖上瓶盖，37 ℃孵育，轻微摇动 18 h，形成糖基化的和未糖基化的 β 链 N 末端六肽。−20 ℃冷冻 2 h 终止蛋白水解。解冻样本，8000 r/min 离心 2 min，取上清液进样分析。

（3）分析仪器

LCMS-8045 三重四极杆质谱仪。

（4）分析条件

① 液相色谱条件

| | |
|---|---|
| 色谱柱 | Shim-pack GISS（2.1 mm I.D.×50 mm，1.9 μm） |
| 流动相 | A 相，0.1%甲酸水溶液；B 相，0.1%甲酸乙腈溶液 |
| 流速 | 0.5 mL/min |
| 柱温 | 50 ℃ |
| 进样量 | 0.5 μL |
| 洗脱方式 | 梯度洗脱，B 相初始浓度为 5%，时间程序见表 10-8 |

**表 10-8 梯度洗脱程序**

| 时间/min | 模块 | 控制 | 值/% |
|---|---|---|---|
| 1.00 | 泵 | B 泵浓度 | 8 |
| 2.50 | 泵 | B 泵浓度 | 28 |
| 2.51 | 泵 | B 泵浓度 | 95 |

续表

| 时间/min | 模块 | 控制 | 值/% |
|---|---|---|---|
| 4.00 | 泵 | B泵浓度 | 95 |
| 4.01 | 泵 | B泵浓度 | 5 |
| 6.50 | 控制器 | 停止 | |

② 质谱条件

| | | | |
|---|---|---|---|
| 分析仪器 | LCMS-8045 | DL温度 | 200 ℃ |
| 离子源 | ESI(＋) | 加热模块温度 | 400 ℃ |
| 雾化气流速 | 3.0 L/min | 干燥气流速 | 10.0 L/min |
| 加热气流速 | 10.0 L/min | 扫描模式 | 多反应监测(MRM) |
| 接口温度 | 300 ℃ | MRM参数 | 见表10-9 |

**表10-9　MRM参数**

| 化合物 | 英文名称 | MRM离子对 $m/z$ | Q1 Pre Bias/V | CE /V | Q3 Pre Bias/V |
|---|---|---|---|---|---|
| 糖化血红蛋白(HbA1c) | glycated hemoglobin | 429.2>245.0 | −22 | −18 | −25 |
| 非糖化血红蛋白(HbA0 IS) | non-glycated hemoglobin | 348.2>70.05 | −18 | −29 | −17 |

(5) MRM色谱图（见图10-5）

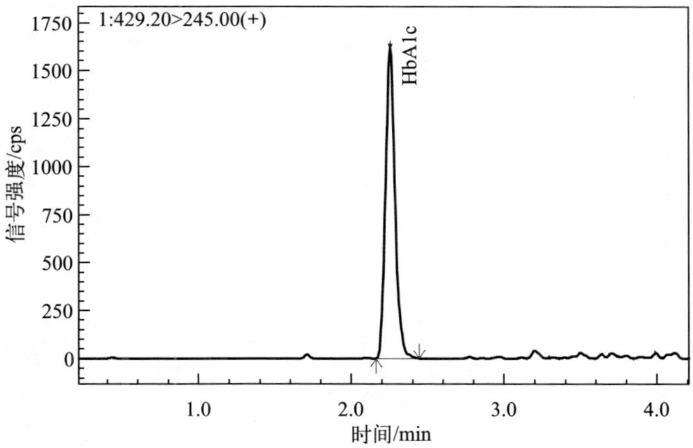


**图10-5　HbA1c标准点2（3.029%）色谱图**

(6) 分析性能

① 线性：内标法制作标准曲线，标准曲线浓度范围内线性相关系数大于0.999，标准曲线结果见表10-10。

**表10-10　HbA1c标准曲线结果**

| 物质名称 | 线性范围/% | 准确度/% | 相关系数 $R$ |
|---|---|---|---|
| HbA1c | 0～17.192 | 98.6～101.3 | 0.9998 |

② 精密度及准确度：将 $QC_1$、$QC_2$ 用纯水稀释 100 倍，各平行测定 6 次，保留时间和峰面积的相对标准偏差（RSD）分别小于 0.92%和 2.13%；测量值与靶值的相对误差小于 0.60%。

（7）样品检测结果

样品来源：健康人血液样品。

将提供的实际样品，用纯水稀释 100 倍，直接进样测定，结果如表 10-11 所示。

**表 10-11　21 份样品中 HbA1c 测定结果**

| 样品编号 | NGSP HbA1c 含量/% | IFCC HbA1c 含量/(mmol/mol) |
|---|---|---|
| Sample 1 | 3.364 | 13.249 |
| Sample 2 | 4.274 | 23.196 |
| Sample 3 | 6.930 | 52.230 |
| Sample 4 | 10.424 | 90.424 |
| Sample 5 | 6.323 | 45.595 |
| Sample 6 | 5.282 | 34.215 |
| Sample 7 | 7.560 | 59.117 |
| Sample 8 | 11.203 | 98.940 |
| Sample 9 | 3.202 | 11.478 |
| Sample 10 | 4.329 | 23.798 |
| Sample 11 | 5.186 | 33.166 |
| Sample 12 | 6.158 | 43.791 |
| Sample 13 | 9.399 | 79.220 |
| Sample 14 | 3.946 | 19.611 |
| Sample 15 | 3.636 | 16.222 |
| Sample 16 | 5.335 | 34.794 |
| Sample 17 | 6.600 | 48.623 |
| Sample 18 | 7.359 | 56.920 |
| Sample 19 | 5.362 | 35.090 |
| Sample 20 | 7.847 | 62.254 |
| Sample 21 | 4.121 | 21.524 |

注：NGSP 为美国糖化血红蛋白标准化计划；IFCC 为国际临床化学协会；单位换算公式：$Y_{NGSP}=0.09148X_{IFCC}+2.152$。

## 10.2.5　1,5-脱水葡萄糖醇的检测

（1）试剂盒信息

使用1,5-脱水葡萄糖醇检测试剂盒（液相色谱-串联质谱法，上海复星长征公司）。该试剂盒包含以下部分：

标准物质：3个水平的标准样品（1.5 mL，浓度分别为1 mg/L、10 mg/L、50 mg/L）；

质控品：1个水平的质控品（1.5 mL，浓度为15mg/L）；

沉淀剂（含内标）：$^{13}C_6$-1,5-脱水葡萄糖醇（4.8 mL，浓度为20mg/L）。

（2）CLAM参数设置

样品自动前处理程序具体操作为：

① 吸取20 μL甲醇活化过滤管，准备上样；

② 吸取标准物质、质控品或血清样品20 μL上样；

③ 吸取沉淀剂10 μL及甲醇70 μL至过滤管进行沉淀蛋白；

④ 转速2400 r/min振摇90 s；

⑤ 使用−60～−50 kPa的负压抽滤过滤管150 s；

⑥ 吸取80 μL纯水至接收管；

⑦ 接收管转速1200 r/min振摇30 s；

⑧ 接收管转移至液相自动进样器，进样2 μL。详见图10-6。

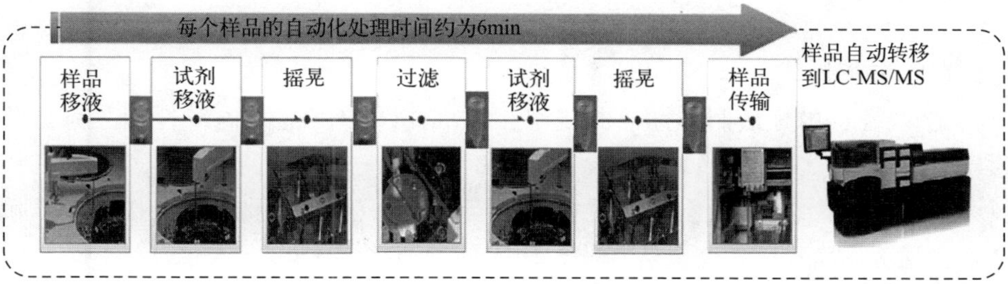


图10-6 CLAM-2000在线自动前处理过程

（3）分析仪器

LCMS-8050三重四极杆质谱仪，在线自动前处理仪CLAM-2000。

（4）分析条件

① 液相色谱条件

| | |
|---|---|
| 色谱柱 | Shim-pack GIST（2.1 mm I.D.×100 mm，2 μm） |
| 流动相 | A相，水；B相，乙腈 |
| 流速 | 0.2 mL/min |
| 柱温 | 40 ℃ |
| 进样量 | 2 μL |
| 洗脱方式 | 梯度洗脱，B相初始浓度为10%，时间程序见表10-12 |

表 10-12　液相梯度洗脱时间程序

| 时间/min | 模块 | 控制 | 值/% |
| --- | --- | --- | --- |
| 2.00 | 泵 | B 泵浓度 | 80 |
| 2.50 | 泵 | B 泵浓度 | 80 |
| 2.51 | 泵 | B 泵浓度 | 10 |
| 5.00 | 控制器 | 停止 | |

② 质谱条件

| | | | |
| --- | --- | --- | --- |
| 分析仪器 | LCMS-8050 CL | DL 温度 | 250 ℃ |
| 离子源 | ESI(－) | 加热模块温度 | 450 ℃ |
| 雾化气流速 | 3.0 L/min | 干燥气流速 | 10.0 L/min |
| 加热气流速 | 10.0 L/min | 扫描模式 | 多反应监测(MRM) |
| 接口温度 | 300 ℃ | MRM 参数 | 见表 10-13 |

表 10-13　MRM 优化参数

| 化合物 | 英文简称 | CAS 号 | 前体离子 $m/z$ | 产物离子 $m/z$ | Q1 Pre Bias/V | CE/V | Q3 Pre Bias/V |
| --- | --- | --- | --- | --- | --- | --- | --- |
| 1,5-脱水葡萄糖醇 | 1,5-AG | 154-58-5 | 163.00 | 101.00 | 28.0 | 12.0 | 16.0 |
| 1,5-脱水葡萄糖醇-$^{13}C_6$ | 1,5-AG-$^{13}C_6$ | — | 169.00 | 105.00 | 28.0 | 12.0 | 16.0 |

(5) 分析性能

① 线性：内标法制作标准曲线，在标准曲线浓度范围内线性相关系数均大于 0.99。

② 准确度：对试剂盒中的质控品进行分析，测定结果与靶值接近，准确度平均值为 99.92%，完全落在质控样本的靶值范围之内。

(6) 样品检测结果

样品来源：健康人血清样品，结果见表 10-14。

表 10-14　血清样品浓度

| 样品 | 测定浓度/(mg/L) |
| --- | --- |
| Sample-001 | 31.41 |
| Sample-002 | 18.94 |
| Sample-003 | 16.44 |

## 10.2.6　甲基丙二酸的检测

(1) 标准溶液制备

称取 4.0 g BSA 溶于 100 mL PBS，配制 4% BSA 溶液作为血清的替代基质溶液，用于绘制标准工作曲线。用甲醇配制浓度为 50 mmol/L 的 MMA 标准储备液，随后用甲醇将标准储备液逐级稀释成浓度为 2.0 μmol/L、4.0 μmol/L、8.0 μmol/L、16.0 μmol/L、32.0 μmol/L、64.0 μmol/L、128.0 μmol/L 的标准工作液。取 10 μL 标准工作液加入 990 μL 替代基质溶液，依次配制成不同浓度溶液用于绘制标准曲线。用甲醇配制浓度为 10 mmol/L 的 MMA-$D_3$ 内标储备液，再用甲醇稀释至浓度至 10 μmol/L 的内标工作液。

（2）标准品、样品前处理

萃取溶液配制：1 mL 磷酸溶于 29 mL 甲基叔丁醚。

取 990 μL 样品于 1.5 mL 离心管中，加入 10 μL 内标溶液，涡旋溶解。再取出 200 μL 样品＋800 μL 萃取溶液，涡旋萃取收集有机层，氮吹干后，用 100 μL 乙腈复溶，10000 r/min 离心 15 min，取上清液进样分析。

（3）日内精密度和准确度考察

一天内制备 4 批不同浓度（LOQ、MOQ 和 HOQ）的样本，每批当中不同浓度的样品平行处理 5 个。样品进样分析后，统计精密度变异系数（CV）和准确度。

（4）日间精密度和准确度考察

每天制备 2 批不同浓度（LOQ、MOQ 和 HOQ）的样本，每批当中不同浓度的样品平行处理 5 个，连续考察 3 天。统计精密度变异系数（CV）和准确度。

（5）分析仪器

LCMS-8050 三重四极杆质谱仪。

（6）分析条件

① 液相色谱条件

| | |
|---|---|
| 色谱柱 | PC HILIC（2.0 mm I.D.×150 mm，5 μm） |
| 流动相 | A 相，水；B 相，乙腈（含 0.1%甲酸） |
| 流速 | 0.5 mL/min |
| 柱温 | 55 ℃ |
| 进样量 | 10 μL |
| 洗脱方式 | 梯度洗脱，B 相初始浓度为 98%，时间程序见表 10-15 |

**表 10-15　梯度洗脱时间程序**

| 时间/min | 模块 | 控制 | 值/% |
|---|---|---|---|
| 0.80 | 泵 | B 泵浓度 | 98 |
| 2.50 | 泵 | B 泵浓度 | 10 |
| 3.50 | 泵 | B 泵浓度 | 10 |
| 3.60 | 泵 | B 泵浓度 | 98 |
| 5.50 | 控制器 | 停止 | |

② 质谱条件

| 分析仪器 | LCMS-8050 CL | DL 温度 | 180 ℃ |
|---|---|---|---|
| 离子源 | ESI(－) | 加热模块温度 | 400 ℃ |
| 雾化气流速 | 3.0 L/min | 干燥气流速 | 10.0 L/min |
| 加热气流速 | 10.0 L/min | 扫描模式 | 多反应监测(MRM) |
| 接口温度 | 400 ℃ | MRM 参数 | 见表 10-16 |

**表 10-16　MRM 参数**

| 名称 | CAS 号 | 前体离子 $m/z$ | 产物离子 $m/z$ | Q1 Pre Bias/V | CE/V | Q3 Pre Bias/V |
|---|---|---|---|---|---|---|
| MMA | 516-05-2 | 116.85 | 55.05① | 10.0 | 23.0 | 19.0 |
| | | | 73.05 | 10.0 | 23.0 | 13.0 |
| $MMA\text{-}D_3$ | — | 120.00 | 58.05① | 10.0 | 23.0 | 19.0 |
| | | | 76.05 | 10.0 | 23.0 | 13.0 |

① 表示定量离子对。

（7）MRM 色谱图（见图 10-7）

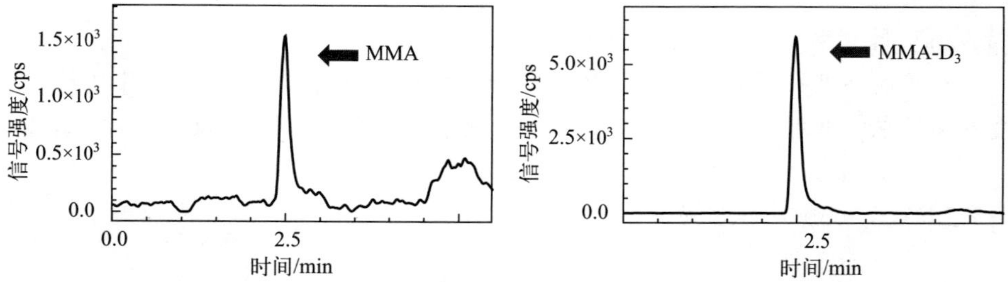


**图 10-7　替代基质中 MMA（20 nmol/L）及其内标物（100 nmol/L）的 MRM 色谱图**

（8）分析性能

① 替代基质与血清基质一致性验证：考虑到正常人血清中含有一定量的 MMA，空白血清样品经处理分析后，检测到一定量的 MMA（图 10-8）。因此不宜使用空白血清配制 MMA 用于绘制标准曲线，而考虑用 4% BSA 溶液作为血清的替代基质溶液。在此，需要对替代基质与血清基质进行一致性验证。

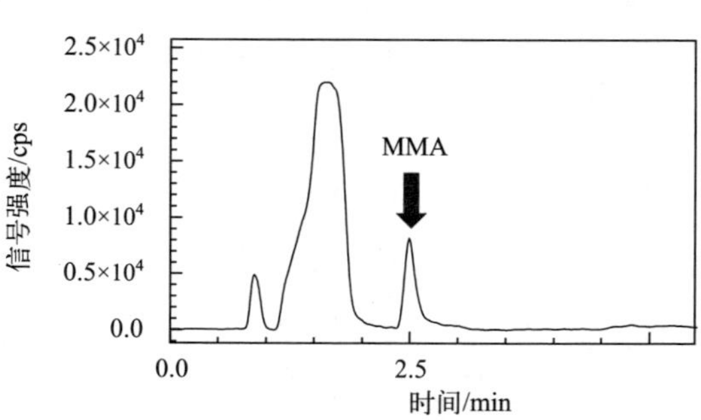


**图 10-8　空白血清样品分析结果**

替代基质标准曲线和血清标准曲线的比较：4% BSA 溶液配制的替代基质标准曲线和血清基质标准曲线相比，曲线斜率基本相当（表 10-17，图 10-9）。此外，依据标准加入法外推得到 $X$ 轴负截距，可以计算出血清中 MMA 的含量为 79.2 nmol/L。

**表 10-17 替代基质标准曲线和血清基质标准曲线比较**

| 目标物 | 标准曲线 | |
|---|---|---|
| | 4% BSA | 血清 |
| MMA | $Y=0.0119918X-0.0170014$ | $Y=0.0116135X+0.920102$ |

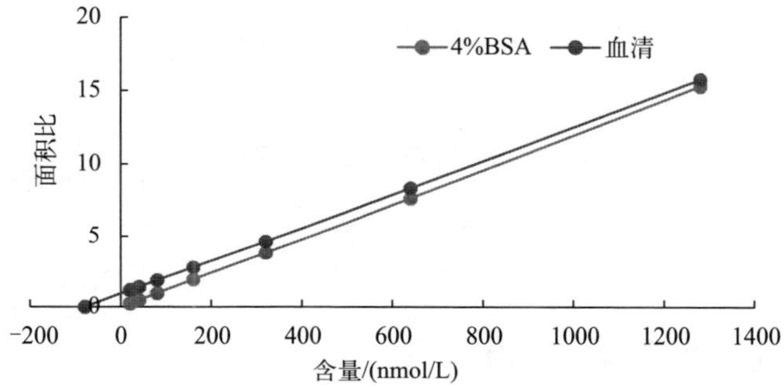


**图 10-9 MMA 替代基质标准曲线和 MMA 血清基质标准曲线比较**

替代基质标准曲线测定血清及血清加标样品中 MMA 含量：制备血清及血清加标样品（加入 MMA 浓度为 20 nmol/L、160 nmol/L 和 1000 nmol/L），各浓度样品平行处理 6 份，进样分析后根据替代基质标准曲线计算目标物浓度。使用替代基质标准曲线测定各组样品，其检测均值和理论值相对误差均<15%，变异系数<15%。

替代基质稀释血清基质：采用替代基质稀释血清基质，分别测定不同稀释倍数下得到的空白基质中内源性物质 MMA 的浓度，该浓度与理论值的偏差在接受范围内（相对误差均<15%，变异系数<15%）。

小结：在血清中 MMA 的检测实验中，4% BSA 溶液和血清配制的标准曲线，二者斜率基本一致。替代基质标准曲线测定血清和血清加标样品，检测结果与理论值偏差在可接受范围内。此外，采用替代基质稀释血清，对不同稀释倍数下样品的测定结果，仍然表现出良好的准确度和精密度。因此，4% BSA 溶液作为血清替代基质，可用于配制 MMA 标准曲线或质控样品。

② 线性：内标法制作标准曲线，MMA 在标准曲线浓度范围内线性相关系数大于 0.997。

③ 日内精密度和准确度：用替代基质配制低、中、高三个浓度的样品，即 LOQ（40 nmol/L）、MOQ（300 nmol/L）和 HOQ（1000 nmol/L）。在同一天内，共处理 4 批样品，同一批次中 LOQ、MOQ 和 HOQ 各处理 5 个。

④ 日间精密度和准确度：每天处理 1 批样品，同一批次中 LOQ、MOQ 和 HOQ 各处理 7 个，连续 3 天。

小结：LOQ、MOQ 和 HOQ 的日内精密度及准确度范围分别为 2.7%～7.3%和 87.8%～113.0%，日间精密度及准确度分别为 5.4%～7.0%和 87.4%～112.3%。

⑤ 携带污染率验证：制备高浓度样品（H，1280 nmol/L）和低浓度样品（L，20 nmol/L）各 1 例。连续测定 H 样品 3 次，得到的浓度值（nmol/L）分别为 H1、H2、H3；再测定 L 样品 3 次，得到的浓度值（nmol/L）分别为 L1、L2、L3。依据公式：携带污染率＝|(L1－L3)/(H3－L3)|×100%，计算得到污染率。MMA 的计算携带污染率为 0.13%，表明高浓度样品分析不会造成携带污染，结果见表 10-18。

**表 10-18　携带污染率考察结果**

| H1 | H2 | H3 | L1 | L2 | L3 | 携带污染率 |
|---|---|---|---|---|---|---|
| 1280.0 | 1271.6 | 1224.3 | 18.2 | 18.3 | 19.8 | 0.13% |

## 10.2.7　甘油三酯的检测

（1）样品溶液制备

取样品0.1 mL，加入1 mL含200 mg/dL内标的冲洗液(0.5 mol/L氢氧化钠乙醇溶液)

↓ 涡旋混匀后，50℃水浴30 min

加入 0.8 mL盐酸混匀，再加入1.5 mL四氯化碳混匀

↓ 4000 r/min离心10 min

取0.2 mL上清液于2 mL安瓿瓶中，加入2 mL丙酮

↓ 涡旋，4000 r/min离心10 min

取上清液0.8 mL于2 mL样品瓶中，50 ℃氮吹，残渣加入0.1 mL MTBSTFA和0.1 mL乙腈

↓ 密封混匀，60 ℃反应30 min，冷却

GC-MS分析

（2）标准溶液制备

用去离子水稀释甘油，配制成浓度为 50mg/dL、100mg/dL、200mg/dL、

300mg/dL 和 400mg/dL 的校准工作溶液，－20 ℃冰箱保存。去离子水稀释$^{13}$C 甘油，配制成浓度为 400mg/dL 的工作液，置于－4 ℃冰箱中保存。按照样品前处理步骤，处理标准溶液。

（3）分析仪器

气相色谱质谱联用仪：GCMS-QP2020 NX。

（4）分析条件

| | |
|---|---|
| 色谱柱 | SH-Rxi-1 ms（30 m×0.25 mm×0.25 μm） |
| 进样方式 | 分流进样 |
| 进样口温度 | 250 ℃ |
| 柱温程序 | 60 ℃（2 min）－25 ℃/min－300 ℃（3 min） |
| 载气控制方式 | 恒线速度（35.7 cm/s） |
| 分流比 | 20∶1 |
| 离子源温度 | 200 ℃ |
| 接口温度 | 250 ℃ |
| 采集方式 | SIM（碎片离子见表 10-19） |

**表 10-19　甘油及$^{13}$C 甘油衍生产物选择离子信息**

| 序号 | 化合物 | 保留时间/min | 定量离子 $m/z$ | 定性离子 $m/z$ |
|---|---|---|---|---|
| 1 | 甘油衍生产物 | 10.14 | 89 | 171,377 |
| 2 | 甘油衍生产物-$^{13}$C | 10.14 | 90 | 174,380 |

（5）色谱图

见图 10-10。

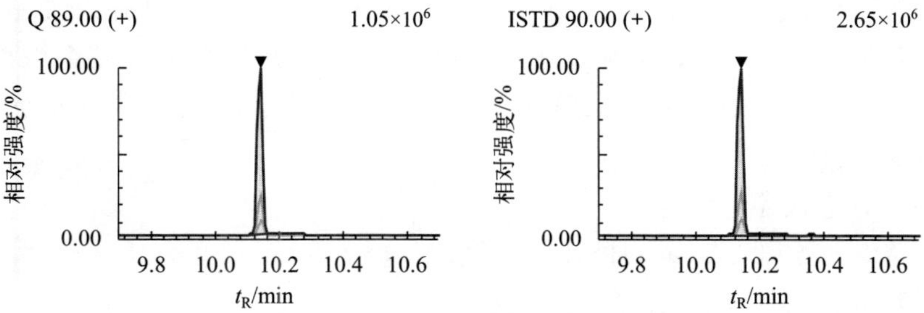


**图 10-10　甘油及$^{13}$C 甘油衍生产物质量色谱图**

（6）分析性能

① 线性：内标法制作标准曲线，在标准曲线浓度范围内线性相关系数均大于 0.998。

② 精密度：分别取 50mg/dL 和 100mg/dL 标准品衍生产物连续进样 6 次，峰面积相对标准偏差（RSD）为 3.36%、4.59%。

③ 准确度：在 80mg/dL、160mg/dL 和 320mg/dL 加标水平下，甘油衍

生产物回收率在95.07%～133.35%之间。

## 10.2.8 血浆中草酸的检测

(1) 标准溶液制备

精确称取草酸，用0.1%盐酸水溶液配制成系列浓度的工作液备用。具体浓度见表10-20。

表 10-20 工作液浓度信息 单位：ng/mL

| 溶液编号 | L1 | L2 | L3 | L4 | L5 | L6 | L7 |
|---|---|---|---|---|---|---|---|
| 草酸浓度 | 50 | 200 | 400 | 1000 | 2000 | 4000 | 10000 |

(2) 标准曲线样品前处理方法

取95 μL纯水，加入5 μL草酸工作液、10 μL浓盐酸，加入100 μL纯水混匀，12000 r/min离心5 min；取100 μL上清液加入100 μL邻苯二胺水溶液（1 g/mL），混匀后于125 ℃衍生90 min；取出室温冷却后加入500 μL甲醇沉淀，涡旋60 s后，12000 r/min离心10 min，取300 μL上清液，进样1 μL。

质控样品前处理方法：制备方法与标准曲线样品相同，配制浓度为5 ng/mL、20 ng/mL、200 ng/mL、1000 ng/mL。

血浆样品前处理方法：取100 μL血浆样品，加入10 μL浓盐酸混匀后，其余处理步骤同标准曲线样品。

血浆加标回收样品前处理方法：取95 μL血浆基质（为3组草酸本底值最低的血浆混合基质），加入5 μL草酸工作液，配制成草酸浓度为40 ng/mL、200 ng/mL、1000 ng/mL，加入10 μL浓盐酸混匀，其余处理步骤同标准曲线样品。

工作液样品：95 μL纯水，加入5 μL草酸工作液，配制成草酸浓度为40 ng/mL、200 ng/mL、1000 ng/mL，加入10 μL浓盐酸混匀，其余处理步骤同标准曲线样品。

(3) 分析仪器

LCMS-8050 CL三重四极杆质谱仪。

(4) 分析条件

① 液相色谱条件

| | |
|---|---|
| 色谱柱 | InertSustain-C18 HP（100 mm×3.0 mm I.D.，3 μm） |
| 流动相 | A相，0.1%甲酸水溶液；B相，甲醇 |
| 流速 | 0.4 mL/min |
| 柱温 | 40 ℃ |
| 进样量 | 1 μL |
| 洗脱方式 | 梯度洗脱，B相初始浓度为5%，时间程序见表10-21 |

表 10-21　梯度洗脱时间程序

| 时间/min | 模块 | 控制 | 值 |
|---|---|---|---|
| 1.00 | 泵 | B泵浓度 | 5% |
| 3.00 | 柱温箱 | 阀位 | 1 |
| 3.50 | 泵 | B泵浓度 | 95% |
| 4.50 | 柱温箱 | 阀位 | 0 |
| 5.00 | 泵 | B泵浓度 | 95% |
| 5.01 | 泵 | B泵浓度 | 5% |
| 7.00 | 控制器 | 停止 | |

注：柱温箱模块用于控制切换阀，阀位值“0”表示流路连接废液，“1”表示进入质谱。梯度程序中需使用柱后切换阀，使过量衍生试剂邻苯二胺（此梯度条件下邻苯二胺 $t_R$=1.5 min±0.2 min）不进入质谱。

② 质谱条件

| | | | |
|---|---|---|---|
| 分析仪器 | LCMS-8050 CL | DL 温度 | 260 ℃ |
| 离子源 | ESI(+) | 加热模块温度 | 450 ℃ |
| 雾化气流速 | 3.0 L/min | 干燥气流速 | 10.0 L/min |
| 加热气流速 | 10.0 L/min | 扫描模式 | 多反应监测(MRM) |
| 接口温度 | 380 ℃ | MRM 参数 | 见表 10-22 |

表 10-22　MRM 参数

| 化合物 | 英文名称 | CAS 号 | 前体离子 $m/z$ | 产物离子 $m/z$ | Q1 Pre Bias/V | CE/V | Q1 Pre Bias/V |
|---|---|---|---|---|---|---|---|
| 2,3-二羟基喹喔啉 | 2,3-dihydroxyquinoxaline | 15804-19-0 | 163.05 | 90.05①<br>117.1 | −10<br>−11 | −28<br>−24 | −19<br>−14 |

① 表示定量离子对。

注：检测通道为草酸与邻苯二胺衍生产物 2,3-二羟基喹喔啉；定量离子对为 163.05>90.05。

（5）MRM 色谱图（见图 10-11）

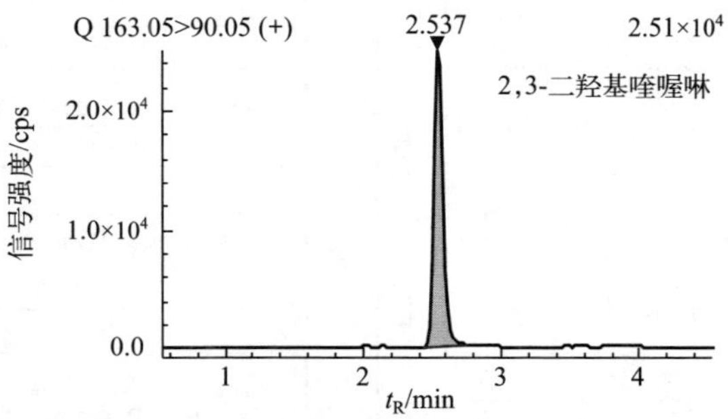


图 10-11　标准曲线 L1 浓度点色谱图（浓度 50 ng/mL）

（6）分析性能

① 线性：外标法制作标准曲线，草酸衍生产物 2,3-二羟基喹喔啉在标准曲线浓度范围内线性相关系数均大于 0.999。

② 精密度：取质控样品，连续进样 6 次，RSD 在 0.65%～2.06 %之间，

仪器精密度良好。

③ 准确度：分别考察 40 ng/mL、200 ng/mL 和 1000 ng/mL 三个浓度血浆基质加标回收率，各浓度加标样品回收率在 94.9%～105.5%之间，RSD 小于 10%。草酸为内源性物质，加标回收率结果表明在线性范围内，血浆基质无明显基质效应，在未获得草酸空白血浆基质的前提下，采用工作液标准曲线计算血浆样品中的草酸，其准确度符合要求。

## 10.2.9 C 反应蛋白的检测

(1) 校准品及样品制备

基质匹配校准曲线溶液制备：取 CRP 标准品溶液，使用空白血清进行梯度稀释，制得浓度为 0.5 μg/mL、2 μg/mL、5 μg/mL、10 μg/mL、25 μg/mL、50 μg/mL、120 μg/mL 的系列溶液，即为基质匹配校准曲线溶液。

基质匹配质控品溶液制备：在空白血清中加入 CRP 标准品溶液，得基质匹配质控品溶液，浓度分别为 1 μg/mL、80 μg/mL。

校准品、质控品及样品制备：取 10 μL 基质匹配校准品、基质匹配质控品或临床血清样品，经胰蛋白酶酶切为肽段，再通过 SPE 将肽段进行纯化、浓缩，进样 20 μL 上机检测，具体流程见图 10-12。

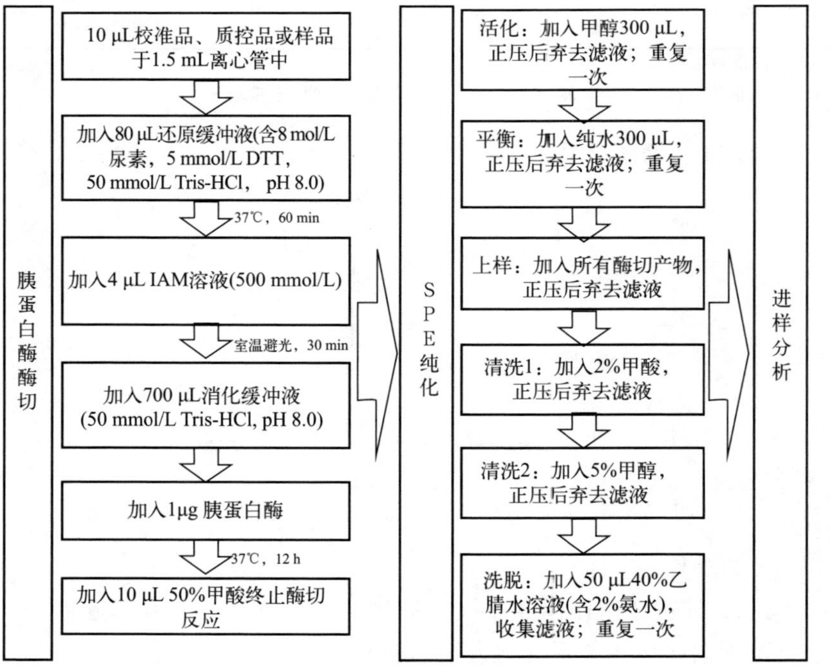


**图 10-12 样品制备流程**

注：使用的 SPE 耗材为 SHIMSEN Plateo SCX micro-SPE plate，2mg-700 μL/well

（2）分析仪器

LCMS-8060 NX 三重四极杆液质联用仪。

（3）分析条件

① 液相色谱条件

| | |
|---|---|
| 色谱柱 | Shim-pack GIST C18（100 mm×2.1 mm I.D.，2 μm） |
| 流动相 | A，0.1%甲酸水溶液；B，0.1%甲醇溶液 |
| 进样体积 | 20 μL（与 20 μL 水共进样） |
| 流速 | 0.4 mL/min |
| 柱温 | 45 ℃ |
| 洗针液 | 甲醇/水＝1∶1（体积比） |
| 洗脱方式 | 梯度洗脱，B 相起始浓度为 10%，时间程序如表 10-23 所示 |

表 10-23　梯度洗脱时间程序

| 时间/min | 模块 | 控制 | 值/% |
|---|---|---|---|
| 1.00 | 泵 | B泵浓度 | 10 |
| 5.00 | 泵 | B泵浓度 | 50 |
| 5.10 | 泵 | B泵浓度 | 95 |
| 7.00 | 泵 | B泵浓度 | 95 |
| 7.10 | 泵 | B泵浓度 | 10 |
| 10.00 | 控制器 | 停止 | |

② 质谱条件

| | | | |
|---|---|---|---|
| 离子化模式 | ESI（＋） | 雾化气流速 | 3.0 L/min |
| 接口温度 | 400 ℃ | 干燥气流速 | 10.0 L/min |
| DL 温度 | 200 ℃ | 加热气流速 | 10.0 L/min |
| 加热模块温度 | 450 ℃ | 扫描模式 | 多反应监测（MRM） |
| MRM 参数 | 见表 10-24 | | |

表 10-24　MRM 参数

| 肽段 | 肽段作用 | 前体离子 $m/z$ | 前体离子类型 | 产物离子 $m/z$ | 产物离子类型 | CE/V |
|---|---|---|---|---|---|---|
| AFVFPK | 定量 | 354.71 | $[M+2H]^{2+}$ | 490.30① | y4 | −14 |
| | | | | 244.17 | y2 | −18 |
| | | | | 219.11 | b2 | −14 |
| ESDTSYVSLK | 定性 | 564.77 | $[M+2H]^{2+}$ | 347.23 | y3 | −17 |
| | | | | 609.36 | y5 | −17 |
| | | | | 446.30 | y4 | −17 |

① 为定量离子。

（4）MRM 色谱图（见图 10-13）

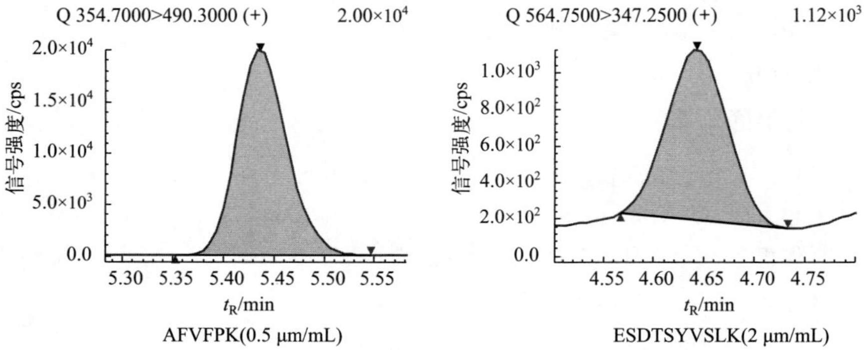


图 10-13　校准曲线最低点 MRM 色谱图

（5）分析性能

① 线性：外标法制作标准曲线，校准曲线结果见表 10-25。

表 10-25　校准曲线结果

| 肽段 | 线性范围/(μg/mL) | 相关系数 | 准确度/% |
|---|---|---|---|
| AFVFPK | 0.5～120 | 0.9965 | 87.5%～110.3% |
| ESDTSYVSLK | 2～120 | 0.9945 | 89.7%～108.6% |

② 精密度：取加标浓度 2 μg/mL 的样品连续进样 6 针，考察仪器精密度，肽段 AFVFPK 和肽段 ESDTSYVSLK 峰面积精密度分别为 1.6%和 6.9%。

③ 准确度：对低高浓度质控品进行前处理，每个浓度质控品制备 3 份，质控品的准确度分别为 89.8%和 90.4%，RSD 分别为 4.61%和 1.91%。

（6）样品检测结果

样品来源：健康体检人群。

对临床样品进行检测，样品检测结果为 0.99 μg/mL，色谱图如图 10-14 所示。

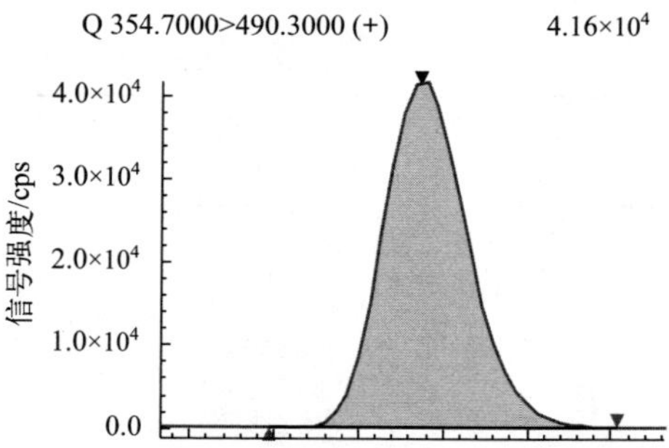


图 10-14　临床样品色谱图

## 参考文献


[1] Biomarkers Definitions Working Group. Biomarkers and surrogate end points: Preferred definitions and conceptual framework[J]. Clin Pharmacol Ther, 2001, 69(3): 89-95.

[2] Lopez J A S, Gonzalez H M, Leger G C. Alzheimer's disease [J]. Handb Clin Neurol, 2019, 167: 231-255.

[3] Prasanna G, Jing P. Self-assembly of N-terminal Alzheimer's β-amyloid and its inhibition [J]. Biochem Biophys Res Commun, 2021, 534: 950-956.

[4] Ashrafian H, Zadeh E H, Khan R H. Review on Alzheimer's disease: Inhibition amyloid beta and tau tangle formation[J]. Int Biol Macromol, 2021, 167: 382-394.

[5] Wada H, Dohi T, Miyauchi K, et al. Impact of serum 1,5-anhydro-D glucitol level on the prediction of severe coronary artery calcification: An intravascular ultrasound study [J]. Cardiovasc Diabetol, 2019, 18(1): 69.

[6] McCill J B, Cole T G, Nowatzke W, et al. Circulating 1,5-anhydroglucitol levels in adult patients with diabetes reflect longitudinal changes of glycemia: A U. S. trial of the Glyco Mark assay [J]. Diabetes Care, 2004, 27(8): 1859-1865.

[7] Yamanouchi T, Akanuma Y. Serum 1,5-anhydroglucitol(1,5-AG): New clinical marker for glycemic control [J]. Diabetes Res Clin Pract, 1994, 24(Suppl): S261-S268.

[8] Stickle D, Turk J. A kinetic mass balance model for 1,5-anhydroglucitol: Applications to monitoring of glycemiccontrol [J]. Am J Physiol, 1997, 273(4): 821-830.

[9] Welter M, Boritza K C, Anghebem-Oliveira M I, et al. Reference intervals for serum 1,5-anhydroglucitol in children, adolescents, adults, and pregnant women [J]. Clin Chim Acta, 2018, 486: 54-58.

[10] Savage D G, Lindenbaum Jstabler S P, et al. Sensitivity of serum methylmalonic acid and total homocysteine determinations for diagnosing cobalamin and folate deficiencies [J]. Am J Med, 1994, 96: 239.

[11] 张梅,王丽敏,陈志华,等. 2013年中国不同区域成人高胆固醇血症流行水平及相关因素分析[J]. 中华预防医学杂志,2018,52(2):151-157.

[12] 徐立,陈良臻,陈才伟,等. 海南省中青年血脂异常患者知信行互联网+干预效果评价[J]. 中国公共卫生,2016,32(3):7-10.

[13] Pearson T A, Mensah G A, Alexander R W, et al. Markers of inflammation and cardiovascular disease: Application to clinical and public health practice: A statement for healthcare professionals from the Centers for Disease Control and Prevention and the American Heart Association [J]. Circulation, 2003, 107: 499-511.

# 第11章

# 质谱在抗精神病药物检测中的应用

## 11.1 引言

抗精神病药物又称神经阻滞剂，除主要用于精神分裂症和偏执性精神障碍外，分裂情感障碍、分裂样精神障碍和其他精神运动性兴奋、妄想和幻想等症状的精神障碍皆为其适应证。这些药物通常作用于神经递质系统，尤其是多巴胺受体。一些常见的抗精神病药物，如氟哌啶醇、氯丙嗪和硫利达嗪等，都是多巴胺受体的拮抗剂。另外，非典型以及较新的抗精神病药物则为D4和5HT2 A受体的拮抗剂。部分抗精神病药物也作为精神安定剂使用[1-2]。典型和非典型抗精神病药物对精神疾病的疗效已确认，但因其药物代谢动力学特点及严重不良反应，要求应用这些药物时应该采取个体化给药方案，因此，在对患者进行治疗的过程中，开展血药浓度监测具有重要意义[3-6]。部分抗精神病药物的药代动力学参数见表11-1。

表11-1 部分抗精神病药物的药代动力学参数[6]

| 药物 | 时间/h | 生物利用度/% | 蛋白结合率/% | 表观容积(Vd) | 有效血浓度/(ng/mL) | 半衰期/h | 分布容积/(L/kg) |
|---|---|---|---|---|---|---|---|
| 氯丙嗪 | 2～4(PO)<br>2～3(IM) | 10～34 | 95～98 | 7～20 | 100～400 | 6～30(PO)<br>4～5(IM) | 12±30 |
| 甲硫哒嗪 | 3～5 | 25～33 | 99 | 9～30 | >740 | 16 | |
| 奋乃静 | | 低 | | 10～35 | | 9 | |
| 氟奋乃静 | | | | 10 | | 6～25 | |
| 氟哌啶醇 | 3～4(PO)<br>0.5(IM) | 40～70 | 92 | 10～35 | 4～20 | 12～36(PO)<br>2～6(IM) | 13～35 |

续表

| 药物 | 时间/h | 生物利用度/% | 蛋白结合率/% | 表观容积(Vd) | 有效血浓度/(ng/mL) | 半衰期/h | 分布容积/(L/kg) |
|---|---|---|---|---|---|---|---|
| 氯噻吨 | 2～6 | 44 | | | 10 | 20 | |
| 氯氮平 | | | 94 | 4～10 | 300～600 | 4～14 | 4～8 |
| 舒必利 | 2 | | 1 | | | 8 | |

注:PO 表示口服给药;IM 表示肌内注射给药。

目前针对抗精神病类药物的 TDM 方法有薄层色谱法（TLC）、高效液相色谱法（HPLC）、液相色谱-串联质谱法（LC-MS/MS）等。TLC 法检测结果的假阳性率高；HPLC 法的灵敏度低，在复杂生物基质样品的定量分析过程中有一定的局限性；LC-MS/MS 法灵敏度高、抗基质干扰能力强，检出限低，适合多组分定性、定量检测，可作为首选方法[5]。

# 11.2 检测案例

## 11.2.1 25 种精神安定类药物血药浓度监测

（1）样品前处理方法

参考德国 RECIPE《血清/血浆中精神安定剂药物试剂盒使用指南》，进行样品制备。

该试剂盒包含以下部分：

基质标准品：3 个水平的人血浆基质加标冻干粉。

质控品：2 个水平的人血浆基质加标冻干粉。

内标：含 Sulpiride-$D_3$、Olanzapine-$D_3$ 等 22 种同位素标记的内标的冻干粉。

蛋白沉淀剂：乙腈-甲醇＝9∶1 配制 50 mL。

基质标准品（Level 0～3）和质控品（Level Ⅰ、Level Ⅱ）：1.0 mL 纯水溶解，涡旋混匀 15 min。

内标工作液：准确加入 5.0 mL 蛋白沉淀剂，混匀，超声 15 min。

优化用混标：混标冻干粉中加入 2.0 mL 流动相 B，混匀。

基质标准品、质控品和样品前处理方法：①吸取标准品、质控品或血清样品 50 μL 至离心管；②吸取内标工作液沉淀剂 100 μL 至离心管进行沉淀蛋白；③振摇 90 s；④10000 r/min 离心 3 min；⑤取上清液转移至进样小瓶，进样 1 μL。

（2）仪器配置

本实验使用岛津临床用超高效液相色谱仪 LC-30A CL 与三重四极杆质谱

仪 LCMS-8050 CL 联用系统，LabSolutions Ver. 5.97 色谱工作站软件。

（3）分析条件

① 液相条件

| | |
|---|---|
| 色谱柱 | BEH $C_{18}$ 2.1 mm I.D. ×100 mm L., 1.7 μm |
| 流动相 | A 相，5 mmol/L 乙酸铵-0.1%甲酸水溶液；B 相，甲醇 |
| 流速 | 0.3 mL/min |
| 柱温 | 40 ℃ |
| 进样量 | 1 μL |
| 洗脱方式 | 梯度洗脱，时间程序见表 11-2 |

**表 11-2 梯度洗脱时间程序**

| 保留时间/min | 模块 | 控制 | 值/% |
|---|---|---|---|
| 0.00 | 泵 | B 浓度 | 15 |
| 6.00 | 泵 | B 浓度 | 85 |
| 6.10 | 泵 | B 浓度 | 90 |
| 8.00 | 泵 | B 浓度 | 90 |
| 8.10 | 泵 | B 浓度 | 15 |
| 11.00 | 控制器 | 停止 | |

② 质谱条件

| | | | |
|---|---|---|---|
| 离子源 | ESI | 接口电压 | 3.0 kV |
| 雾化气流速 | 3 L/min | 加热模块温度 | 400 ℃ |
| DL 温度 | 250 ℃ | 扫描模式 | 多反应监测（MRM） |
| 接口温度 | 300 ℃ | 干燥气流速 | 10.0 L/min |
| MRM 参数 | 见表 11-3 | 加热气流速 | 10.0 L/min |

**表 11-3 MRM 参数**

| 化合物 | 英文名称 | CAS 号 | 前体离子 $m/z$ | 产物离子 $m/z$ | Q1 Pre Bias/V | CE/V | Q3 Pre Bias/V |
|---|---|---|---|---|---|---|---|
| 舒必利 | sulpiride | 84-80-0 | 342.15 | 112.15① | −10 | −28 | −22 |
| | | | 342.15 | 58.10 | −10 | −30 | −22 |
| 奥氮平 | olanzapine | 132539-06-1 | 313.15 | 256.20① | −15 | −24 | −30 |
| | | | 313.15 | 84.30 | −15 | −25 | −17 |
| 9-羟基利培酮 | 9-hydroxyrisperidone | 144598-75-4 | 427.25 | 207.05① | −22 | −28 | −22 |
| | | | 427.25 | 110.00 | −22 | −44 | −20 |
| 利培酮 | risperidone | 106266-06-2 | 411.20 | 191.05① | −12 | −31 | −23 |
| | | | 411.20 | 69.05 | −12 | −50 | −27 |
| 氯氮平 | clozapine | 5786-21-0 | 327.15 | 270.05① | −17 | −23 | −29 |
| | | | 327.15 | 192.00 | −17 | −44 | −20 |

续表

| 化合物 | 英文名称 | CAS 号 | 前体离子 $m/z$ | 产物离子 $m/z$ | Q1 Pre Bias/V | CE/V | Q3 Pre Bias/V |
| --- | --- | --- | --- | --- | --- | --- | --- |
| 喹硫平 | quetiapine | 111974-69-7 | 384.15 | 253.10① | −11 | −24 | −19 |
| | | | 384.15 | 221.20 | −11 | −40 | −25 |
| 异丙嗪 | promethazine | 60-87-7 | 285.15 | 86.20① | −14 | −16 | −17 |
| | | | 285.15 | 71.15 | −14 | −45 | −14 |
| 阿立哌唑 | aripiprazole | 129722-12-9 | 448.15 | 285.00① | −22 | −26 | −21 |
| | | | 448.15 | 98.10 | −13 | −40 | −20 |
| 左美丙嗪 | levomepromazine | 60-99-1 | 329.15 | 100.20① | −16 | −23 | −21 |
| | | | 329.15 | 58.15 | −16 | −40 | −23 |
| 氯丙嗪 | chlorpromazine | 50-53-3 | 319.10 | 86.10① | −16 | −22 | −18 |
| | | | 319.10 | 58.10 | −16 | −35 | −23 |
| 佐替平 | zotepine | 26615-21-4 | 332.10 | 72.15① | −16 | −17 | −15 |
| | | | 332.10 | 44.05 | −16 | −50 | −19 |
| 氨磺必利 | amisulpride | 71675-85-9 | 370.10 | 242.05① | −30 | −27 | −25 |
| | | | 370.10 | 196.00 | −30 | −41 | −19 |
| 齐拉西酮 | ziprasidone | 146939-27-7 | 413.10 | 194.05① | −17 | −29 | −19 |
| | | | 413.10 | 159.05 | −17 | −43 | −30 |
| 氯普噻吨 | chlorprothixene | 113-59-7 | 316.10 | 271.10① | −16 | −25 | −18 |
| | | | 316.10 | 231.00 | −15 | −30 | −17 |
| 脱氢阿立哌唑 | dehydroaripiparzole | 129722-25-4 | 446.10 | 285.10① | −15 | −24 | −14 |
| | | | 446.10 | 98.10 | −19 | −40 | −16 |
| 去甲基奥氮平 | desmethylolanzapine | 161696-76-0 | 299.10 | 256.10① | −16 | −35 | −18 |
| | | | 299.10 | 198.00 | −15 | −35 | −19 |
| 美哌隆 | melperone | 3575-80-2 | 264.20 | 165.10① | −16 | −20 | −17 |
| | | | 264.20 | 123.00 | −12 | −30 | −23 |
| 去甲氯氮平 | norclozapine | 6104-71-8 | 313.10 | 192.00① | −11 | −43 | −19 |
| | | | 313.10 | 270.00 | −12 | −25 | −29 |
| 去甲喹硫平 | norquetiapine | 5747-48-8 | 296.10 | 210.10① | −11 | −30 | −22 |
| | | | 296.10 | 139.10 | −11 | −55 | −24 |
| 培拉嗪 | perazine | 84-97-9 | 340.20 | 141.20① | −12 | −20 | −23 |
| | | | 340.20 | 70.20 | −12 | −40 | −29 |
| 匹泮哌隆 | pipamperone | 1893-33-0 | 376.20 | 98.10① | −13 | −30 | −16 |
| | | | 376.20 | 291.20 | −14 | −18 | −20 |
| 丙硫喷地 | prothipendyl | 303-69-5 | 286.10 | 241.10① | −10 | −18 | −25 |
| | | | 286.10 | 213.10 | −14 | −31 | −22 |
| 舍吲哚 | sertindole | 106516-24-9 | 441.20 | 113.10① | −10 | −30 | −11 |
| | | | 441.20 | 70.20 | −10 | −54 | −28 |

续表

| 化合物 | 英文名称 | CAS号 | 前体离子 $m/z$ | 产物离子 $m/z$ | Q1 Pre Bias/V | CE/V | Q3 Pre Bias/V |
|---|---|---|---|---|---|---|---|
| 硫利达嗪 | thioridazine | 50-52-2 | 371.20 | 126.20① | −13 | −24 | −21 |
| | | | 371.20 | 98.20 | −13 | −31 | −16 |
| 珠氯噻醇 | zuclopenthixol | 53772-83-1 | 401.10 | 231.00① | −20 | −37 | −24 |
| | | | 401.10 | 100.10 | −16 | −26 | −17 |
| 舒必利-$D_3$ | sulpiride-$D_3$ | — | 345.10 | 112.10 | −15 | −35 | −15 |
| 奥氮平-$D_3$ | olanzapine-$D_3$ | — | 316.20 | 256.10 | −15 | −35 | −15 |
| 9-羟基利培酮-$D_4$ | 9-hydroxyrisperidone-$D_4$ | — | 431.20 | 211.10 | −15 | −35 | −15 |
| 利培酮-$D_4$ | risperidone-$D_4$ | — | 415.20 | 195.10 | −15 | −35 | −15 |
| 氯氮平-$D_4$ | clozapine-$D_4$ | — | 331.10 | 192.00 | −15 | −35 | −15 |
| 喹硫平-$D_8$ | quetiapine-$D_8$ | — | 392.20 | 226.10 | −15 | −35 | −15 |
| 异丙嗪-$D_6$ | promethazine-$D_6$ | — | 291.10 | 92.20 | −15 | −35 | −15 |
| 阿立哌唑-$D_8$ | aripiprazole-$D_8$ | — | 456.20 | 293.10 | −15 | −35 | −15 |
| 左美丙嗪-$D_3$ | levomepromazine-$D_3$ | — | 332.20 | 103.20 | −15 | −35 | −15 |
| 氯丙嗪-$D_6$ | chlorpromazine-$D_6$ | — | 325.10 | 92.20 | −15 | −35 | −15 |
| 氨磺必利-$D_5$ | amisulpride-$D_5$ | — | 375.20 | 242.10 | −15 | −35 | −15 |
| 齐拉西酮-$D_8$ | ziprasidone-$D_8$ | — | 421.10 | 166.10 | −15 | −35 | −15 |
| 氯普噻吨-$D_6$ | chlorprothixene-$D_6$ | — | 322.10 | 271.10 | −12 | −22 | −18 |
| 脱氢阿立哌唑-$D_8$ | dehydroaripiparzole-$D_8$ | — | 454.10 | 293.10 | −15 | −35 | −15 |
| 美哌隆-$D_4$ | melperone-$D_4$ | — | 268.20 | 165.10 | −15 | −35 | −15 |
| 去甲氯氮平-$D_8$ | norclozapine-$D_8$ | — | 321.10 | 192.00 | −15 | −35 | −15 |
| 培拉嗪-$D_8$ | perazine-$D_8$ | — | 348.20 | 149.20 | −15 | −35 | −15 |
| 匹泮哌隆-$D_{10}$ | pipamperone-$D_{10}$ | — | 386.20 | 98.10 | −15 | −35 | −15 |
| 丙硫喷地-$D_6$ | prothipendyl-$D_6$ | — | 292.10 | 241.10 | −11 | −17 | −26 |
| 舍吲哚-$D_4$ | sertindole-$D_4$ | — | 445.20 | 117.10 | −15 | −35 | −15 |
| 硫利达嗪-$D_3$ | thioridazine-$D_3$ | — | 374.20 | 129.20 | −15 | −35 | −15 |
| 珠氯噻醇-$D_4$ | zuclopenthixol-$D_4$ | — | 405.10 | 231.00 | −15 | −35 | −15 |

① 定量离子对。

(4) MRM 色谱图(见图 11-1)

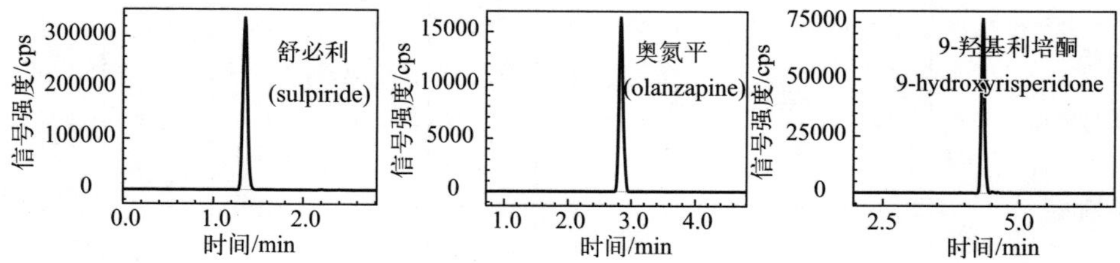

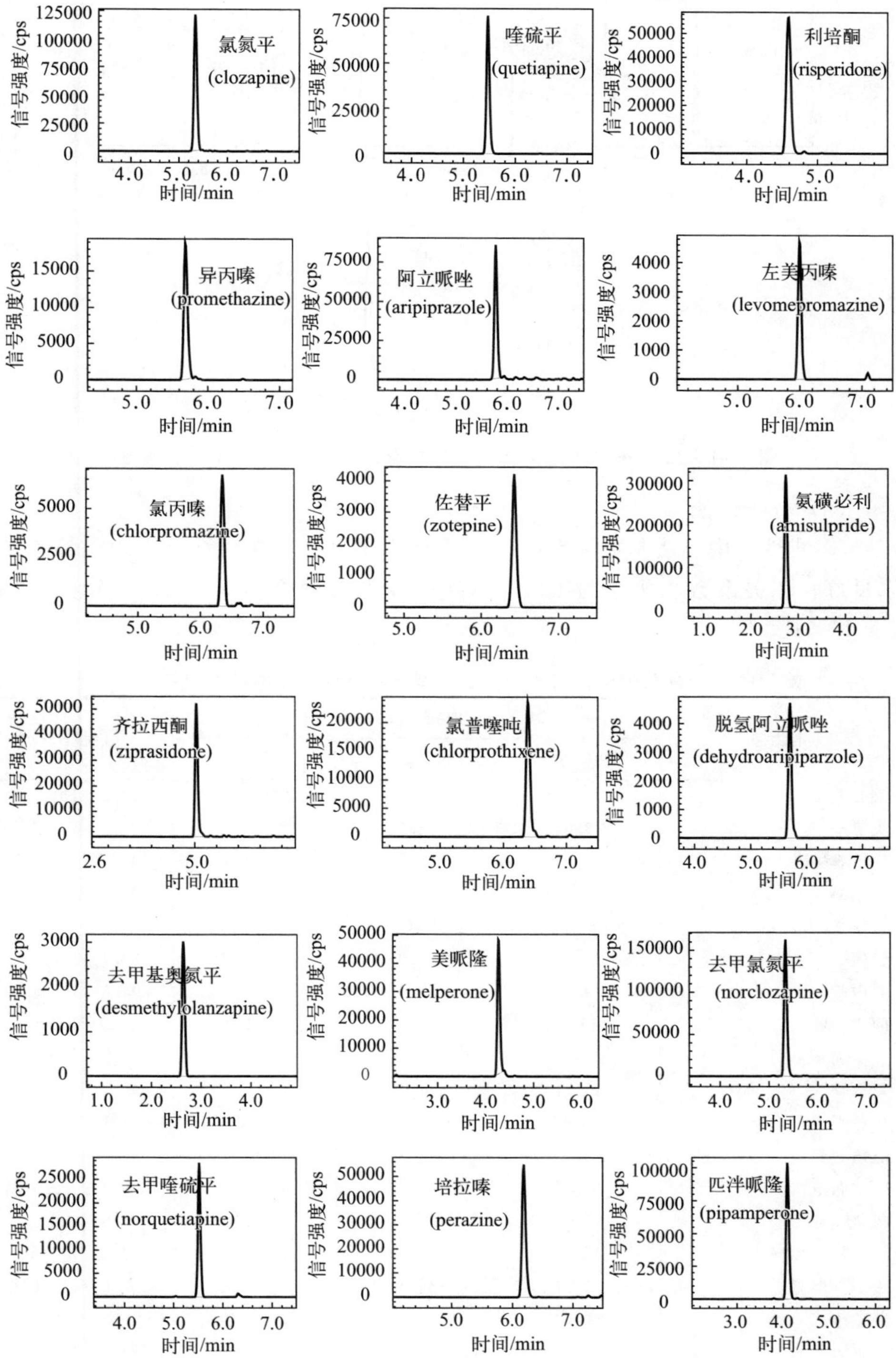
氯氮平
(clozapine)
喹硫平
(quetiapine)
利培酮
(risperidone)
异丙嗪
(promethazine)
阿立哌唑
(aripiprazole)
左美丙嗪
(levomepromazine)
氯丙嗪
(chlorpromazine)
佐替平
(zotepine)
氨磺必利
(amisulpride)
齐拉西酮
(ziprasidone)
氯普噻吨
(chlorprothixene)
脱氢阿立哌唑
(dehydroaripiparzole)
去甲基奥氮平
(desmethylolanzapine)
美哌隆
(melperone)
去甲氯氮平
(norclozapine)
去甲喹硫平
(norquetiapine)
培拉嗪
(perazine)
匹泮哌隆
(pipamperone)
信号强度/cps
时间/min

图 11-1

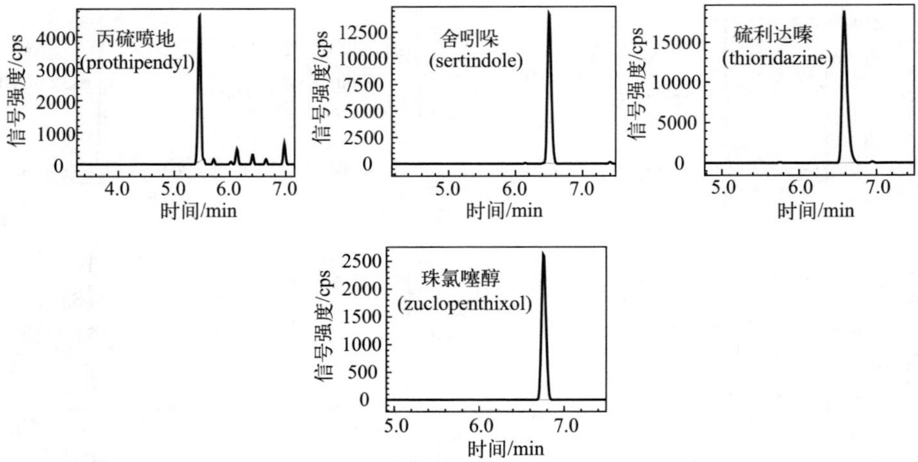


**图 11-1 25 种精神安定类药物基质校准品最低浓度点 MRM 色谱图**

(5) 分析性能

① 线性：内标法制作标准曲线，所有待测化合物在线性范围内的线性关系良好，相关系数均大于 0.995，标准曲线点准确度在 87.2%～113%之间（表 11-4）。

**表 11-4 25 种精神安定类药物基质标准曲线浓度范围和标准曲线准确度**

| 化合物 | 基质标准曲线浓度/(nmol/L) | | | 准确度/% |
|---|---|---|---|---|
| | Calibrator1 | Calibrator2 | Calibrator3 | |
| 舒必利 | 162.30 | 1095.21 | 3402.13 | 98.0～101.4 |
| 奥氮平 | 23.62 | 154.31 | 471.37 | 95.8～103.1 |
| 9-羟基利培酮 | 15.91 | 103.96 | 317.88 | 98.1～101.4 |
| 利培酮 | 15.39 | 111.99 | 334.81 | 96.8～104.7 |
| 氯氮平 | 166.33 | 1339.34 | 3664.15 | 95.0～107.7 |
| 喹硫平 | 83.13 | 468.25 | 1546.94 | 89.7～106.3 |
| 异丙嗪 | 69.29 | 533.05 | 1427.76 | 94.8～109.2 |
| 阿立哌唑 | 118.70 | 852.02 | 2478.49 | 97.3～105.6 |
| 左美丙嗪 | 25.83 | 184.73 | 553.46 | 99.3～100.9 |
| 氯丙嗪 | 56.71 | 411.40 | 1160.57 | 98.0～103.9 |
| 佐替平 | 27.27 | 183.27 | 563.47 | 98.1～103.0 |
| 氨磺必利 | 102.83 | 661.37 | 2059.52 | 95.9～102.8 |
| 齐拉西酮 | 40.05 | 287.03 | 804.79 | 98.4～102.1 |
| 氯普噻吨 | 53.00 | 426.40 | 1169.88 | 94.5～108.2 |
| 脱氢阿立哌唑 | 22.69 | 168.25 | 479.23 | 96.6～105.8 |
| 去甲基奥氮平 | 25.54 | 144.44 | 511.64 | 87.5～113.0 |
| 美哌隆 | 41.52 | 276.65 | 834.55 | 99.6～100.6 |
| 去甲氯氮平 | 139.33 | 1090.42 | 3025.18 | 96.1～105.6 |

续表

| 化合物 | 基质标准曲线浓度/(nmol/L) | | | 准确度/% |
|---|---|---|---|---|
| | Calibrator1 | Calibrator2 | Calibrator3 | |
| 去甲喹硫平 | 32.85 | 180.48 | 647.69 | 87.2～111.3 |
| 培拉嗪 | 67.39 | 501.85 | 1411.37 | 95.9～106.3 |
| 匹泮哌隆 | 85.38 | 552.27 | 1720.59 | 95.1～103.9 |
| 丙硫喷地 | 3.56 | 26.86 | 74.98 | 94.1～110.5 |
| 舍吲哚 | 23.13 | 164.27 | 500.18 | 98.4～102.0 |
| 硫利达嗪 | 50.11 | 392.38 | 1145.25 | 97.5～102.7 |
| 珠氯噻醇 | 8.96 | 73.17 | 198.30 | 93.4～111.0 |

② 准确度：试剂盒 RECIPE 提供 2 个不同浓度质控样品 QC1 和 QC2，各化合物实际检测浓度均在允许波动范围内（表 11-5）。

**表 11-5 质控样品检测结果**

| 化合物 | 允许波动范围/(nmol/L) | | 实测浓度/(nmol/L) | |
|---|---|---|---|---|
| | QC1 | QC2 | QC1 | QC2 |
| 舒必利 | 502～753 | 1199～1768 | 607.53 | 1426.46 |
| 奥氮平 | 71.7～108 | 170～255 | 84.99 | 224.77 |
| 9-羟基利培酮 | 47.5～71.2 | 113～169 | 57.48 | 136.54 |
| 利培酮 | 49.7～74.5 | 113～170 | 59.08 | 141.10 |
| 氯氮平 | 549～824 | 1284～1925 | 744.11 | 1724.65 |
| 喹硫平 | 244～365 | 562～842 | 291.65 | 630.83 |
| 异丙嗪 | 213～320 | 505～758 | 294.11 | 654.21 |
| 阿立哌唑 | 386～579 | 881～1321 | 486.67 | 1122.70 |
| 左美丙嗪 | 80.6～121 | 195～293 | 110.68 | 228.33 |
| 氯丙嗪 | 174～261 | 418～627 | 236.33 | 547.49 |
| 佐替平 | 82.2～123 | 188～482 | 108.12 | 260.88 |
| 氨磺必利 | 298～448 | 699～1049 | 360.08 | 827.08 |
| 齐拉西酮 | 126～189 | 304～456 | 149.28 | 405.18 |
| 氯普噻吨 | 167～251 | 396～594 | 207.15 | 563.20 |
| 脱氢阿立哌唑 | 67.1～101 | 156～233 | 93.66 | 209.29 |
| 去甲基奥氮平 | 75.9～114 | 179～269 | 102.51 | 238.13 |
| 美哌隆 | 116～175 | 276～414 | 139.00 | 313.77 |
| 去甲氯氮平 | 480～720 | 1137～1706 | 671.62 | 1404.44 |
| 去甲喹硫平 | 94.5～142 | 222～333 | 116.73 | 262.04 |
| 培拉嗪 | 218～327 | 510～765 | 258.28 | 709.48 |
| 匹泮哌隆 | 255～383 | 602～904 | 315.17 | 720.93 |
| 丙硫喷地 | 11.2～16.8 | 26.4～39.6 | 14.68 | 33.59 |
| 舍吲哚 | 74.1～111 | 174～262 | 96.06 | 213.02 |
| 硫利达嗪 | 160～240 | 390～585 | 210.68 | 489.66 |
| 珠氯噻醇 | 29.1～43.6 | 66.6～99.9 | 33.98 | 88.48 |

③ 精密度：重复 6 次测定质控样品 QC1 和 QC2，各化合物保留时间和实测浓度的相对标准偏差分别在 0.07%～0.16%和 1.91%～7.00%之间，方法的精密度良好。

## 11.2.2 基于全自动在线前处理质谱分析系统 CLAM-2000+LC-MS/MS 的 11 种抗精神病类药物浓度监测

（1）CLAM-2000 前处理程序

在 CLAM-2000 控制软件界面 KIT. Cond 菜单的子菜单 protocol 项下，编辑样品自动前处理程序，具体步骤为：①在过滤管中加入 20 μL 甲醇活化过滤管，准备上样；②吸取血浆样品 25 μL 上样；③加入提取盐溶液 12.5 μL；④转速 2000 r/min 振摇 60 s；⑤试剂针吸取 125 μL 蛋白沉淀剂（含内标）；⑥转速 1000 r/min 振摇 90 s；⑦使用 −60～−50 kPa 的负压抽滤过滤管 120 s，转移至液相自动进样器进样 0.5 μL，详见图 11-2。

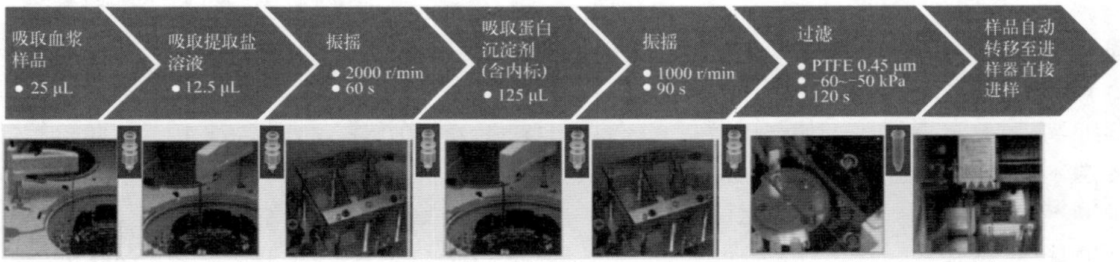


图 11-2　CLAM-2000 自动前处理流程

（2）仪器配置

本实验使用全自动在线前处理系统 CLAM-2000、岛津超高效液相色谱仪 LC-30A、三重四极杆质谱仪 LCMS-8060 联用系统，使用 CLAM-2000 _ PC、V1.13 和 LabSolutions Ver. 5.91 SP1 色谱工作站软件。

试剂盒信息：

名称：TDM series A PARAMETER Set Neuroleptics 1 in Serum/Plasma（以下简称 Neuroleptics 1）。

品牌：德国 Chromsystems。

组成：血浆基质标品、血浆基质质控、内标、稀释剂、提取试剂、蛋白沉淀剂、色谱柱。

（3）分析条件

① 液相条件

色谱柱　　　　试剂盒 Neuroleptics 1 提供

流动相　A相，0.1%甲酸水溶液；B相，0.1%甲酸乙腈溶液

流速　0.6 mL/min

柱温　30 ℃

进样量　0.5 μL

B相初始浓度　20%

洗脱方式　梯度洗脱，时间程序见表11-6

**表 11-6　梯度洗脱时间程序**

| 保留时间/min | 模块 | 控制 | 值/% |
|---|---|---|---|
| 0.20 | 泵 | B泵浓度 | 20 |
| 0.21 | 泵 | B泵浓度 | 50 |
| 0.70 | 泵 | B泵浓度 | 50 |
| 0.71 | 泵 | B泵浓度 | 70 |
| 2.30 | 泵 | B泵浓度 | 70 |
| 2.31 | 泵 | B泵浓度 | 20 |
| 3.00 | 控制器 | 停止 | |

② 质谱条件

| | | | |
|---|---|---|---|
| 离子源 | ESI（+） | 源温度 | 300 ℃ |
| 接口电压 | 1.5 kV | DL温度 | 200 ℃ |
| 加热气 | 空气 15.0 L/min | 加热模块温度 | 400 ℃ |
| 雾化气 | 氮气 3.0 L/min | 扫描模式 | 多反应监测（MRM） |
| 干燥气 | 氮气 5.0 L/min | MRM参数 | 见表11-7 |
| 碰撞气 | 氩气 | | |

**表 11-7　MRM参数**

| 化合物 | 英文名称 | CAS号 | *m/z* | Q1 Pre Bias/V | CE/V | Q3 Pre Bias/V |
|---|---|---|---|---|---|---|
| 阿立哌唑 | aripiprazole | 129722-12-9 | 448.10>285.15① | −30 | −26 | −14 |
| | | | 448.10>176.15 | −15 | −32 | −18 |
| 氯氮平 | clozapine | 5786-21-0 | 327.10>270.10① | −24 | −21 | −29 |
| | | | 327.10>192.15 | −11 | −43 | −13 |
| 脱氢阿立哌唑 | dehydroaripiprazole | 129722-25-4 | 446.10>285.15① | −20 | −23 | −29 |
| | | | 446.10>98.15 | −11 | −41 | −10 |
| 去甲氯氮平 | desmethylclozapine | 6104-71-8 | 313.10>192.10① | −21 | −39 | −30 |
| | | | 313.10>270.10 | −14 | −23 | −13 |
| 氟哌啶醇 | haloperidol | 52-86-8 | 376.10>165.15① | −26 | −23 | −30 |
| | | | 376.10>165.15 | −28 | −40 | −22 |

续表

| 化合物 | 英文名称 | CAS 号 | $m/z$ | Q1 Pre Bias/V | CE/V | Q3 Pre Bias/V |
|---|---|---|---|---|---|---|
| 去甲奥氮平 | *N*-desmethylolanzapine | 161696-76-0 | 299.10>256.15① | −21 | −23 | −27 |
| | | | 299.10>198.10 | −30 | −37 | −21 |
| 11-(1-哌嗪基)二苯并[b,f][1,4]硫氮杂草 | norquetiapine | 5747-48-8 | 296.10>210.10① | −21 | −29 | −22 |
| | | | 296.10>183.10 | −10 | −41 | −19 |
| 奥氮平 | olanzapine | 132539-06-1 | 313.10>256.15① | −22 | −23 | −27 |
| | | | 313.10>198.05 | −23 | −42 | −20 |
| 喹硫平 | quetiapine | 111974-69-7 | 384.10>253.10① | −29 | −23 | −26 |
| | | | 384.10>221.15 | −10 | −38 | −15 |
| 利培酮 | risperidone | 106266-06-2 | 411.20>191.15① | −14 | −29 | −20 |
| | | | 411.20>110.30 | −19 | −48 | −20 |
| 9-羟基利培酮 | 9-OH-risperidone | 144598-75-4 | 427.20>207.15① | −30 | −27 | −22 |
| | | | 427.20>110.15 | −11 | −42 | −11 |
| 奥氮平内标 | olanzapine IS | — | 316.10>256.15① | −25 | −21 | −28 |
| | | | 316.10>198.10 | −22 | −41 | −20 |
| 氟哌啶醇内标 | haloperidol IS | — | 382.10>123.00① | −13 | −40 | −12 |
| | | | 382.10>123.00 | −30 | −26 | −28 |
| 氯氮平内标 | clozapine IS | — | 335.10>275.10① | −25 | −23 | −29 |
| | | | 335.10>192.10 | −11 | −46 | −12 |
| 阿立哌唑内标 | aripiprazole IS | — | 456.10>293.15① | −22 | −27 | −25 |
| | | | 456.10>177.90 | −30 | −29 | −22 |
| 去甲奥氮平内标 | *N*-desmethylolanzapine IS | — | 307.10>198.10① | −21 | −35 | −21 |
| | | | 307.10>261.15 | −22 | −25 | −17 |
| 9-羟基利培酮内标 | 9-OH-risperidone IS | — | 431.10>211.20① | −30 | −29 | −22 |
| | | | 431.10>114.15 | −11 | −44 | −12 |
| 利培酮内标 | risperidone IS | — | 415.20>195.20① | −30 | −28 | −20 |
| | | | 415.20>114.20 | −14 | −50 | −22 |
| 喹硫平内标 | quetiapine IS | — | 388.10>255.15① | −28 | −23 | −27 |
| | | | 388.10>223.20 | −28 | −40 | −23 |
| 去甲氯氮平内标 | desmethtylclozapine IS | — | 321.10>192.15① | −23 | −41 | −30 |
| | | | 321.10>275.10 | −24 | −24 | −29 |
| 11-(1-哌嗪基)二苯并[b,f][1,4]硫氮杂草内标 | norquetiapine IS | — | 304.10>210.10① | −22 | −30 | −22 |
| | | | 304.10>183.10 | −21 | −41 | −12 |
| 脱氢阿立哌唑内标 | dehydroaripiprazole IS | — | 454.10>293.10① | −15 | −25 | −20 |
| | | | 454.10>102.20 | −30 | −42 | −20 |

① 表示定量离子。

（4）自动化样品前处理系统工作模式

本实验采用岛津生物样品全自动在线前处理系统 CLAM-2000 进行血浆样品的前处理，样品处理结束后会自动将样品输送到 LC-MS/MS 的自动进样器单元进行进样分析。参照试剂盒 Neuroleptics 1 中手动前处理流程，本文中样品自动前处理程序包括吸取样品、吸取提取盐溶液、振摇、吸取蛋白沉淀剂（包含内标）、振摇和过滤，总时间约 6 min，在 LC-MS/MS 进行分析的同时，自动前处理程序也在同时进行，并且 CLAM-2000 会根据前处理流程同时处理 2～3 个样品，即有的样品在进行样品吸取，有的样品在进行振摇，有的样品在进行过滤等。这种交叉处理样品的方式使得每个样品的 LC-MS/MS 分析时间间隔为 5 min（小于整个样品处理时间，如图 11-3 所示）。

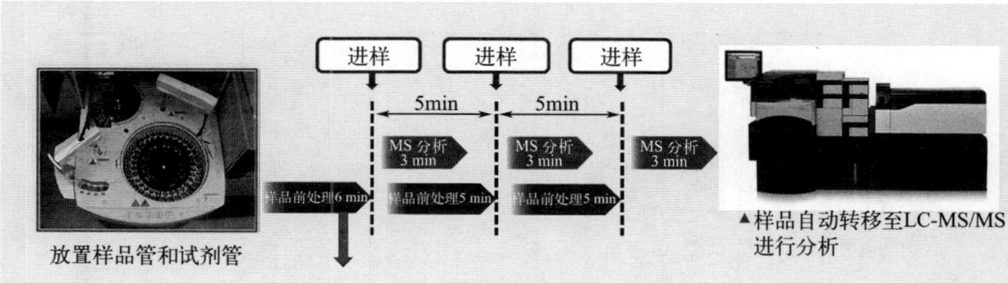


图 11-3　CLAM-2000 和 LCMS-8060 联用工作模式

（5）MRM 色谱图（见图 11-4）

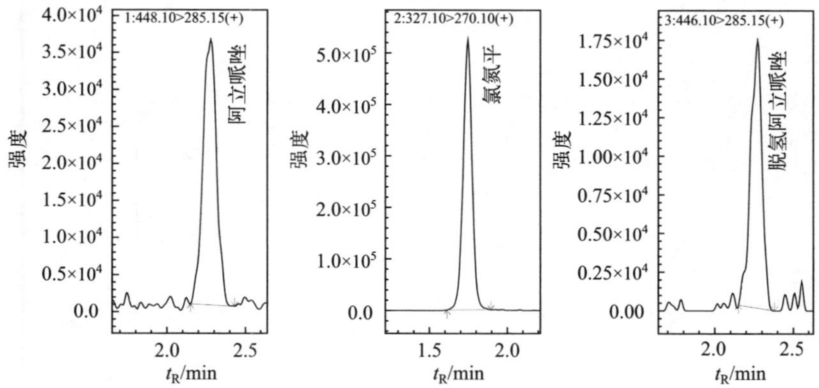


| 浓度/(ng/mL) | S/N | 浓度/(ng/mL) | S/N | 浓度/(ng/mL) | S/N |
| --- | --- | --- | --- | --- | --- |
| 20.6 | 116.23 | 77.7 | 1269.02 | 7.56 | 76.51 |

图 11-4

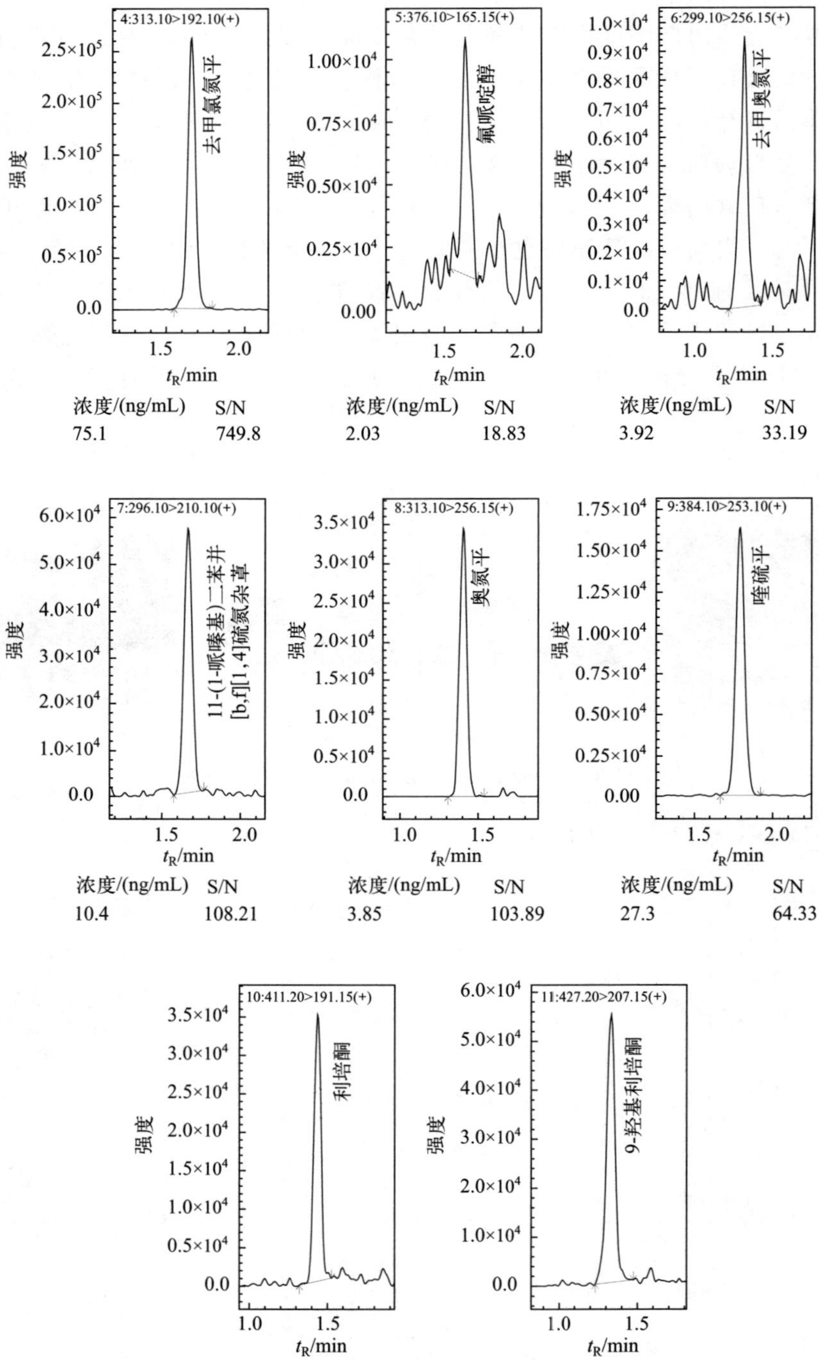


**图 11-4 11 种抗精神病药定量下限色谱图**

(6) 分析性能

① 线性：采用内标法定量，绘制标准曲线，11 种抗精神病药物在标准曲线浓度范围内线性相关系数均大于 0.999，各标准曲线浓度点的准确度在 91.6%～105.6%之间（表 11-8）。

**表 11-8　11 种抗精神病药基质标准曲线浓度范围和标准曲线浓度点准确度**

| 化合物 | 基质标准曲线浓度/(ng/mL) | | | 准确度/% |
|---|---|---|---|---|
| | Calibrator1 | Calibrator2 | Calibrator3 | |
| 阿立哌唑 | 20.6 | 269 | 746 | 93.5～104.3 |
| 氯氮平 | 77.7 | 440 | 1149 | 96.6～102.3 |
| 脱氢阿立哌唑 | 7.56 | 97 | 273 | 99.9～100.2 |
| 去甲氯氮平 | 75.1 | 200 | 453 | 96.6～102.3 |
| 氟哌啶醇 | 2.03 | 16.1 | 30.3 | 97.6～104.7 |
| 去甲奥氮平 | 3.92 | 55.4 | 160 | 94.1～104.0 |
| 11-(1-哌嗪基)二苯并[b,f][1,4]硫氮杂草 | 10.4 | 80.7 | 221 | 96.2～102.5 |
| 奥氮平 | 3.85 | 54.1 | 153 | 91.6～105.6 |
| 喹硫平 | 27.3 | 201 | 525 | 95.2～103.1 |
| 利培酮 | 2.04 | 12.1 | 30.7 | 97.9～101.3 |
| 9-羟基利培酮 | 3.68 | 49.5 | 138 | 97.4～101.7 |

② 准确度：测试 2 个不同浓度质控样品 QC1 和 QC2，各化合物的实测浓度均在标示浓度允许波动范围内。

**表 11-9　质控样品检测结果**

| 化合物 | 标示浓度/(ng/mL) | | 允许波动范围/(ng/mL) | | 实测浓度/(ng/mL) | |
|---|---|---|---|---|---|---|
| | QC1 | QC2 | QC1 | QC2 | QC1 | QC2 |
| 阿立哌唑 | 185 | 336 | 148～222 | 269～403 | 203.15 | 360.24 |
| 氯氮平 | 325 | 544 | 260～390 | 435～653 | 368.61 | 497.44 |
| 脱氢阿立哌唑 | 67.1 | 125 | 53.6～80.5 | 100～150 | 75.46 | 132.28 |
| 去甲氯氮平 | 166 | 234 | 133～199 | 187～280 | 183.27 | 257.22 |
| 氟哌啶醇 | 4.03 | 17.9 | 3.22～4.83 | 14.3～21.4 | 4.62 | 17.75 |
| 去甲奥氮平 | 39.8 | 72.3 | 31.8～47.7 | 57.8～86.7 | 42.55 | 77.50 |
| 11-(1-哌嗪基)二苯并[b,f][1,4]硫氮杂草 | 58.2 | 101 | 46.5～69.8 | 80.6～121 | 62.30 | 101.06 |
| 奥氮平 | 37.9 | 68.6 | 30.3～45.4 | 54.9～82.4 | 41.88 | 68.37 |
| 喹硫平 | 148 | 244 | 118～177 | 195～292 | 166.12 | 234.21 |
| 利培酮 | 9.1 | 14.3 | 7.28～10.9 | 11.5～17.2 | 9.93 | 14.14 |
| 9-羟基利培酮 | 33.6 | 61 | 26.9～40.3 | 48.8～73.3 | 35.78 | 66.37 |

③ 精密度：使用 CLAM-2000＋LC-MS/MS 系统在线重复 6 次测定质控样品 QC1 和 QC2，各化合物保留时间和实测浓度的相对标准偏差分别在 0.08％～0.22％和 1.54％～9.00％之间，方法的精密度良好。

## 参考文献


[1] 果伟，张玲，王刚．中国精神科治疗药物监测临床应用专家共识（2022 年版）[J]. 神经疾病与精神卫生，2022，22(08)：601-608.

[2] 刘岩．精神分裂症患者抗精神病药物治疗依从性研究进展[J]. 中国处方药，2023，21(08)：187-189.

[3] Wang Q，Zan C，Jiang F，et al. Association between loneliness and its components and cognitive function among older Chinese adults living in nursing homes：A mediation of depressive symptoms，anxiety symptoms，and sleep disturbances[J]. BMC Geriatrics，2022，22(1)：959.

[4] Asnis G M，Caneva E. Treatment of insomnia in anxiety disorders [J]. Psychiatric Times，2012，29(1)：16-23.

[5] TDM series a parameter set neuroleptics 11 in serum/plasma. Neuroleptics kit instruction manual [Z]. Chromsystems，2018.

[6] 冯立志．抗精神病药物血药浓度监测的意义和检测方法的研究进展[J]. 临床和实验医学杂志，2007(05)：114-115.

# 第12章

# 质谱在抗抑郁药物检测中的应用

## 12.1 引言

抑郁症是一种独立的情绪障碍性精神疾病，主要表现为情绪低落，对周围事物缺乏兴趣，自我评价呈负面性，长期产生一些不良情绪，甚至轻生行为。

据不完全统计，我国抑郁症发病率近年来呈上升趋势，2022 年 6 月 29 日，人民日报健康客户端、健康时报、好心情心理医疗和心理健康数字服务平台、灵北中国，共同发布《2022 国民抑郁症蓝皮书》。该蓝皮书调查数据显示，抑郁症发病群体呈年轻化趋势，青少年抑郁症患病率为 15%～20%；在抑郁症患者群体中，50%为在校学生，其中 41%曾因抑郁休学。全社会应高度重视学生心理健康[1]。

随着抗抑郁症新药品种的日益增多，临床治疗的用药难度和复杂性也随之增加，为完善抑郁症规范化治疗，实现用药剂量个体化，神经精神药理学与药物精神病学协会（AGNP）的专家强烈推荐在抗抑郁药使用过程中开展血药浓度监测，了解患者的服药依从性以及药物间的相互作用，有助于确定合并用药原则[2-3]。

目前临床上常用的抗抑郁药物有阿米替林、帕罗西汀、舍曲林、西酞普兰、文拉法辛、度洛西汀、米氮平等，这些药物大多治疗窗较窄，个体差异较大，不同的抑郁症患者对各种抗抑郁药物的敏感度不同，通过开展血药浓度监测，可以帮助医生制订个体化给药方案，实现精准治疗，降低用药风险。抗抑郁药物浓度监测的方法有免疫检测法、原子吸收法、色谱法，但上述方法在抗干扰能力、灵敏度和检测通量方面有一定局限性[3-6]。

本章基于岛津 LCMS-8040CL 系统建立了一种简单高效的液相色谱-质谱法，同时测定人血清中多种抗抑郁药物的含量，供相关技术人员参考。

## 12.2 检测案例

(1) 样品前处理方法

取标准品、质控品及样本 50 μL，加入含内标的乙腈溶液 100 μL，涡旋混匀 10 s，13000 r/min 离心 5 min，取上清液分析，进样体积 2 μL。

(2) 仪器配置

本实验使用岛津临床用超高效液相色谱与三重四极杆质谱仪联用系统 LC-MS-8040 CL。具体配置为 LC-20ADXR CL×2（输液泵），DGU-20A3R CL（在线脱气机），SIL-20ACXR CL（自动进样器），CTO-20ACXR CL（柱温箱），CBM-20A CL 系统控制器，LCMS-8040 CL 三重四极杆质谱仪，LabSolutions Ver. 5.91 色谱工作站。

(3) 分析条件

① 液相色谱条件

| | |
|---|---|
| 色谱柱 | Shim-pack GIST C18（2.1 mm I.D.×50 mm L.，2 μm） |
| 流动相 | 流动相 A，0.1%甲酸水溶液；流动相 B，甲醇：乙腈=1：1（体积比） |
| 流速 | 0.5 mL/min |
| 柱温 | 40 ℃ |
| 进样量 | 2 μL |
| 洗脱方式 | 梯度洗脱，B 相初始浓度为 5%，时间程序见表 12-1 |

**表 12-1 梯度洗脱时间程序**

| 保留时间/min | 模块 | 控制 | 值/% |
|---|---|---|---|
| 4.00 | 泵 | B 泵浓度 | 80 |
| 4.50 | 泵 | B 泵浓度 | 95 |
| 4.51 | 泵 | B 泵浓度 | 5 |
| 6.00 | 控制器 | 停止 | |

② 质谱条件

| | | | |
|---|---|---|---|
| 分析仪器 | LCMS-8040 CL | 加热模块温度 | 400 ℃ |
| 离子源 | ESI（+） | 干燥气流速 | 15.0 L/min |
| 雾化气流速 | 3.0 L/min | 扫描模式 | 多反应监测（MRM） |
| DL 温度 | 250 ℃ | MRM 参数 | 见表 12-2 |

**表 12-2 MRM 参数**

| 化合物 | 英文名称 | 前体离子 $m/z$ | 产物离子 $m/z$ | Q1 Pre Bias/V | CE/V | Q3Pre Bias/V |
|---|---|---|---|---|---|---|
| 阿托西汀 | atomoxetine | 256.1[①] | 44.1 | −13 | −12 | −17 |
| | | 256.1 | 117.0 | −19 | −45 | −21 |
| 安非他酮 | burpropion | 240.1[①] | 184.0 | −12 | −12 | −18 |
| | | 240.1 | 131.0 | −12 | −25 | −13 |
| 西酞普兰 | citalopram | 325.1[①] | 109.0 | −13 | −26 | −19 |
| | | 325.1 | 262.0 | −10 | −20 | −26 |
| 去甲基精氨酸 | desmethylmianserine | 251.1[①] | 208.1 | −11 | −19 | −21 |
| | | 251.1 | 118.0 | −12 | −26 | −20 |
| 度硫平 | dosulepin | 296.1[①] | 223.1 | −11 | −23 | −23 |
| | | 296.1 | 202.1 | −11 | −55 | −20 |
| 氟西汀 | fluoxetine | 310.1[①] | 44.1 | −12 | −13 | −16 |
| | | 310.1 | 148.1 | −11 | −8 | −14 |
| 苯哌啶醋酸甲酯 | methylphenidate | 234.1[①] | 84.0 | −10 | −21 | −15 |
| | | 234.1 | 56.1 | −10 | −50 | −21 |
| 米安舍林 | mianserine | 265.1[①] | 58.1 | −10 | −25 | −23 |
| | | 265.1 | 208.1 | −10 | −21 | −21 |
| 米那普仑 | minacipran | 247.1[①] | 230.1 | −11 | −11 | −15 |
| | | 247.1 | 100.1 | −10 | −19 | −10 |
| 米氮平 | mirtazapine | 266.1[①] | 195.1 | −10 | −25 | −20 |
| | | 266.1 | 72.1 | −12 | −21 | −28 |
| 奥匹哌醇 | opipramol | 364.3[①] | 171.1 | −16 | −22 | −17 |
| | | 364.3 | 143.1 | −15 | −30 | −25 |
| 瑞波西汀 | reboxetine | 314.2[①] | 176.1 | −12 | −13 | −17 |
| | | 314.2 | 91.0 | −12 | −31 | −17 |
| 舍曲林 | sertraline | 306.1[①] | 274.9 | −12 | −13 | −29 |
| | | 306.1 | 158.9 | −12 | −26 | −15 |
| 噻奈普汀 | tianeptine | 437.1[①] | 292.0 | −10 | −16 | −30 |
| | | 437.1 | 228.1 | −10 | −38 | −23 |
| 曲马多 | tramadol | 264.1[①] | 58.1 | −11 | −16 | −22 |
| | | 264.1 | 42.0 | −11 | −17 | −23 |
| 曲唑酮 | trazodone | 372.1[①] | 176.1 | −14 | −25 | −17 |
| | | 372.1 | 78.1 | −14 | −55 | −30 |
| 文拉法辛 | venlafaxine | 278.1[①] | 58.1 | −12 | −22 | −22 |
| | | 278.1 | 260.1 | −12 | −12 | −26 |
| 沃替西汀 | vortioxetine | 299.1[①] | 150.0 | −12 | −24 | −15 |
| | | 299.1 | 109.0 | −12 | −40 | −19 |

续表

| 化合物 | 英文名称 | 前体离子 $m/z$ | 产物离子 $m/z$ | Q1 Pre Bias/V | CE/V | Q3Pre Bias/V |
|---|---|---|---|---|---|---|
| 去甲基西酞普兰 | desmethylcitalopram | 311.2① | 109.0 | −12 | −26 | −19 |
| | | 311.2 | 262.1 | −12 | −17 | −28 |
| 去甲基氟西汀 | desmethylfluoxetine | 296.1① | 134.1 | −12 | −7 | −13 |
| | | 296.1 | 30.1 | −11 | −22 | −11 |
| *O*-去甲基文拉法辛 | *O*-desmethylvenlafaxine | 264.1① | 58.1 | −12 | −20 | −22 |
| | | 264.1 | 246.2 | −11 | −12 | −16 |
| 丁氨苯丙酮 | bupropion | 240.1① | 131.1 | −10 | −23 | −21 |
| | | 240.1 | 141.1 | −13 | −23 | −28 |
| 度洛西汀 | duloxetine | 298.3① | 44.0 | −11 | −15 | −16 |
| | | 298.3 | 154.1 | −11 | −7 | −10 |
| 氟伏沙明 | fluvoxamine | 319.2① | 71.1 | −13 | −16 | −28 |
| | | 319.2 | 258.1 | −12 | −11 | −12 |
| 羟基安非他酮 | hydroxybupropion | 256.1① | 238.1 | −10 | −12 | −24 |
| | | 256.1 | 139.0 | −10 | −26 | −24 |
| 吗氯贝胺 | moclobemide | 269.1① | 182.0 | −10 | −18 | −18 |
| | | 269.1 | 139.0 | −10 | −32 | −24 |
| 奈法唑酮 | nefazodone | 470.2① | 274.1 | −11 | −28 | −29 |
| | | 470.2 | 246.1 | −11 | −35 | −25 |
| 帕罗西汀 | paroxetine | 330.2① | 192.1 | −14 | −22 | −19 |
| | | 330.2 | 70.0 | −13 | −30 | −12 |
| 利太林酸 | ritalinic acid | 220.1① | 84.1 | −10 | −21 | −15 |
| | | 220.1 | 56.0 | −10 | −47 | −21 |
| 反苯环丙胺 | tranylcypromine | 134.1① | 117.1 | −11 | −13 | −21 |
| | | 134.1 | 115.1 | −10 | −23 | −11 |
| 去甲基米氮平 | desmethylmirtazapine | 252.1① | 195.1 | −11 | −23 | −20 |
| | | 252.1 | 209.0 | −10 | −22 | −21 |
| *O*-去甲基曲马多 | *O*-desmethyltramadol | 250.1① | 58.1 | −12 | −16 | −22 |
| | | 250.1 | 232.1 | −12 | −10 | −24 |
| 氯美噻唑 | clomethiazole | 162.1① | 126.1 | −12 | −18 | −20 |
| | | 162.1 | 71.1 | −11 | −44 | −26 |
| 米安舍林-$D_3$ | mianserine-$D_3$ | 268.2 | 61.2 | −10 | −25 | −23 |
| 去甲基西酞普兰-$D_3$ | desmethylcitalopram-$D_3$ | 314.2 | 109.0 | −12 | −26 | −19 |
| 度硫平-$D_3$ | dosulepin-$D_3$ | 299.2 | 203.1 | −11 | −55 | −20 |
| 氟伏沙明-$D_3$ | fluvoxamine-$D_3$ | 322.2 | 74.1 | −13 | −16 | −28 |
| 去甲基氟西汀-$D_5$ | desmethylfluoxetine-$D_5$ | 301.1 | 139.1 | −12 | −7 | −13 |
| 氟西汀-$D_5$ | fluoxetine-$D_5$ | 315.1 | 153.1 | −11 | −8 | −14 |

续表

| 化合物 | 英文名称 | 前体离子 $m/z$ | 产物离子 $m/z$ | Q1 Pre Bias/V | CE/V | Q3Pre Bias/V |
|---|---|---|---|---|---|---|
| 西酞普兰-$D_6$ | citalopram-$D_6$ | 331.2 | 109.1 | −13 | −26 | −19 |
| 羟基安非他酮-$D_6$ | hydroxybupropion-$D_6$ | 262.1 | 139.0 | −10 | −26 | −24 |
| *O*-去甲基曲马多-$D_6$ | *O*-desmethyltramadol-$D_6$ | 256.2 | 64.0 | −12 | −16 | −22 |
| 度洛西汀-$D_7$ | duloxetine-$D_7$ | 305.3 | 154.1 | −11 | −7 | −10 |
| 丁氨苯丙酮-$D_9$ | bupropion-$D_9$ | 249.1 | 185.1 | −12 | −12 | −18 |
| 苯哌啶醋酸甲酯 $D_9$ | methylphenidate -$D_9$ | 243.2 | 93.0 | −10 | −21 | −15 |
| 米那普仑-$D_{10}$ | minacipran-$D_{10}$ | 257.2 | 110.1 | −10 | −19 | −10 |
| 米氮平-$D_3$ | mirtazapine-$D_3$ | 269.2 | 195.1 | −10 | −25 | −20 |
| 吗氯贝胺-$D_8$ | moclobemide-$D_8$ | 277.1 | 182.0 | −10 | −18 | −18 |
| 奈法佐酮-$D_6$ | nefazodone-$D_6$ | 476.2 | 280.1 | −11 | −28 | −29 |
| 奥匹哌醇-$D_4$ | opipramol-$D_4$ | 368.3 | 175.2 | −16 | −22 | −17 |
| 帕罗西汀-$D_4$ | paroxetine-$D_4$ | 334.2 | 74.1 | −13 | −30 | −12 |
| 瑞波西汀-$D_5$ | reboxetine-$D_5$ | 319.2 | 176.1 | −12 | −13 | −17 |
| 舍曲林-$D_3$ | sertraline-$D_3$ | 309.1 | 159.0 | −12 | −26 | −15 |
| 曲马多-$D_6$ | tramadol-$D_6$ | 270.1 | 64.0 | −11 | −16 | −22 |
| 反苯环丙胺-$D_5$ | tranylcypromine-$D_5$ | 139.1 | 122.1 | −11 | −13 | −21 |
| 文拉法辛-$D_6$ | venlafaxine-$D_6$ | 284.2 | 58.0 | −12 | −22 | −22 |
| 沃替西汀-$D_8$ | vortioxetine-$D_8$ | 307.1 | 153.0 | −12 | −24 | −15 |

① 为定量离子对。

（4）MRM 色谱图

见图 12-1。

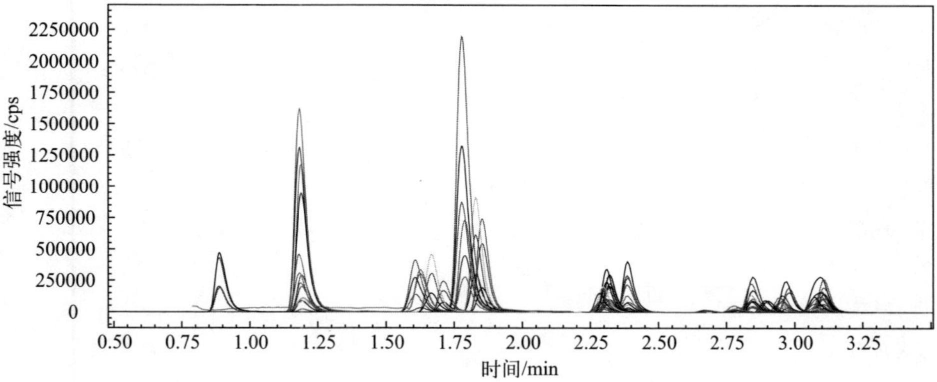


**图 12-1　33 种抗抑郁药低浓度质控点色谱图（LCMS-8040 CL）**

（5）分析性能

① 线性：内标法制作标准曲线，所有待测化合物的线性关系良好，线性

相关系数均大于 0.998，准确度在 95.6%～104.9%之间（见表 12-3）。

表 12-3　标准曲线结果

| 化合物 | 线性范围/(μg/L) | 相关系数 | 准确度/% |
|---|---|---|---|
| 阿托西汀 | 151～2190 | 0.9992 | 97.0～103.6 |
| 安非他酮 | 11.6～157 | 0.9995 | 97.2～102.4 |
| 西酞普兰 | 16.5～259 | 0.9999 | 99.2～100.7 |
| 去甲基精氨酸 | 11.8～167 | 0.9997 | 98.3～102.0 |
| 度硫平 | 16.8～244 | 0.9990 | 96.5～104.1 |
| 氟西汀 | 37.8～595 | 0.9992 | 96.5～103.6 |
| 苯哌啶醋酸甲酯 | 3.8～51.8 | 0.9983 | 95.5～105.2 |
| 米安舍林 | 10.3～168 | 0.9990 | 96.4～104.2 |
| 米纳普仑 | 29.2～435 | 0.9999 | 99.5～100.6 |
| 米氮平 | 12～184 | 0.9999 | 99.7～100.4 |
| 奥匹哌醇 | 41.5～611 | 0.9998 | 98.3～101.5 |
| 瑞波西汀 | 48～753 | 0.9998 | 98.2～102.0 |
| 舍曲林 | 4.62～310 | 0.9999 | 99.2～100.8 |
| 噻奈普汀 | 10.2～163 | 0.9989 | 96.3～104.3 |
| 曲马多 | 84.5～1138 | 0.9999 | 99.1～100.8 |
| 曲唑酮 | 161～2752 | 0.9992 | 96.7～103.7 |
| 文拉法辛 | 22.9～369 | 0.9986 | 95.7～104.9 |
| 沃替西汀 | 8.96～119 | 0.9999 | 99.6～100.3 |
| 去甲基西酞普兰 | 18.5～279 | 0.9996 | 97.5～102.2 |
| 去甲基氟西汀 | 42.7～656 | 0.9995 | 97.6～102.8 |
| *O*-去甲基文拉法辛 | 37.4～554 | 0.9999 | 99.8～100.2 |
| 丁氨苯丙酮 | 11.6～157 | 0.9998 | 98.3～102.0 |
| 度洛西汀 | 18.5～284 | 0.9989 | 95.6～103.7 |
| 氟伏沙明 | 34.9～558 | 0.9999 | 99.0～101.1 |
| 羟基安非他酮 | 145～2045 | 0.9997 | 97.9～101.8 |
| 吗氯贝胺 | 156～2250 | 0.9992 | 96.3～103.3 |
| 奈法唑酮 | 34.9～491 | 0.9996 | 97.4～102.2 |
| 帕罗西汀 | 19～299 | 0.9998 | 98.5～101.7 |
| 利太林酸 | 24.6～372 | 0.9991 | 96.7～103.9 |
| 反苯环丙胺 | 7.2～108 | 0.9995 | 97.2～102.4 |
| 去甲基米氮平 | 13.2～197 | 0.9990 | 96.6～104.0 |
| *O*-去甲基曲马多 | 83.8～1186 | 0.9992 | 96.4～103.1 |
| 氯美噻唑 | 146～6773 | 0.9995 | 97.0～103.2 |

② 准确度：试剂盒提供的 2 个不同浓度质控样品 LQC 和 HQC 进行测试，结果显示质控品测定结果与理论值接近，完全符合试剂盒质控品准确度80%～120%的要求。低浓度质控品测定结果准确度在 85.8%～110.7%之间，高浓度质控品测定结果准确度在 86.0%～106.3%之间（见表 12-4）。

**表 12-4　质控准确度考察结果**

| 目标物 | LQC 理论值 /(μg/L) | LQC 回收率 /% | HQC 理论值 /(μg/L) | HQC 回收率 /% |
|---|---|---|---|---|
| 阿托西汀 | 407.0 | 100.2 | 952 | 92.7 |
| 安非他酮 | 35.3 | 94.0 | 78.7 | 94.6 |
| 西酞普兰 | 49 | 97.3 | 116 | 104.9 |
| 去甲基精氨酸 | 30 | 91.7 | 67.6 | 91.6 |
| 度硫平 | 44.6 | 96.2 | 102 | 92.3 |
| 氟西汀 | 105 | 102.3 | 249 | 99.1 |
| 苯哌啶醋酸甲酯 | 11.1 | 103.0 | 25.3 | 103.8 |
| 米安舍林 | 29.3 | 93.9 | 69.3 | 91.0 |
| 米纳普仑 | 77.4 | 100.1 | 180 | 101.4 |
| 米氮平 | 33.9 | 96.5 | 79 | 96.4 |
| 奥匹哌醇 | 108 | 100.3 | 257 | 100.6 |
| 瑞波西汀 | 134 | 102.0 | 318 | 92.3 |
| 舍曲林 | 28.9 | 94.8 | 145 | 97.5 |
| 噻奈普汀 | 31.7 | 97.7 | 73.4 | 88.8 |
| 曲马多 | 231 | 86.2 | 501 | 88.6 |
| 曲唑酮 | 548 | 109.5 | 1224 | 103.8 |
| 文拉法辛 | 60.9 | 96.4 | 145 | 92.7 |
| 沃替西汀 | 22.4 | 89.9 | 51.1 | 98.6 |
| 去甲基西酞普兰 | 24.7 | 102.0 | 58.9 | 99.0 |
| 去甲基氟西汀 | 118 | 104.5 | 275 | 99.4 |
| *O*-去甲基文拉法辛 | 104 | 89.7 | 239 | 87.8 |
| 丁氨苯丙酮 | 35.3 | 95.9 | 78.7 | 99.7 |
| 度洛西汀 | 50.3 | 90.3 | 115 | 99.1 |
| 氟伏沙明 | 101 | 100.6 | 244 | 106.3 |
| 羟基安非他酮 | 398 | 98.7 | 903 | 96.2 |
| 吗氯贝胺 | 474 | 88.8 | 1089 | 88.2 |
| 奈法唑酮 | 103 | 100.1 | 232 | 102.3 |
| 帕罗西汀 | 50.6 | 110.7 | 121 | 87.8 |
| 利太林酸 | 63.2 | 92.7 | 151 | 86.2 |

续表

| 目标物 | LQC 理论值/(μg/L) | LQC 回收率/% | HQC 理论值/(μg/L) | HQC 回收率/% |
|---|---|---|---|---|
| 反苯环丙胺 | 19.6 | 85.8 | 46.9 | 86.0 |
| 去甲基米氮平 | 34.9 | 107.0 | 80.6 | 101.7 |
| *O*-去甲基曲马多 | 227 | 86.4 | 518 | 93.0 |
| 氯美噻唑 | 518 | 97.0 | 2828 | 102.9 |

③ 精密度：取标准曲线低浓度点连续分析 6 次，以考察仪器精密度，33 种抗抑郁药连续 6 次分析，峰面积 RSD 在 0.9%～2.9%之间，表明精密度良好。

## 参考文献

[1] 健康时报网.《2022 国民抑郁症蓝皮书》发布，应高度重视学生心理健康[EB/OL].(2022-07-04)http://www.jksb.com.cn/html/life/psychology/2022/0704/177205.html.

[2] 中国科学院心理研究所. 中国国民心理健康发展报告(2019～2020)[M]. 北京：社会科学文献出版社，2021.

[3] 李文标，果伟，贺静，等. 神经精神药理学治疗药物监测共识指南：2017 版[J]. 实用药物与临床，2022，25(01)：1-20.

[4] 匡大志. 抗抑郁药的临床应用现状[J]. 中国医药指南，2015(15)：288-289.

[5] 李力，李贺，项迎春，等. LC-MS/MS 法同时测定人血浆中 4 种抗抑郁药物的浓度[J]. 中国临床药学杂志，2016，25(06)：339-344.

[6] Funk C S M, Hart X M, Gründer G, et al. Is therapeutic drug monitoring relevant for antidepressant drug therapy? Implications from a systematic review and meta-analysis with focus on moderating factors[J]. Front Psychiatry, 2022, 13:826138.

# 第13章

# 质谱在抗癫痫药物检测中的应用

## 13.1 引言

癫痫病在我国又被称为“羊角风”，是一种慢性脑功能障碍综合征，多发病于儿童时期，发病后若不及时控制可留下脑损伤后遗症，影响智力发育。癫痫病具有持续存在能产生痫性发作的易感性，并出现相应的神经生物学、认知、心理学和社会功能等方面的后果。目前临床上常用的抗癫痫药物有丙戊酸钠、左乙拉西坦、奥卡西平等，这些药物大多治疗窗较窄，个体差异较大，不同的癫痫病患者对各种抗癫痫药物的敏感度不同，为了有效控制和治疗癫痫病情，减少毒副作用，神经精神药理学与药物精神病学协会（AGNP）的专家强烈推荐在抗癫痫药使用过程中开展血药浓度监测，这样可以帮助医生制订个体化给药方案，实现精准治疗，降低用药风险[1-3]。

抗癫痫药物浓度监测的方法有免疫检测法、原子吸收法、色谱法，由于生物基质的复杂性，上述方法在抗干扰能力、灵敏度和检测通量方面有一定局限性，为了进一步提高检测的准确度和灵敏度，越来越多的医院和第三方医学检测中心逐步开发出用于抗癫痫药物浓度监测的液相色谱串联质谱法[4-5]。

本章基于抗癫痫药物商品化试剂盒，利用岛津 LCMS-8050CL 开发了定量分析血清中抗癫痫药物的方法。该方法方便、快捷，实现了 26 种抗癫痫药物的同时快速分析，供相关技术人员参考[6-7]。

## 13.2 检测案例

(1) 样品前处理方法

精确吸取标准品（或质控品或样品）50 μL，加入 100 μL 含有内标的蛋白沉淀剂，涡旋混匀 30 s，10000 r/min 离心 5 min，吸取上清液待分析。

试剂盒信息：

品牌：德国 Recipe。

组成：血清基质标品、血清基质质控、内标、蛋白沉淀剂。

(2) 仪器配置

本实验使用岛津临床质谱仪 LCMS-8050CL，具体配置如下：

| | | | |
|---|---|---|---|
| 输液泵 | LC-30AD CL×2 | 检测器 | LCMS-8050 CL |
| 自动进样器 | SIL-30ACMP CL | 柱温箱 | CTO-30A CL |
| 系统控制器 | CBM-20A CL | 工作站软件 | LabSolutions Version 5.97 |

MRM 参数见表 13-1，MRM 色谱图见图 13-1。

**表 13-1 抗癫痫药物及其内标 MRM 参数**

| 中文名 | 英文名 | CAS 号 | 前体离子 $m/z$ | 产物离子 $m/z$ | CE/V |
|---|---|---|---|---|---|
| 利卡西平 | 10,11-dihydro-10-OH-carbamazepine | 29331-92-8 | 255.0 | 194.1 | −25 |
| | | | | 165.1 | −25 |
| 卡马西平 | carbamazepine | 298-46-4 | 237.1 | 194.1 | −39 |
| | | | | 165.1 | −39 |
| 10-羟基-奥卡西平 | carbamazepine-diol | 104839-39-6 | 271.3 | 180.1 | −25 |
| | | | | 210.1 | −25 |
| 卡马西平 10,11-环氧化物 | carbamazepine-epoxide | 36507-30-9 | 253.1 | 180.1 | −25 |
| | | | | 210.1 | −25 |
| 非氨酯 | felbamate | 25451-15-4 | 239.1 | 117.1 | −21 |
| | | | | 65.1 | −55 |
| 加巴喷丁 | gabapentine | 60142-96-3 | 172.1 | 137.1 | −20 |
| | | | | 55.1 | −40 |
| 拉科酰胺 | lacosamide | 175481-36-4 | 251.1 | 91.1 | −30 |
| | | | | 74.1 | −35 |
| 拉莫三嗪 | lamotrigine | 84057-84-1 | 256 | 58.1 | −35 |
| | | | | 43.2 | −35 |
| 左乙拉西坦 | levetiracetam | 102767-28-2 | 171.1 | 126.1 | −32 |
| | | | | 69.1 | −45 |

续表

| 中文名 | 英文名 | CAS号 | 前体离子 *m/z* | 产物离子 *m/z* | CE/V |
|---|---|---|---|---|---|
| 奥卡西平 | oxcarbazepine | 28721-07-5 | 253.1 | 180 | −20 |
| | | | | 236 | −20 |
| 2-乙基-2-苯基丙二酰胺 | phenylethylmalonamide | 7206-76-0 | 207.1 | 91.1 | −30 |
| | | | | 117.1 | −20 |
| 吡仑帕奈 | perampanel | 380917-97-5 | 350.1 | 247.1 | −25 |
| | | | | 219.1 | −25 |
| 苯妥英 | phenytoin | 57-41-0 | 253.3 | 182.2 | −20 |
| | | | | 77.1 | −48 |
| 普瑞巴林 | pregabaline | 148553-50-8 | 160.1 | 142.1 | −16 |
| | | | | 97.0 | −16 |
| 扑米酮 | primidone | 125-33-7 | 219.1 | 162.1 | −20 |
| | | | | 91.1 | −20 |
| 瑞替加滨 | retigabine | 150812-12-7 | 304.2 | 109.0 | −20 |
| | | | | 230.1 | −20 |
| 卢非酰胺 | rufinamide | 106308-44-5 | 239.0 | 127.0 | −20 |
| 斯利潘托 | stiripentol | 49763-96-4 | 217.0 | 187.2 | −14 |
| | | | | 159.1 | −17 |
| 噻加宾 | tiagabine | 115103-54-3 | 376.1 | 247.1 | −21 |
| | | | | 149.0 | −29 |
| 乙琥胺 | ethosuximide | 77-67-8 | 140.3 | 42.2 | 23 |
| *N*-去甲基甲琥胺 | *N*-desmethylmethsuximide | 1497-17-2 | 188.3 | 42.0 | 20 |
| 苯巴比妥 | phenobarbital | 50-06-6 | 231.2 | 42.0 | 16 |
| 舒噻嗪 | sulthiame | 61-56-3 | 289.2 | 225.1 | 20 |
| | | | | 132.1 | 27 |
| 托吡酯 | topiramate | 97240-79-4 | 338.2 | 78.0 | 29 |
| | | | | 96.0 | 22 |
| 丙戊酸 | valproic acid | 99-66-1 | 143.2 | 143.2 | 0 |
| 唑尼沙胺 | zonisamide | 68291-97-4 | 211.2 | 119.1 | 14 |
| | | | | 63.9 | 53 |
| 卡马西平-$D_{10}$ | carbamazepine-$D_{10}$ | — | 247.1 | 175.1 | −46 |
| 非氨酯-$D_4$ | felbamate-$D_4$ | — | 243.3 | 121.0 | −18 |
| 拉科酰胺-$D_3$ | lacosamide-$D_3$ | — | 254.3 | 91.1 | −41 |
| 拉莫三嗪-$^{13}C_3$ | lamotrigine-$^{13}C_3$ | — | 259.0 | 59.1 | −33 |
| 左乙拉西坦-$D_6$ | levetiracetam-$D_6$ | — | 177.0 | 132.1 | −22 |
| 奥卡西平-$D_4$ | oxcarbazepine-$D_4$ | — | 257.3 | 184.1 | −33 |
| 2-乙基-2-苯基丙二酰胺-$D_5$ | phenylethylmalonamide-$D_5$ | — | 212.1 | 93.1 | −24 |

续表

| 中文名 | 英文名 | CAS 号 | 前体离子 $m/z$ | 产物离子 $m/z$ | CE/V |
|---|---|---|---|---|---|
| 普瑞巴林-$D_4$ | pregabaline-$D_4$ | — | 164.0 | 146.2 | −16 |
| 扑米酮-$D_5$ | primidone-$D_5$ | — | 224.3 | 167.1 | −13 |
| 瑞替加滨-$D_4$ | retigabine-$D_4$ | — | 308.2 | 113.0 | −36 |
| 斯利潘托-$D_9$ | stiripentol-$D_9$ | — | 226.0 | 196.2 | −13 |
| 噻加宾-$D_6$ | tiagabine-$D_6$ | — | 382.1 | 253.1 | −21 |
| 乙琥胺-$D_3$ | ethosuximide-$D_3$ | — | 143.2 | 42.1 | 24 |
| 苯巴比妥-$D_5$ | phenobarbital-$D_5$ | — | 236.1 | 42.0 | 16 |
| 托吡酯-$D_{12}$ | topiramate-$D_{12}$ | — | 350.3 | 78.0 | 27 |
| 丙戊酸-$D_6$ | valproic acid-$D_6$ | — | 149.2 | 149.2 | 0 |
| 唑尼沙胺-$^{15}N,D_4$ | zonisamide-$^{15}N,D_4$ | — | 216.2 | 123.1 | 14 |

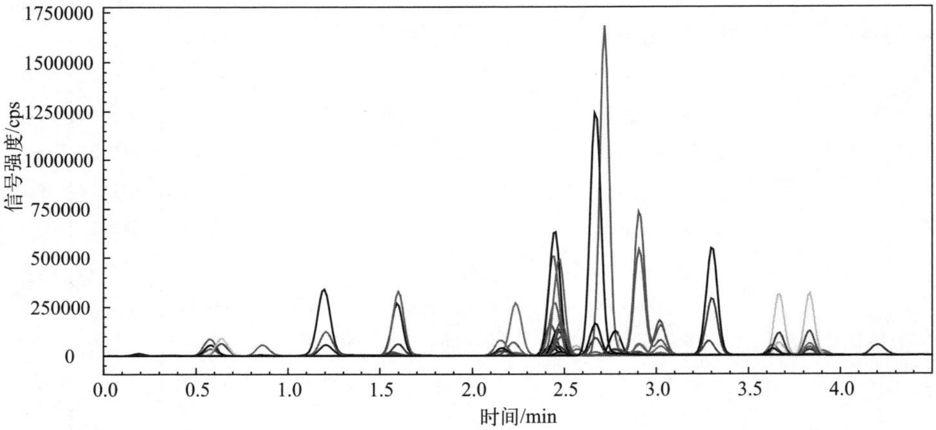


**图 13-1　26 种抗癫痫药物血清基质样本 MRM 色谱图（标准曲线中间点 L2）**

（3）分析性能

① 线性：采用内标法建立血清基质标准曲线，结果如表 13-2 所示。结果显示，26 种抗癫痫药在线性浓度范围内线性相关性良好，相关系数均在 0.999 以上，准确度在 94.2%～105.9%之间。

**表 13-2　抗癫痫药物血清基质校准曲线相关参数（采用 1/C 加权）**

| 化合物 | 校准曲线 | 相关系数 $R$ | 准确度/% |
|---|---|---|---|
| 利卡西平 | $Y=1.25559X+0.0323192$ | 0.9997 | 96.3～102.6 |
| 卡马西平 | $Y=0.617675X-0.0648802$ | 0.9997 | 96.6～102.4 |
| 10-羟基-奥卡西平 | $Y=0.898148X-0.0221804$ | 0.9995 | 95.3～103.4 |

续表

| 化合物 | 校准曲线 | 相关系数 $R$ | 准确度/% |
|---|---|---|---|
| 卡马西平 10,11-环氧化物 | $Y=3.08943X-0.179619$ | 0.9996 | 96.0～102.8 |
| 非氨酯 | $Y=0.107331X-0.0361019$ | 0.9998 | 97.9～102.9 |
| 加巴喷丁 | $Y=0.107685X-0.0304816$ | 0.9999 | 98.8～100.9 |
| 拉科酰胺 | $Y=0.249149X+0.00698630$ | 0.9999 | 98.8～100.9 |
| 拉莫三嗪 | $Y=0.149038X+0.0263362$ | 0.9993 | 94.8～103.7 |
| 左乙拉西坦 | $Y=0.0143571X-0.00276382$ | 0.9997 | 97.2～103.9 |
| 奥卡西平 | $Y=0.315198X+0.0119151$ | 0.9999 | 99.1～101.2 |
| 2-乙基-2-苯基丙二酰胺 | $Y=0.315173X+0.0496432$ | 0.9999 | 98.8～101.7 |
| 吡仑帕奈 | $Y=21.6916X+0.352736$ | 0.9994 | 96.3～105.1 |
| 苯妥英 | $Y=0.0412568X+0.0104746$ | 0.9992 | 94.2～104.1 |
| 普瑞巴林 | $Y=0.161023X+0.0238825$ | 0.9997 | 97.3～103.7 |
| 扑米酮 | $Y=0.0355124X+0.0192058$ | 0.9999 | 99.0～101.4 |
| 瑞替加滨 | $Y=0.168644X-0.00256282$ | 0.9999 | 99.7～100.3 |
| 卢非酰胺 | $Y=3.60201X-0.919409$ | 0.9999 | 98.1～101.4 |
| 斯利潘托 | $Y=0.390582X+0.00634797$ | 0.9995 | 96.9～104.3 |
| 噻加宾 | $Y=3.68760X+0.00610601$ | 0.9999 | 97.6～101.7 |
| 乙琥胺 | $Y=0.0665237X-0.0281573$ | 0.9999 | 99.7～100.4 |
| *N*-去甲基甲琥胺 | $Y=0.0134140X+0.00210189$ | 0.9992 | 95.6～105.9 |
| 苯巴比妥 | $Y=0.0456657X-0.0312873$ | 0.9992 | 95.8～105.7 |
| 舒噻嗪 | $Y=0.654952X+0.0359962$ | 0.9992 | 96.1～105.6 |
| 托吡酯 | $Y=0.546572X+0.00174642$ | 0.9995 | 95.5～103.2 |
| 丙戊酸 | $Y=0.449515X-0.360189$ | 0.9999 | 98.4～102.2 |
| 唑尼沙胺 | $Y=0.268857X-0.00497531$ | 0.9997 | 97.5～103.5 |

② 精密度和准确度：以试剂盒中 LQC 和 HQC 两个质控点进行精密度测定，连续 6 针进样的目标峰与内标峰的面积比值的 RSD 小于 5.44%，方法精密度良好，同时 LQC 和 HQC 两个质控点各个化合物的浓度实测结果准确度在 88.6%～113.2%之间。

## 参考文献


[1] 李文标，果伟，贺静，等．神经精神药理学治疗药物监测共识指南：2017 版[J]．实用药物与临床，2022，25(01)：1-20.

[2] 张灿文，于焕君，党和勤，等．抗癫痫药物血药浓度监测结果分析[J]．临床合理用药，

2023,16(18):156-158+162.

[3] 陈玉秀,赵玉华．抗癫痫药物左乙拉西坦治疗癫痫的研究进展[J]. 癫痫与神经电生理学杂志,2023,32(01):42-45.

[4] 向霖．不同抗癫痫药物在小儿癫痫临床治疗中的应用[J]. 医学理论与实践,2022,35(5):740-743.

[5] Greenberg R G, Melloni C, Wu H, et al. Therapeutic index estimation of antiepileptic drugs: A systematic literature review approach[J]. Clin Neuropharmacol, 2016,39(5):232-240.

[6] Tuzimski T, Petruczynik A. Review of chromatographic methods coupled with modern detection techniques applied in the therapeutic drugs monitoring (TDM)[J]. Molecules, 2020, 25(17):4026.

[7] ClinMass® antepileptic drugs in serum/plasma. Antiepileptic drugs kit instruction manual [Z]. Recipe,2019.

# 第14章

# 质谱在免疫抑制剂检测中的应用

## 14.1 引言

免疫抑制剂是指能降低或抑制一种或一种以上免疫反应、能够抑制机体免疫应答的药物。免疫抑制剂可作用于免疫反应的不同环节，抑制免疫细胞的发育分化、抗原的加工提呈、淋巴细胞对抗原的识别、T 细胞或 B 细胞的活化和增殖及下游一系列炎症反应过程，通过抑制过度的免疫和炎性反应，恢复内环境的平衡，诱导免疫耐受，在防止器官或组织移植后排斥反应以及治疗由免疫失衡引起的疾病方面发挥着重要作用。免疫抑制剂可分为糖皮质激素类、细胞增殖抑制剂类、微生物代谢产物类、生物碱类等。临床上应用较多的为环孢素 A（cyclosporine A，Cs A）、他克莫司（tacrolimus，TAC）、西罗莫司（sirolimus，SRL）、依维莫司（everolimus，RAD-001）、霉酚酸（mycophenolic acid，MPA）。大多数免疫抑制剂对免疫系统的抑制作用缺乏特异性和选择性，既抑制异常免疫反应，又抑制正常免疫功能（免疫防御、免疫监视、免疫自稳）。因此，长期使用时不良反应甚多，如降低机体抗感染能力、诱发感染、增加恶性肿瘤的发生率、影响生育能力等。非特异性免疫抑制剂的药理作用不尽相同，临床上应根据免疫损伤的性质和病程的阶段合理选择药物或联合用药，并对免疫抑制剂治疗患者进行治疗药物监测[1-2]。

目前，临床上大多采用免疫分析法、色谱法及串联质谱法进行免疫抑制剂治疗药物浓度监测。免疫分析法存在专属性较差、对检测环境要求较高、试剂盒稳定性较差等缺点；色谱法存在基质干扰大、灵敏度低等缺点；串联质谱法具有专属性强、准确度高、分析快速、灵敏度高等优点，广泛应用于治疗药物浓度监测[3-5]。

# 14.2 检测案例

## 14.2.1 方法一

（1）标准溶液制备

取 5 种免疫抑制剂混标母液，用甲醇稀释成相应浓度的混标液。内标溶液使用甲醇配制成内标工作液。取 180 μL 空白全血，20 μL 混标液，涡旋混匀 10 s，得基质标准溶液。

（2）标准品、样品前处理

取 50 μL 全血标准品或样品，加入 5 μL 内标溶液，50 μL 100 mmol/L 硫酸锌溶液，150 μL 甲醇，涡旋混匀 3 min，14000 r/min 离心 5 min，取上清液上机分析。（如测定血浆中霉酚酸含量，前处理可不加硫酸锌溶液。）

（3）分析仪器

LCMS-8045 三重四极杆质谱仪。

（4）分析条件

① 液相色谱条件

| | |
|---|---|
| 色谱柱 | Shim-pack GIST（50 mm×2.1 mm I.D.，2 μm） |
| 流动相 | A，0.1%甲酸水溶液（含 2 mmol/L 乙酸铵）；B，0.1%甲酸甲醇溶液（含 2 mmol/L 乙酸铵） |
| 流速 | 0.4 mL/min |
| 柱温 | 45 ℃ |
| 进样量 | 5 μL |

② 洗脱方式：梯度洗脱，B 相初始浓度为 50%，时间程序见表 14-1。

**表 14-1 梯度洗脱时间程序**

| 时间/min | 模块 | 控制 | 值 |
|---|---|---|---|
| 0.20 | 泵 | B 泵浓度 | 50% |
| 1.00 | 柱温箱 | 切换阀 | 0 位 |
| 1.30 | 泵 | B 泵浓度 | 98% |
| 2.50 | 泵 | B 泵浓度 | 98% |
| 2.60 | 泵 | B 泵浓度 | 50% |
| 2.70 | 柱温箱 | 切换阀 | 1 位 |
| 4.00 | 控制器 | 停止 | |

### ③ 质谱条件

| 分析仪器 | LCMS-8045 | DL 温度 | 250 ℃ |
|---|---|---|---|
| 离子源 | ESI（+） | 加热模块温度 | 400 ℃ |
| 雾化气流速 | 3.0 L/min | 干燥气流速 | 8.0 L/min |
| 加热气流速 | 12.0 L/min | 扫描模式 | 多反应监测（MRM） |
| 接口温度 | 300 ℃ | MRM 参数 | 见表 14-2 |

**表 14-2　MRM 参数**

| 名称 | 英文缩写 | CAS 号 | 前体离子 | 产物离子 | Q1 Pre Bias/V | CE/V | Q3 Pre Bias/V |
|---|---|---|---|---|---|---|---|
| 环孢素 A | Cs A | 59865-13-3 | 1202.8 | 1184.8 | −30 | −30 | −34 |
| | | | 1219.8 | 1202.8 | −30 | −20 | −34 |
| 环孢素 A 内标 | Cs A-IS | — | 1233.8 | 1216.8 | −38 | −20 | −36 |
| 他克莫司 | TAC | 104987-11-3 | 821.5 | 768.5 | −20 | −23 | −40 |
| | | | 821.5 | 786.5 | −20 | −23 | −40 |
| 他克莫司内标 | TAC-IS | — | 826.5 | 773.5 | −20 | −23 | −40 |
| 西罗莫司 | SRL | 53123-88-9 | 931.6 | 864.5 | −22 | −19 | −24 |
| | | | 931.6 | 882.5 | −24 | −15 | −24 |
| 西罗莫司内标 | SRL-IS | — | 934.6 | 882.5 | −24 | −15 | −24 |
| 依维莫司 | RAD-001 | 159351-69-6 | 975.6 | 908.6 | −20 | −20 | −26 |
| | | | 975.6 | 926.6 | −20 | −26 | −15 |
| 依维莫司内标 | RAD-001-IS | — | 979.6 | 912.6 | −24 | −20 | −26 |
| 霉酚酸 | MPA | 24280-93-1 | 321.2 | 159.1 | −25 | −20 | −25 |
| | | | 321.2 | 207.1 | −25 | −10 | −25 |
| 霉酚酸内标 | MPA-IS | — | 324.2 | 210.1 | −25 | −10 | −25 |

（5）MRM 色谱图（见图 14-1）

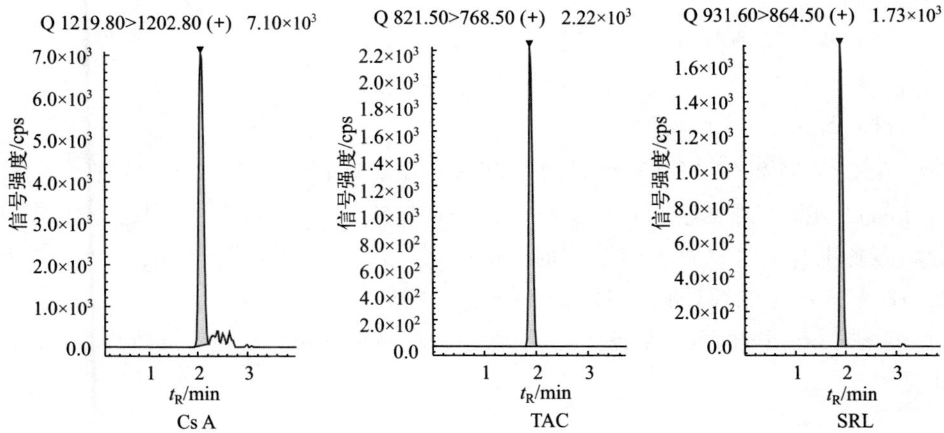


图 14-1

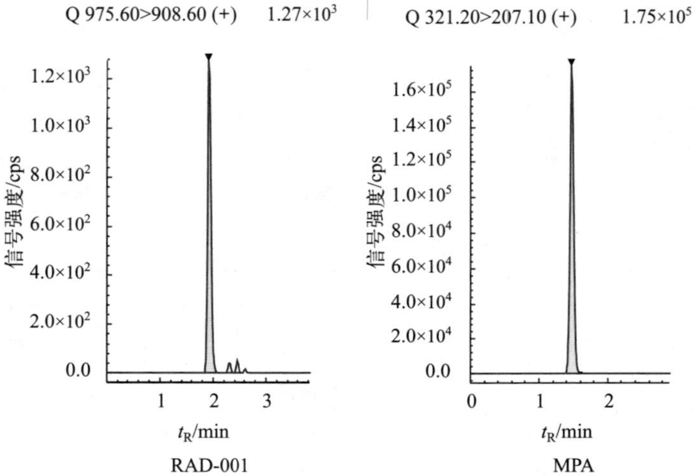


**图 14-1 标准曲线最低点色谱图**

(6) 分析性能

① 线性：内标法制作标准曲线，5 种免疫抑制剂在标准曲线浓度范围内线性相关系数均大于 0.9972。

② 精密度：分别对正常人全血样品添加低、中、高三个浓度的 5 种免疫抑制剂进行 6 次重复测定，相对标准偏差在 1.22%～8.61%之间。

③ 准确度：空白全血添加低、中、高浓度标准品作为低、中、高浓度质控品，每个样品平行制备 6 份，质控品测定准确度在 89.2%～112.3%之间。

## 14.2.2 方法二

(1) 标准溶液制备

免疫抑制剂检测试剂盒，法国 AlsaChim 公司。

(2) 标准品、样品前处理

在 CLAM-2000 控制软件界面 KIT. Cond 菜单的子菜单 protocol 项下，编辑样品自动前处理程序，具体步骤为：①在过滤管中加入 20 μL 甲醇活化过滤管，准备上样；②试剂针吸取试剂（提取用）175 μL；③样品针吸取全血样品 25 μL 上样；④试剂针吸取 12.5 μL 内标；⑤转速 2000 r/min 振摇 60 s；⑥使用－60～－50 kPa 的负压抽滤过滤管 120 s，转移至液相自动进样器进样 5.0 μL，详见图 14-2。

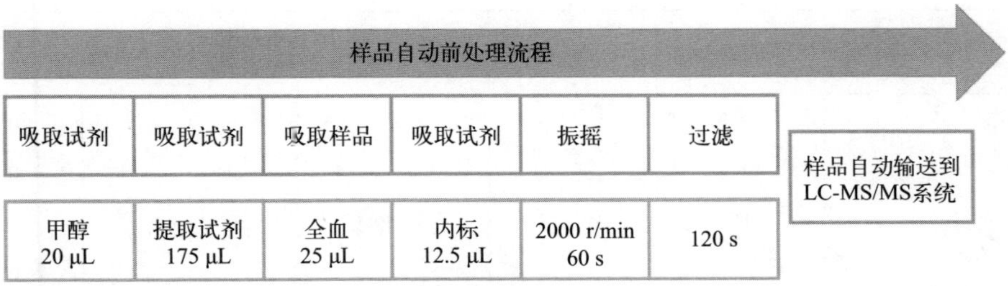


**图 14-2　CLAM-2000 自动前处理流程**

（3）仪器配置

全自动在线前处理系统 CLAM-2000；LCMS-8060 三重四极杆质谱仪。

（4）分析条件

① 液相色谱条件

| | |
|---|---|
| 色谱柱 | 试剂盒提供 |
| 流动相 | 试剂盒提供 |
| 流速 | A 泵捕集，2.0 mL/min；B 泵分析，0.8 mL/min |
| 柱温 | 65 ℃ |
| 进样量 | 5 μL |

② 洗脱方式：B 泵等度洗脱，捕集和分析程序见表 14-3。

**表 14-3　捕集和分析程序**

| 时间/min | 模块 | 控制 | 值 |
|---|---|---|---|
| 0.25 | 柱温箱 | 切换阀 | 0 位 |
| 0.25 | 泵 | A 泵流速 | 2 mL/min |
| 0.26 | 泵 | A 泵流速 | 0.02 mL/min |
| 1.10 | 柱温箱 | 切换阀 | 1 位 |
| 1.10 | 泵 | A 泵流速 | 0.02 mL/min |
| 1.11 | 泵 | A 泵流速 | 2 mL/min |
| 1.50 | 控制器 | 停止 | |

③ 质谱条件

| | | | |
|---|---|---|---|
| 分析仪器 | LCMS-8060 | DL 温度 | 200 ℃ |
| 离子源 | ESI（+） | 加热模块温度 | 300 ℃ |
| 雾化气流速 | 3.0 L/min | 干燥气流速 | 10.0 L/min |
| 加热气流速 | 8.0 L/min | 扫描模式 | 多反应监测（MRM） |
| 接口温度 | 250 ℃ | MRM 参数 | 见表 14-4 |

表 14-4 MRM 参数

| 化合物名 | 英文简写 | CAS 号 | $m/z$ | Q1 Pre Bias/V | CE/V | Q3 Pre Bias/V |
|---|---|---|---|---|---|---|
| 环孢素 A | Cs A | 59865-13-3 | 1219.8>1202.8① | −36 | −20 | −36 |
| | | | 1219.8>1184.6 | −36 | −30 | −36 |
| 西罗莫司 | SRL | 53123-88-9 | 931.5>864.3① | −28 | −17 | −24 |
| | | | 931.5>882.3 | −28 | −12 | −32 |
| 依维莫司 | RAD-001 | 159351-69-6 | 975.6>908.5① | −28 | −17 | −32 |
| | | | 975.6>926.4 | −28 | −13 | −22 |
| 他克莫司 | TAC | 104987-11-3 | 821.5>768.2① | −30 | −20 | −42 |
| | | | 821.5>576.1 | −30 | −23 | −30 |
| 环孢素 A 内标 | Cs A-IS | — | 1232>1214.8① | −30 | −20 | −34 |
| | | | 1232>1196.8 | −30 | −37 | −34 |
| 西罗莫司内标 | SRL-IS | — | 935.3>864.4① | −28 | −20 | −24 |
| | | | 935.3>882.3 | −20 | −14 | −24 |
| 依维莫司内标 | RAD-001-IS | — | 981.4>914.4① | −22 | −19 | −20 |
| | | | 981.4>932.4 | −22 | −15 | −34 |
| 他克莫司内标 | TAC-IS | — | 826.2>773.4① | −24 | −22 | −26 |
| | | | 826.2>791.4 | −30 | −17 | −40 |

① 表示定量离子对。

(5) MRM 色谱图

见图 14-3。

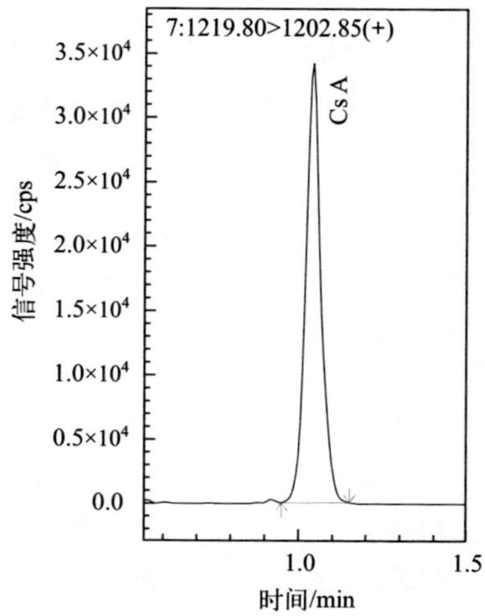


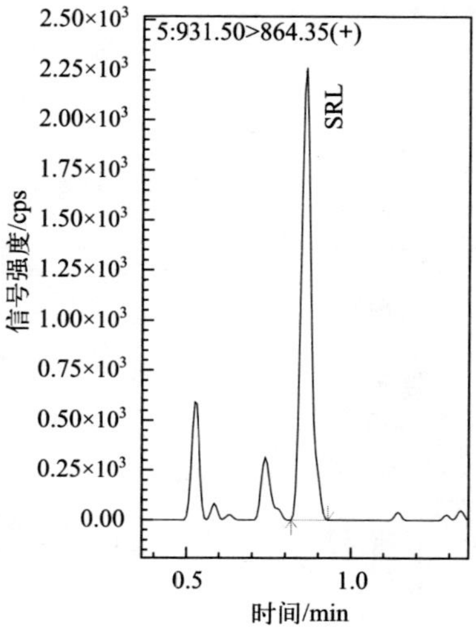

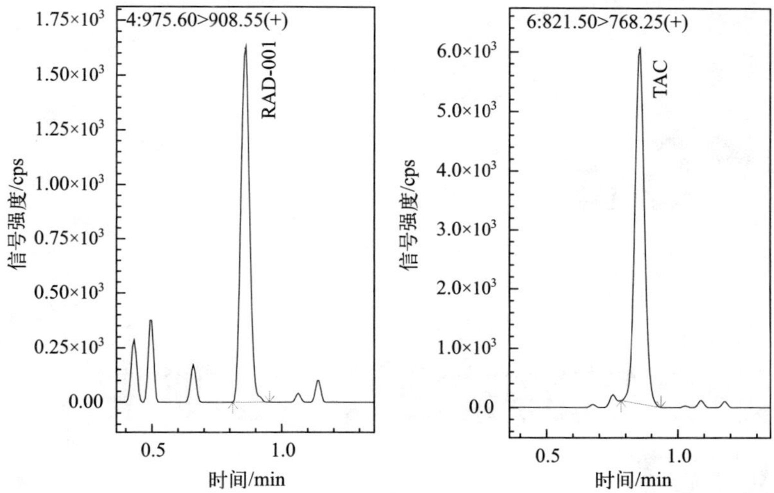


**图 14-3　4 种免疫抑制剂全血基质中标准曲线最低点色谱图**

（6）分析性能

① 线性：内标法制作标准曲线，4 种免疫抑制剂在标准曲线浓度范围内线性相关系数均大于 0.9932。

② 准确度：试剂盒 NOSIMMUNE 提供了 4 个不同浓度质控样品 $QC_1$、$QC_2$、$QC_3$ 和 $QC_4$，4 种浓度质控样品回收率在 84.1%～115.9%之间，满足试剂盒 80%～120%的要求。

## 参考文献


[1] 韩洋，费文敏，李可可，等．免疫抑制剂的概念和类型[J]．皮肤科学通报，2021,38(04)：291-297.

[2] 吴灵洁，叶珍洁，张晓颖，等．免疫抑制剂治疗药物监测在器官移植领域的应用进展[J]．药物评价研究，2022,45(03)：583-589.

[3] Le J，Peng R，Yang S L，et al. Quantification of immunosuppressants from one 3.2 mm dried blood spot by a novel cold-induced phase separation based LC-MS/MS method[J]. Analytica Chimica Acta，2022，1210：339889.

[4] 翟晓慧，刘晓雪，陆佳倩，等．LC-MS/MS 法同时分析血液中几种免疫抑制剂浓度[J]．中国医院药学杂志，2019，39(8)：774-780.

[5] 陈文倩，崔刚，刘晓，等．UPLC-MS /MS 同时测定肾移植患者全血中环孢霉素 A、他克莫司、西罗莫司、霉酚酸及泼尼松龙[J]．中国药学杂志，2014，49(20)：1845-1849.

# 第15章

# 质谱在抗肿瘤药物检测中的应用

## 15.1 引言

抗肿瘤药物（antitumor drugs）为治疗肿瘤疾病的一类药物，目前抗肿瘤药物种类较多（图15-1），该类药物的治疗药物监测（TDM）主要集中在细胞毒性药物和小分子激酶抑制剂类药物。前者按体表面积给药，仅考虑身高和体重，忽略了基因、酶、疾病、联合用药等因素的影响，存在明显的不足；而后者按说明书给药（固定给药剂量），忽略了患者个体差异。应用TDM能有效降低前者的毒副反应发生率，提高后者的有效率，实现个体化用药[1]。

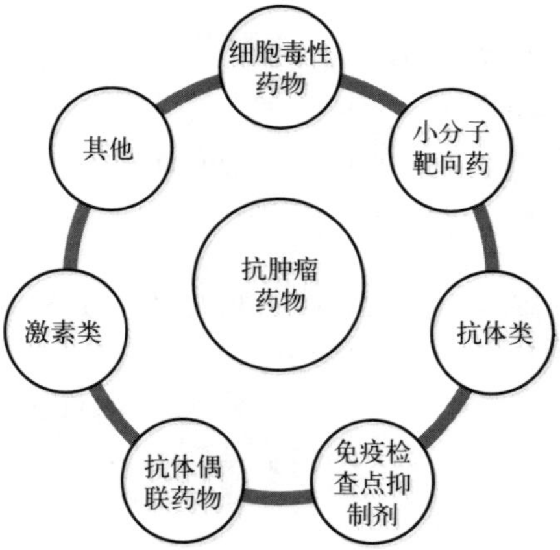


图15-1 抗肿瘤药物分类

细胞毒性药物是作为细胞增殖抑制剂或者细胞毒性化合物，通过抑制血管生成或抑制快速增殖的恶性细胞发挥治疗作用。不可避免的是，这些药物会破坏正常细胞，并产生一系列毒副反应。细胞毒性药物对肿瘤的治疗效果和毒副作用存在个体差异，标准剂量下，一些患者可能会痊愈，一些患者可能没有效果，而另外一些患者可能会产生严重毒性反应。另一种普遍采用的治疗方法是靶向药物治疗。一些癌症患者的治疗已经从传统的非特异性细胞毒性化疗转向了分子靶向治疗。甲磺酸伊马替尼是一种酪氨酸激酶选择性抑制剂（TKIs），是新时代最突出的例子，并为开发其他 TKIs 开辟了道路，包括舒尼替尼、尼洛替尼、达沙替尼、索拉非尼和拉帕替尼，用于治疗各种血液系统恶性肿瘤和实体肿瘤。所有这些药物都具有重要的个体间药代动力学变异性，存在药物相互作用的风险，并不是没有毒性[2]。且口服治疗的患者很难坚持服用[3]。此外，这些分子表现出很大的药代动力学（PK）变异性，存在很大的个体间差异，并受到环境因素如食物或药物诱导的相互作用的影响[4]。同样，年龄、性别、医疗条件或遗传等固有因素也会导致这种差异[3]。单克隆抗体属于大分子生物制品，体内药动学特征比小分子药物更复杂，大多数单抗药物的表观分布容积较小，主要存在于血液中。单克隆抗体与靶标抗原和抗药抗体的结合会影响药物的 PK/PD 特性，导致其表现为非线性药动学特征。单克隆抗体的免疫原性除了对药动学的影响，抗药抗体中有一类中和性抗体会增加药物清除，降低药效。通过 TDM 进行剂量优化可以为单克隆抗体精准治疗提供参考[5]。

TDM 检测方法繁多，检测方法的准确性、及时性限制了其临床应用。临床工作中，需要及时了解患者的暴露情况以便于干预，实现个体化用药。临床上多采用免疫分析法，该法特异性和灵敏度虽偏低，但操作简便快速，受到临床的青睐；色谱方法因其准确性和灵敏度得到了广泛认可[1]；近年来，质谱法因其高特异性、高灵敏度、快速准确等特点得到了临床 TDM 的高度关注，未来前景广阔。

目前抗肿瘤治疗药物 TDM 仍存在一些问题有待解决，比如血药浓度和实体瘤肿瘤组织药物浓度的相关性，多药联合治疗肿瘤时相互作用对量效关系的影响，多次采血患者依从性不佳是否有可替代指标，现有研究多为欧美人群的数据对国内人群的适用性等。考虑到疾病的严重预后、广泛的药代动力学变异性、长期使用和药物的高成本，治疗药物监测（TDM）可能是帮助临床医生进行个体剂量调整的非常有用的工具，对于增效减毒、合理用药具有重要意义[6]。

# 15.2 检测案例

## 15.2.1 化疗药物的检测

(1) 样品配制

校准品配制：预先配制3种化疗药物的混合系列校准品溶液1～6，然后各取10 μL加入90 μL空白血浆或血清中，涡旋1 min，得到系列校准品工作液STD1～STD6，浓度如表15-1所示。

质控品配制：预先配制3种化疗药物的混合质控溶液，各取10 μL加入90 μL空白血浆或血清中，涡旋1 min，得低、中、高水平质控品LQC、MQC、HQC，浓度如表15-1所示。

表 15-1 校准品 & 质控品浓度信息

| 化合物 | 校准品/(ng/mL) | | | | | | 质控品/(ng/mL) | | |
|---|---|---|---|---|---|---|---|---|---|
| | STD1 | STD2 | STD3 | STD4 | STD5 | STD6 | LQC | MQC | HQC |
| 吉西他滨 | 5.00 | 20.00 | 40.00 | 100.00 | 200.00 | 400.00 | 15.00 | 60.00 | 240.00 |
| 甲氨蝶呤 | 25.00 | 100.00 | 200.00 | 500.00 | 1000.00 | 2000.00 | 75.00 | 300.00 | 1200.00 |
| 环磷酰胺 | 25.00 | 100.00 | 200.00 | 500.00 | 1000.00 | 2000.00 | 75.00 | 300.00 | 1200.00 |

(2) 样品前处理

移取100 μL校准品/质控品/待测血清样本于1.5 mL离心管中；加入300 μL内标萃取液于2000 r/min涡旋混合2 min；于4 ℃、10000 r/min离心5 min；取100 μL上清于进样小瓶并加入900 μL纯水混匀；上机后自动进样器以2 μL进样分析。

(3) 检测仪器

岛津超高效液相色谱三重四极杆质谱联用仪LCMS-8050 CL。

(4) 分析条件

① 液相色谱条件

| | |
|---|---|
| 色谱柱 | Shim-pack Velox SP-C18 (100 mm×2.1 mm×2.7 μm) |
| 流动相 | A相，0.1%甲酸水溶液（含5 mmol/L乙酸铵）；<br>B相，0.1%甲酸甲醇溶液 |
| 洗脱方式 | 梯度洗脱，B相初始浓度为5%，时间程序见表15-2 |
| 流速 | 0.4 mL/min |
| 柱温 | 35 ℃ |

进样器温度　　5 ℃
进样量　　2 μL

表 15-2　梯度洗脱时间程序

| 时间/min | A/% | B/% |
|---|---|---|
| 0.30 | 95 | 5 |
| 2.50 | 5 | 95 |
| 4.50 | 5 | 95 |
| 4.51 | 95 | 5 |
| 6.50 | 95 | 5 |

② 质谱条件

| | | | |
|---|---|---|---|
| 离子化模式 | ESI(+) | 离子源温度 | 300 ℃ |
| 加热气 | 空气 10.0 L/min | DL 管温度 | 250 ℃ |
| 雾化气 | 氮气 3.0 L/min | 加热模块温度 | 400 ℃ |
| 干燥气 | 氮气 10.0 L/min | 扫描模式 | 多反应监测(MRM) |
| 驻留时间 | 25ms | MRM 参数 | 见表 15-3 |

表 15-3　MRM 参数

| 化合物 | 英文名 | CAS 号 | MRM 离子对 $m/z$ | Q1 Pre Bias/V | CE/V | Q3 Pre Bias/V |
|---|---|---|---|---|---|---|
| 吉西他滨 | gemcitabine | 95058-81-4 | 264.1>112.0 | −17 | −19 | −19 |
| 甲氨蝶呤 | methotrexate | 59-05-2 | 455.1>308.1 | −16 | −20 | −21 |
| 环磷酰胺 | cyclophosphamide | 50-18-0 | 261.1>140.0 | −17 | −21 | −29 |
| 吉西他滨-$^{13}C$,$^{15}N_2$ | gemcitabine-$^{13}C$,$^{15}N_2$ | — | 267.1>115.0 | −17 | −19 | −19 |
| 甲氨蝶呤-$D_3$ | methotrexate-$D_3$ | — | 458.1>311.1 | −16 | −20 | −21 |
| 环磷酰胺-$D_4$ | cyclophosphamide-$D_4$ | — | 265.1>140.0 | −17 | −21 | −29 |

(5) 分析性能

① 色谱图 (图 15-2)

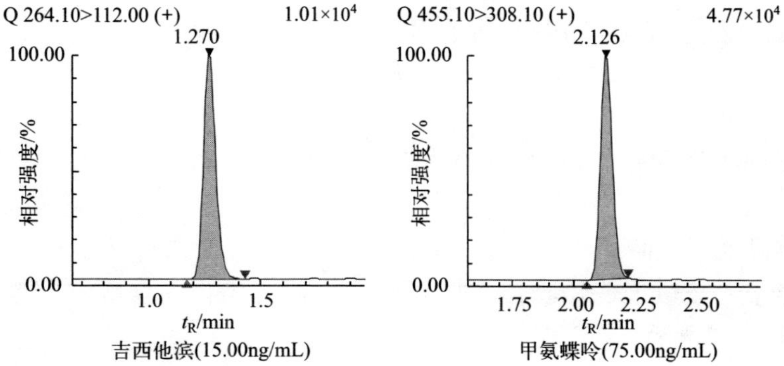


图 15-2

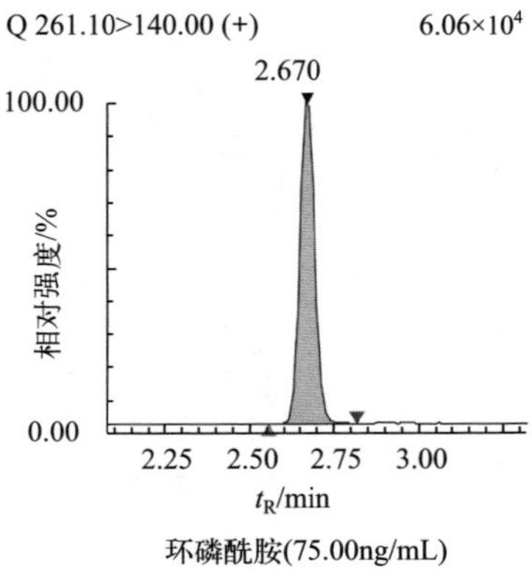


图 15-2　低浓度质控品 MRM 色谱图

② 线性：对 6 个标准浓度的校准品分析测定，以浓度比为横坐标，面积比为纵坐标，内标法制作校准曲线得到相关系数、线性范围和校准品准确度，见表 15-4。

表 15-4　校准曲线结果

| 名称 | 相关系数 | 线性范围/(ng/mL) | 准确度/% |
|---|---|---|---|
| 吉西他滨 | 0.9999 | 5.00～400.00 | 95.8～103.7 |
| 甲氨蝶呤 | 0.9999 | 25.00～2000.00 | 98.5～101.3 |
| 环磷酰胺 | 0.9999 | 25.00～2000.00 | 97.2～102.2 |

③ 精密度及准确度：本实验分别对低、中、高浓度的正常人血清基质加标样（质控品）进行 6 次重复测定，考察检测精密度及准确度。结果显示，3 个浓度的 RSD 均小于 3%，准确度在 95%～105%之间，展现出良好的精密度及准确度，满足临床需求。

## 15.2.2　酪氨酸酶抑制剂的检测

（1）样品配制

将多项激酶抑制剂类抗肿瘤药物联合测定试剂盒和血浆样品从冰箱取出后恢复至室温。

校准品及质控品配制：在室温下精确移取 2 mL 超纯水至各水平校准品及质控品瓶中，轻微振荡，混合 30～60 min，使内容物完全溶解，冷藏备用。浓度如表 15-5 所示。

表 15-5 校准品及质控品浓度信息

| 序号 | 化合物 | 校准品/(ng/mL) | | | | | 质控品/(ng/mL) | | |
|---|---|---|---|---|---|---|---|---|---|
| | | STD1 | STD2 | STD3 | STD4 | STD5 | LQC | MQC | HQC |
| 1 | 伊马替尼 | 50.00 | 250.00 | 500.00 | 2500.00 | 5000.00 | 75.00 | 750.00 | 3750.00 |
| 2 | 尼洛替尼 | 50.00 | 250.00 | 500.00 | 2500.00 | 5000.00 | 75.00 | 750.00 | 3750.00 |
| 3 | 索拉非尼 | 50.00 | 250.00 | 500.00 | 2500.00 | 5000.00 | 75.00 | 750.00 | 3750.00 |
| 4 | 帕唑替尼 | 50.00 | 250.00 | 500.00 | 2500.00 | 5000.00 | 75.00 | 750.00 | 3750.00 |
| 5 | 拉帕替尼 | 50.00 | 250.00 | 500.00 | 2500.00 | 5000.00 | 75.00 | 750.00 | 3750.00 |
| 6 | 阿帕替尼 | 20.00 | 100.00 | 200.00 | 1000.00 | 2000.00 | 30.00 | 300.00 | 1500.00 |
| 7 | 吉非替尼 | 20.00 | 100.00 | 200.00 | 1000.00 | 2000.00 | 30.00 | 300.00 | 1500.00 |
| 8 | 依鲁替尼 | 20.00 | 100.00 | 200.00 | 1000.00 | 2000.00 | 30.00 | 300.00 | 1500.00 |
| 9 | *N*-去甲伊马替尼 | 50.00 | 250.00 | 500.00 | 2500.00 | 5000.00 | 75.00 | 750.00 | 3750.00 |
| 10 | 克唑替尼 | 20.00 | 100.00 | 200.00 | 1000.00 | 2000.00 | 30.00 | 300.00 | 1500.00 |
| 11 | 达沙替尼 | 2.00 | 10.00 | 20.00 | 100.00 | 200.00 | 3.00 | 30.00 | 150.00 |
| 12 | 厄洛替尼 | 20.00 | 100.00 | 200.00 | 1000.00 | 2000.00 | 30.00 | 300.00 | 1500.00 |
| 13 | 鲁索替尼 | 20.00 | 100.00 | 200.00 | 1000.00 | 2000.00 | 30.00 | 300.00 | 1500.00 |
| 14 | 阿昔替尼 | 1.00 | 5.00 | 10.00 | 50.00 | 100.00 | 1.50 | 15.00 | 75.00 |
| 15 | 普纳替尼 | 2.00 | 10.00 | 20.00 | 100.00 | 200.00 | 3.00 | 30.00 | 150.00 |

(2) 样品前处理

移取 100 μL 校准品/质控品/待测血清样本于 1.5 mL 离心管中；加入 300 μL 内标萃取液于 2000 r/min 涡旋 2 min；4 ℃下，10000 r/min 离心 5 min；取 100 μL 上清于进样小瓶并加入 900 μL 纯水混匀；进样 5 μL 测定。

(3) 检测仪器

岛津超高效液相色谱三重四极杆质谱联用仪 LCMS-8050 CL。

(4) 分析条件

① 液相色谱条件

| | | | |
|---|---|---|---|
| 色谱柱 | Shim-pack Scepter C18-120 (50 mm×2.1 mm I.D.，3 μm) | | |
| 流动相 | A 相，0.1%甲酸水溶液（含 5 mmol/L 醋酸铵）；B 相，0.1%甲酸甲醇溶液 | | |
| 洗脱方式 | 梯度洗脱，B 相初始浓度为 25%。时间程序见表 15-6 | | |
| 流速 | 0.4 mL/min | 进样器温度 | 8 ℃ |
| 柱温 | 45 ℃ | 进样量 | 5 μL |

表 15-6 梯度洗脱时间程序

| 时间/min | A/% | B/% |
|---|---|---|
| 2.00 | 20 | 80 |
| 2.01 | 5 | 95 |

续表

| 时间/min | A/% | B/% |
|---|---|---|
| 3.50 | 5 | 95 |
| 3.51 | 75 | 25 |
| 5.00 | 75 | 25 |

② 质谱条件

| | | | |
|---|---|---|---|
| 离子化模式 | ESI(+) | 离子源温度 | 300 ℃ |
| 加热气 | 空气 10.0 L/min | DL 管温度 | 250 ℃ |
| 雾化气 | 氮气 3.0 L/min | 加热模块温度 | 400 ℃ |
| 干燥气 | 氮气 10.0 L/min | 扫描模式 | 多反应监测(MRM) |
| 驻留时间 | 10ms | MRM 参数 | 见表 15-7 |

**表 15-7 MRM 参数**

| 化合物 | 英文名 | CAS 号 | MRM 离子对 $m/z$ | Q1 Pre Bias/V | CE/V | Q3 Pre Bias/V |
|---|---|---|---|---|---|---|
| 伊马替尼 | imatinib | 152459-95-5 | 494.1>217.2 | −17 | −25 | −23 |
| 伊马替尼-$D_8$ | imatinib-$D_8$ | — | 502.1>394.2 | −24 | −28 | −19 |
| 索拉非尼 | sorafenib | 284461-73-0 | 465.1>252.2 | −16 | −34 | −12 |
| 索拉非尼-$D_3$ | sorafenib-$D_3$ | — | 468.1>255.1 | −16 | −34 | −12 |
| 帕唑替尼 | pazopanib | 444731-52-6 | 438.1>357.2 | −15 | −30 | −25 |
| 帕唑替尼-$D_3$ | pazopanib-$D_3$ | — | 441.1>360.2 | −15 | −30 | −25 |
| 拉帕替尼 | lapatinib | 231277-92-2 | 581.1>350.1 | −20 | −37 | −10 |
| 拉帕替尼-$D_4$ | lapatinib-$D_4$ | — | 585.1>365.1 | −20 | −37 | −10 |
| 阿帕替尼 | apatinib | 811803-05-1 | 398.2>212.2 | −14 | −27 | −23 |
| 阿帕替尼-$D_8$ | apatinib-$D_8$ | — | 406.2>212.2 | −14 | −27 | −23 |
| 吉非替尼 | gefitinib | 184475-35-2 | 447.1>128.1 | −10 | −25 | −27 |
| 吉非替尼-$D_6$ | gefitinib-$D_6$ | — | 453.1>134.1 | −10 | −25 | −27 |
| 依鲁替尼 | ibrutinib | 936563-96-1 | 441.1>138.1 | −15 | −27 | −29 |
| 依鲁替尼-$D_5$ | ibrutinib-$D_5$ | — | 446.1>138.1 | −15 | −27 | −29 |
| 达沙替尼 | dasatinib | 302962-49-8 | 488.0>401.0 | −17 | −30 | −19 |
| 达沙替尼-$D_8$ | dasatinib-$D_8$ | — | 496.1>406.1 | −17 | −30 | −19 |
| 克唑替尼 | crizotinib | 877399-52-5 | 450.1>259.1 | −15 | −23 | −27 |
| 克唑替尼-$D_5$ | crizotinib-$D_5$ | — | 455.1>264.2 | −15 | −23 | −27 |
| 尼洛替尼 | nilotinib | 641571-10-0 | 530.1>289.1 | −24 | −30 | −20 |
| 尼洛替尼-$D_6$ | nilotinib-$D_6$ | — | 536.1>295.1 | −24 | −30 | −20 |
| 厄洛替尼 | erlotinib | 183321-74-6 | 394.1>278.0 | −14 | −32 | −29 |
| 厄洛替尼-$D_6$ | erlotinib-$D_6$ | — | 400.1>278.0 | −14 | −32 | −29 |
| 鲁索替尼 | ruxolitinib | 941678-49-5 | 307.1>186.1 | −11 | −27 | −19 |
| 鲁索替尼-$D_9$ | ruxolitinib-$D_9$ | — | 316.2>186.1 | −11 | −27 | −19 |

续表

| 化合物 | 英文名 | CAS 号 | MRM 离子对 $m/z$ | Q1 Pre Bias/V | CE/V | Q3 Pre Bias/V |
|---|---|---|---|---|---|---|
| 普纳替尼 | ponatinib | 943319-70-8 | 533.2>260.1 | −36 | −28 | −18 |
| 普纳替尼-$D_8$ | ponatinib-$D_8$ | — | 541.2>260.1 | −36 | −28 | −18 |
| 阿昔替尼 | axitinib | 319460-85-0 | 387.1>356.1 | −14 | −20 | −26 |
| 阿昔替尼-$D_4$ | axitinib-$D_4$ | — | 390.1>356.1 | −14 | −20 | −26 |
| *N*-去甲伊马替尼 | *N*-YMTN | 404844-02-6 | 480.1>203.1 | −16 | −25 | −21 |
| *N*-去甲伊马替尼-$D_8$ | *N*-YMTN-$D_8$ | — | 488.1>211.1 | −16 | −25 | −21 |

(5) 分析性能

① 色谱图（图 15-3）

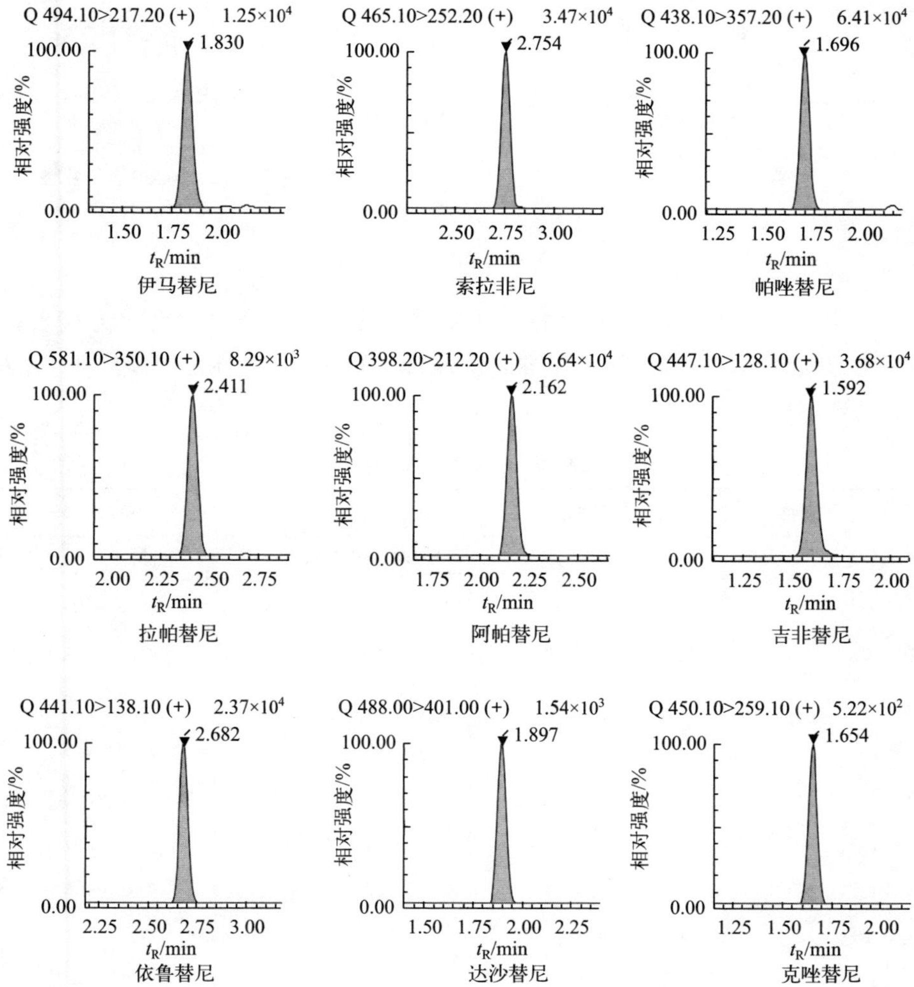


图 15-3

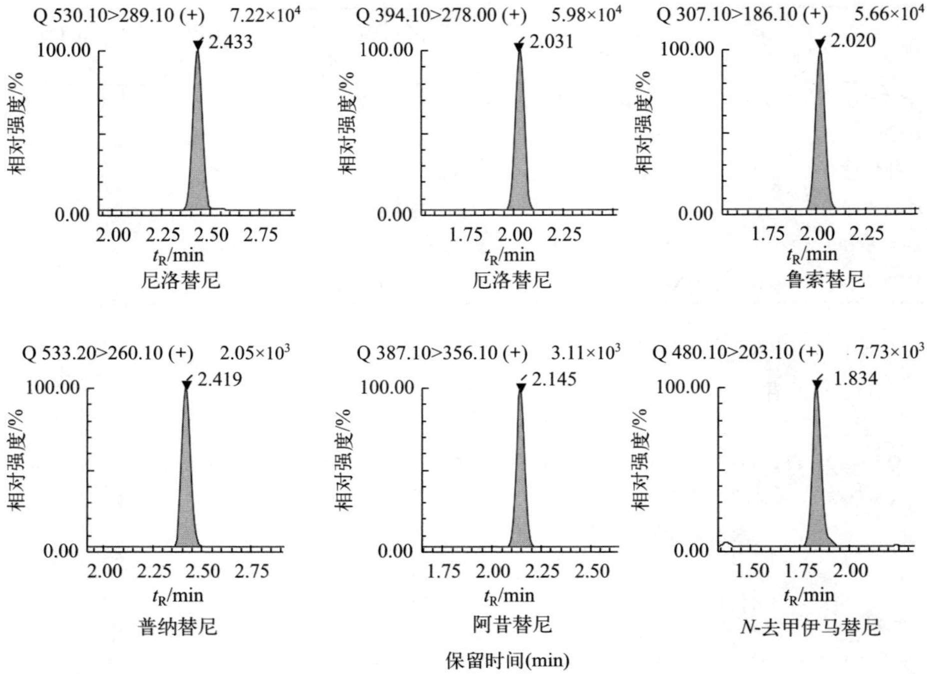


**图 15-3 15 种 TKIs 药物色谱图（校准品 1）**

② 线性：将 5 个标准浓度的校准品进行分析测定，以浓度比为横坐标，面积比为纵坐标，内标法制作校准曲线得到相关系数、线性范围和校准品准确度，见表 15-8。

**表 15-8 校准曲线结果**

| 化合物 | 相关系数 | 线性范围/(ng/mL) | 准确度/% |
|---|---|---|---|
| 伊马替尼 | 0.9999 | 50.00～5000.00 | 93.3～104.9 |
| 索拉非尼 | 0.9999 | 50.00～5000.00 | 97.3～103.0 |
| 帕唑替尼 | 0.9998 | 50.00～5000.00 | 96.2～105.0 |
| 拉帕替尼 | 0.9996 | 50.00～5000.00 | 95.3～107.5 |
| 阿帕替尼 | 0.9997 | 20.00～2000.00 | 94.9～103.5 |
| 吉非替尼 | 0.9998 | 20.00～2000.00 | 94.2～105.7 |
| 依鲁替尼 | 0.9999 | 20.00～2000.00 | 97.5～101.3 |
| 达沙替尼 | 0.9999 | 2.00～200.00 | 92.9～108.4 |
| 克唑替尼 | 0.9992 | 20.00～2000.00 | 91.0～112.8 |
| 尼洛替尼 | 0.9999 | 50.00～5000.00 | 94.4～106.6 |

续表

| 化合物 | 相关系数 | 线性范围/(ng/mL) | 准确度/% |
|---|---|---|---|
| 厄洛替尼 | 0.9999 | 20.00～2000.00 | 97.8～102.3 |
| 鲁索替尼 | 0.9999 | 20.00～2000.00 | 92.7～105.4 |
| 普纳替尼 | 0.9997 | 2.00～200.00 | 97.1～105.1 |
| 阿昔替尼 | 0.9999 | 1.00～100.00 | 95.8～103.1 |
| *N*-去甲伊马替尼 | 0.9993 | 50.00～5000.00 | 95.8～111.1 |

③ 精密度及准确度　分别对低、中、高浓度质控品进行 6 次重复测定，考察检测系统的精密度及准确度。结果显示，准确度在 90%～110%之间，精密度 RSD 均在 0.90%～9.36%之间，可满足临床日常检验需求。

### 15.2.3　嘌呤核苷类似物抗肿瘤药物的检测

(1) 样品配制

① 标准品储备液：取适量克拉屈滨、克罗拉滨、奈拉滨标准储备液(50%甲醇水溶解，浓度为 100.00 μ/mL)，用 50%甲醇水溶液稀释至 1.00 μg/mL，置适宜容器中于－20 ℃冰箱保存，备用。

② 标准品工作溶液：吸取适量克罗拉滨、克拉屈滨、奈拉滨储备液，用 50%甲醇水溶液分别配制成浓度为 2.00 ng/mL、5.00 ng/mL、10.00 ng/mL、20.00 ng/mL、40.00 ng/mL、80.00 ng/mL、160.00 ng/mL、300.00 ng/mL、400.00 ng/mL（克拉屈滨、克罗拉滨），浓度为 2.00 ng/mL、2.50 ng/mL、5.00 ng/mL、10.00 ng/mL、20.00 ng/mL、40.00 ng/mL、80.00 ng/mL、150.00 ng/mL、200.00 ng/mL（奈拉滨）工作液；临用时等体积混匀，置适宜容器中于 4 ℃冰箱保存，备用。

③ 内标储备液：精确称定 1.02mg 邻甲苯海拉明用甲醇溶解并定容至 1 mL 混匀，置适宜容器中于－20 ℃冰箱保存备用。

④ 内标工作溶液：用甲醇配制浓度为 10 ng/mL 邻甲苯海拉明内标工作液，临用前配制。

⑤ 校准曲线样品：取人血浆 950 μL，加入 50 μL 标准品系列工作液，涡旋混合 30 s 后，冷藏备用。

⑥ 质控样品：取人血浆 950 μL，加入 50 μL 质控工作液，冷藏备用。

(2) 样品前处理

取标准品、质控品、样品各 100 μL，加入 10 μL 内标工作液，涡旋混合 30 s 后加入 300 μL 乙腈涡旋混合 1 min，于 14000 r/min 离心 10 min；取上层清液 200 μL，用 200 μL 纯水稀释，以 5 μL 进样 LC-MS/MS 分析。

（3）分析仪器

岛津超高效液相色谱三重四极杆质谱仪 LCMS-8050 CL。

（4）分析条件

① 液相色谱条件

| | |
|---|---|
| 色谱柱 | Shim-pack GISS Column（2.1 mm I.D.×100 mm，1.9 μm） |
| 流动相 | A 相，0.025 %甲酸水溶液（含 2 mmol/L 乙酸铵）；B 相，乙腈 |
| 流速 | 0.45 mL/min |
| 进样体积 | 5 μL |
| 柱温 | 30 ℃ |
| 样品温度 | 6 ℃ |
| 洗针液 | $R_0$，50%甲醇水溶液；$R_1$，80%乙腈水溶液 |
| 洗针模式 | 进样前后洗针，External&Internal（进样针内外壁清洗） |
| 内壁洗针程序 | 分析开始后 4 min 进行清洗，内壁洗针体积 300 μL；平衡时间 0.5 min |
| 外壁洗针体积 | 600 μL |
| 洗脱方式 | 采用梯度洗脱，B 相初始浓度为 2%，时间程序见表 15-9 |

**表 15-9　梯度洗脱时间程序**

| 时间/min | 控制 | 值 |
|---|---|---|
| 1.00 | B 泵浓度 | 2% |
| 2.00 | B 泵浓度 | 90% |
| 2.00 | 总流速 | 0.45 mL/min |
| 2.01 | 总流速 | 0.60 mL/min |
| 4.30 | B 泵浓度 | 90% |
| 4.30 | 总流速 | 0.60 mL/min |
| 4.35 | B 泵浓度 | 2% |
| 4.35 | 总流速 | 0.45 mL/min |
| 6.00 | 停止 | |

② 质谱条件

| | | | |
|---|---|---|---|
| 离子化模式 | ESI（+） | 离子源温度 | 300 ℃ |
| 加热气 | 空气 10.0 L/min | DL 管温度 | 200 ℃ |
| 雾化气 | 氮气 3.0 L/min | 加热模块温度 | 400 ℃ |
| 干燥气 | 氮气 10.0 L/min | 扫描模式 | 多反应监测（MRM） |
| 驻留时间 | 30ms | MRM 参数 | 见表 15-10 |

表 15-10 MRM 参数

| 名称 | 英文名 | CAS 号 | 前体离子 $m/z$ | 产物离子 $m/z$ | Q1 偏差 /V | CE/V | Q3 偏差 /V |
|---|---|---|---|---|---|---|---|
| 克拉屈滨 | cladribine | 4291-63-8 | 286.0 | 170.0① | −14 | −15 | −18 |
| | | | | 134.0 | −14 | −35 | −23 |
| 克罗拉滨 | clofarabine | 123318-82-1 | 304.0 | 170.0① | −12 | −27 | −12 |
| | | | | 134.0 | −11 | −36 | −27 |
| 奈拉滨 | nelarabine | 121032-29-9 | 298.0 | 149.0① | −14 | −34 | −26 |
| | | | | 166.1 | −11 | −18 | −11 |
| 邻甲苯海拉明 | mephenamine | 83-98-7 | 270.1 | 181.1 | −15 | −16 | −15 |

① 代表定量离子对。

（5）分析性能

① 选择性：取空白人血浆 100 μL，按照样品处理方法制备，结果如图 15-4 所示。结果显示，人空白血浆中目标化合物克拉屈滨、克罗拉滨、奈拉滨及内标的通道均不干扰定量限样品的检测。

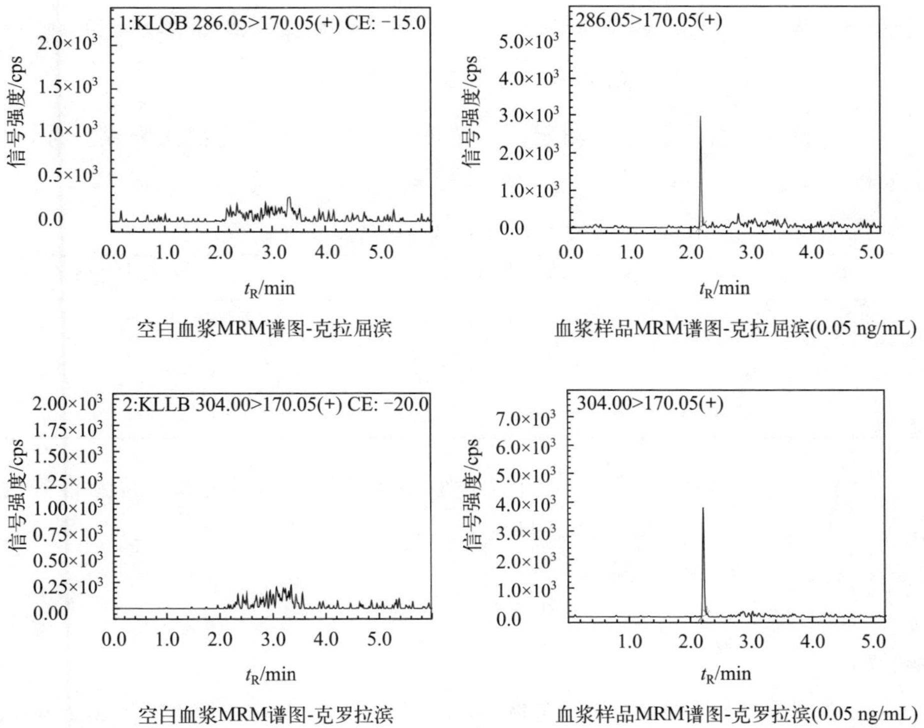


图 15-4

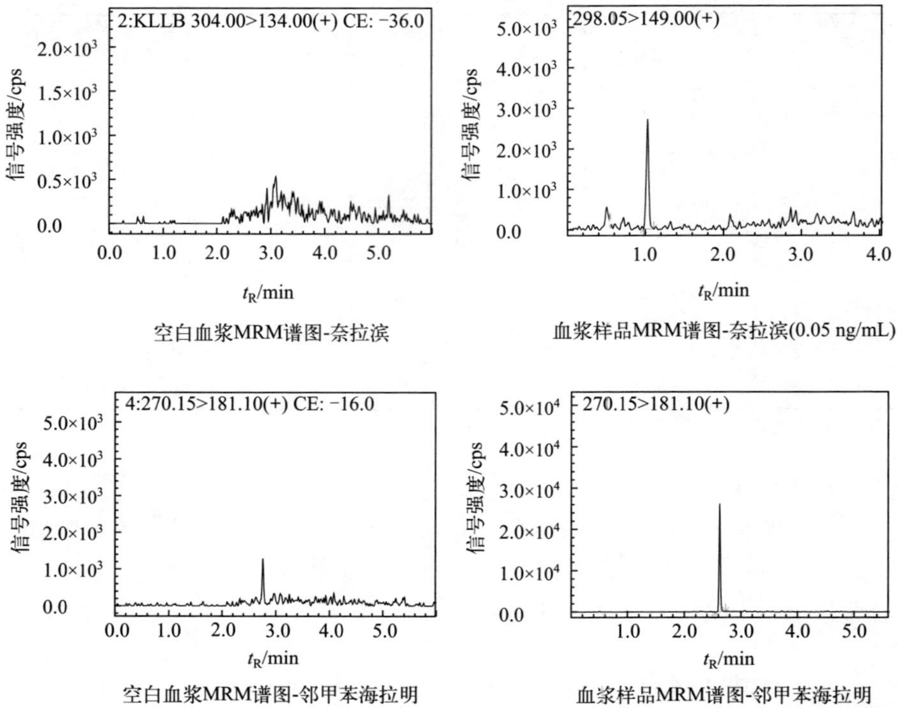


**图 15-4 选择性验证色谱图结果**

② 线性：将标准品分析测定，以浓度比为横坐标，面积比为纵坐标，内标法制作校准曲线得到相关系数、线性范围和标准品准确度，见表 15-11。

**表 15-11 校准曲线结果**

| 名称 | 校准曲线 | 线性范围/(ng/mL) | 准确度/% | 相关系数 $R$ |
|---|---|---|---|---|
| 克拉屈滨 | $y=2.35695x-0.0102252$ | 0.05～10.00 | 92.8～108.5 | 0.9979 |
| 克罗拉滨 | $y=3.01208x-0.025333$ | 0.05～10.00 | 91.3～110.8 | 0.9987 |
| 奈拉滨 | $y=6.09818x-0.160856$ | 0.05～5.00 | 88.1～108.7 | 0.9987 |

③ 精密度及准确度：考察四个浓度水平质控样品的日内精密度及准确度。结果表明，低、中、高浓度样品日内精密度在 3.33%～9.39%之间，准确度在 87.69%～108.00%之间。

## 参考文献

[1] 张海艳，戴助．抗肿瘤药的治疗药物监测研究进展[J]. 国际药学研究杂志，2018，45(5)：333-338.

[2] Haoualaa A，Zanolari B，Rochat B，et al. Therapeutic drug monitoring of the new

targeted anticancer agents imatinib, nilotinib, dasatinib, sunitinib, sorafenib and lapatinib by LC tandem mass spectrometry[J]. Journal of Chromatography B, 2009, 877: 1982-1996.

[3] Gougis P, Palmieri L J, Brentano C F, et al. Major pitfalls of protein kinase inhibitors prescription: A review of their clinical pharmacology for daily use[J]. Crit Rev Oncol Hematol, 2019, 141: 112-124.

[4] Teo Y L, Ho H K, Chan A. Metabolism-related pharmacokinetic drug-drug interactions with tyrosine kinase inhibitors: Current understanding, challenges and recommendations [J]. British Journal of Clincal Pharmacology, 2015, 79: 241-253.

[5] 朱瑞芳，丁肖梁，缪丽燕．单克隆抗体药物的治疗药物监测研究进展[J]. 中国药学杂志，2018，53(20)：1714-1717.

[6] 王春晖，吴薇，李晓宇，等．肿瘤药学门诊及抗肿瘤治疗药物监测的进展[J]. 上海医药，2022，43(S2)：136-139.

# 第16章

# 质谱在抗菌类药物检测中的应用

## 16.1 引言

抗菌药物（antimicrobial agents）一般是指具有杀菌或抑菌活性的药物。抗菌药主要分为八大类，分别为$\beta$-内酰胺类（包括青霉素类、头孢菌素类、碳青霉烯类、含酶抑制剂的$\beta$-内酰胺类及单环酰胺类等）、氨基糖苷类、四环素类、氟喹诺酮类、叶酸途径抑制剂类、氯霉素、糖肽类（包括万古霉素和替考拉宁）、大环内酯类。抗菌药物对病原体的作用取决于感染部位的峰值浓度或高于最低抑制浓度（MIC）的时间，或两者的结合。抗菌药物浓度受药物分布和消除的影响，在危重患者中差异很大[1]。因此，使用“标准剂量”抗生素的治疗将是不可预测的[2]。尽管对这方面的认识在重症监护界得到了发展[3]，但 TDM 的实施进展缓慢[4]。

目前国内外指南中推荐进行 TDM 的抗菌药物（表 16-1）主要为治疗窗窄的药物，包括糖肽类、氨基糖苷类、多黏菌素类等[5]，形成了临床医师、临床药师及其他相关部门共同参与的现代临床医学模式。其中研究比较广泛的仍是氨基糖苷类和糖肽类抗菌药物，特别是在儿童及肾功能不全患者中的研究显著。同时，对$\beta$-内酰胺类抗生素 TDM 的研究亦逐渐开展。我国抗菌药物的 TDM 尚未得到重视，TDM 不是简单的血药浓度监测，应将血药浓度与患者的实际情况相结合，及时调整给药方案，最终提高抗菌药物的临床效果，减少毒副反应的发生。因此，对使用此类抗生素患者开展 TDM 对临床指导意义较大[6]。

**表 16-1 药代动力学/药效学（PK/PD）指标及其与抗菌药物临床疗效和毒性的相关性**[5]

| 抗菌药类别 | PK/PD 临床前疗效指标 | PK/PD 临床疗效指标 | PK/PD 临床毒性阈值 |
|---|---|---|---|
| 氨基糖苷类 | | | |
| 阿米卡星 | $AUC_{0\text{-}24}$/MIC：80～100 | $c_{max}$/MIC≥8～10 | $c_{min}$>5 mg/L |
| 庆大霉素 | $AUC_{0\text{-}24}$/MIC:80～100 | $AUC_{0\text{-}24}$/MIC≥110<br>$c_{max}$/MIC≥8～10 | $c_{min}$>1 mg/L |
| β-内酰胺类 | | | |
| 碳青霉烯类 | 40% fT>MIC | 50%～100% fT>MIC | $c_{min}$>44.5mg/L |
| 头孢菌素类 | 60%～70% fT>MIC | 45%～100% fT>MIC | $c_{min}$>20mg/L |
| 青霉素类 | 50% fT>MIC | 50%～100% fT>MIC | $c_{min}$>361 mg/L |
| 糖肽类 | | | |
| 替考拉宁 | $AUC_{0\text{-}24}$/MIC≥610 | $c_{min}$≥10mg/L | Unclear |
| 万古霉素 | $AUC_{0\text{-}24}$/MIC | $AUC_{0\text{-}24}$/MIC≥400 | $AUC_{0\text{-}24}$>700mg/L·h<br>$c_{min}$>20mg/L |
| 利奈唑胺 | $AUC_{0\text{-}24}$/MIC≥100 | $AUC_{0\text{-}24}$/MIC:80～120<br>≥85% T>MIC | $AUC_{0\text{-}24}$>300<br>$c_{min}$>7 mg/L |
| 多黏菌素类 | | | |
| 多黏菌素 B | $fAUC_{0\text{-}24}$/MIC:3.7～28.0 | No data | $AUC_{0\text{-}24}$>100 |
| 黏菌素 | $fAUC_{0\text{-}24}$/MIC:6.6～13.7<br>$fAUC_{0\text{-}24}$/MIC:3.5～17.6 | No data | $c_{min}$>2.4mg/L |

糖肽类抗生素以万古霉素为代表，相关药代动力学研究显示，其杀菌效应与其血药浓度超过 MIC 的时间及抗生素后效应（PAE）有关。万古霉素对肾脏有明显毒性。当与肾毒性药物如氨基糖苷类合用时，肾功能减退者长期使用时，由于万古霉素药物代谢性质，对于特殊患者用药，进行 TDM 更为必要[6]。

抗真菌药的血药浓度监测，主要为三唑类药物，包括伏立康唑、泊沙康唑、伊曲康唑等。此类药物治疗窗较窄，个体差异大，且研究提示血药浓度与疗效和毒性均有相关性。此外，三唑类药物在体内呈非线性药动学过程。患者在长期或大剂量使用此药时，可能产生药物蓄积而引起毒副作用，通过血药浓度变化可以监测可能发生的反应，从而及时给出临床对策。

国内目前常用的检测方法主要有高效液相色谱法、免疫法、质谱法等。与传统方法相比，质谱法为 TDM 提供了更加灵敏、特异、高效的分析方法。例如多黏菌素类药物（包括硫酸多黏菌素 B、多黏菌素 E 甲磺酸钠和硫酸黏菌素）是含有三十多种成分的发酵类抗生素，氨基糖苷类药物紫外吸收弱，需要进行衍生化，传统的高效液相色谱-紫外法均无法满足 TDM 检测的要求，推荐采用 LC-MS/MS 法。

## 16.2 检测案例

### 16.2.1 抗真菌药及其代谢物的检测

（1）样品制备

参考德国 RECIPE《血清/血浆中抗真菌药试剂盒使用指南》，进行样品制备。

试剂盒包含以下部分：

| | |
|---|---|
| 校准品 | 3 个水平的人血清基质加标冻干粉 |
| 质控品 | 2 个水平的人血清基质加标冻干粉 |
| 内标 | 含氟胞嘧啶-$^{13}C$,$^{15}N_2$、氟康唑-$D_4$ 等 8 种同位素标记的内标的冻干粉 |
| 优化用混标 | 冻干粉 |
| 蛋白沉淀剂 | 50 mL |
| 样品释放剂 | 50 mL |

① 校准品（Level 0～Level 3）和质控品（Level Ⅰ、Level Ⅱ）：1.0 mL 纯水溶解，涡旋混匀 15 min。在 15～30 ℃下，保质期 1d（阿尼芬净、米卡芬净 3 h）；在 2～8 ℃下保质期 7d（阿尼芬净、米卡芬净 2d）；在－18 ℃下保质期 1 月（阿尼芬净、米卡芬净 7d）；

② 内标工作液：准确加入 5.0 mL 蛋白沉淀剂，混匀，超声 15 min。在 15～30 ℃下，保质期 1d（阿尼芬净、米卡芬净 3 h）；在 2～8 ℃下保质期 8d（阿尼芬净、米卡芬净 2d）；在－18 ℃下保质期 28d（阿尼芬净、米卡芬净 7d）；

③ 优化用混标：加入 2.0 mL 流动相 B，混匀。在 15～30 ℃下，保质期 1d（阿尼芬净、米卡芬净 3 h）；在 2～8 ℃下保质期 8d（阿尼芬净、米卡芬净 2d）；在－18 ℃下保质期 28d（阿尼芬净、米卡芬净 7d）。

（2）样品前处理

移取 100 μL 校准品/质控品/待测血清样品于 1.5 mL 离心管中；加入 300 μL 内标萃取液，于 2000 r/min 涡旋混合 2 min；于 4 ℃、10000 r/min 离心 5 min；取 100 μL 上清于进样小瓶并加入 900 μL 纯水混匀；上机后自动进样器以 2 μL 进样分析。

（3）仪器配置

岛津超高效液相色谱三重四极杆质谱联用仪 LCMS-8050 CL。

（4）分析条件

① 液相色谱条件

色谱柱　Shim-pack GIST 2.1 mm I.D.×50 mm L.，2.0 μm

流动相　A相，0.1%乙酸+5 mmol/L乙酸铵水溶液；B相，乙腈

洗脱方式　梯度洗脱，B相初始浓度为5%，时间程序见表16-2

流速　0.4 mL/min

柱温　40 ℃

进样器温度　5 ℃

进样量　1 μL（co-injection）

**表 16-2　梯度洗脱条件**

| 时间/min | 单元 | 控制 | 值/% |
|---|---|---|---|
| 0.30 | 泵 | B泵浓度 | 5 |
| 0.40 | 泵 | B泵浓度 | 40 |
| 1.50 | 泵 | B泵浓度 | 95 |
| 2.00 | 泵 | B泵浓度 | 95 |
| 2.10 | 泵 | B泵浓度 | 5 |
| 3.50 | 控制器 | 停止 | |

② 质谱条件

离子化模式　ESI±　离子源温度　300 ℃

加热气　空气 10.0 L/min　DL管温度　250 ℃

雾化气　氮气 3.0 L/min　加热模块温度　400 ℃

干燥气　氮气 10.0 L/min　扫描模式　多反应监测（MRM）

驻留时间　30ms　MRM参数　见表16-3

**表 16-3　MRM 参数**

| 化合物 | 英文名 | CAS号 | 前体离子 m/z | 产物离子 m/z | Q1/V | CE/V | Q3/V |
|---|---|---|---|---|---|---|---|
| 氟胞嘧啶 | flucytosine | 2022-85-7 | 130.0 | 58.0① | −10 | −37 | −22 |
| | | | | 112.9 | −10 | −23 | −19 |
| 两性霉素B | amphotericin B | 1397-89-3 | 924.4 | 743.5 | −28 | −21 | −20 |
| | | | | 906.6① | −28 | −13 | −32 |
| 阿尼芬净 | anidulafungin | 166663-25-8 | 1140.4 | 1122.5① | −34 | −17 | −42 |
| | | | | 1104.6 | −38 | −23 | −38 |
| 氟康唑 | fluconazole | 86386-73-4 | 306.9 | 238.1① | −22 | −24 | −12 |
| | | | | 220.0 | −22 | −12 | −12 |

续表

| 化合物 | 英文名 | CAS 号 | 前体离子 m/z | 产物离子 m/z | Q1/V | CE/V | Q3/V |
|---|---|---|---|---|---|---|---|
| 羟基伊曲康唑 | hydroxy-itraconazole | 112559-91-8 | 721.1 | 408.2① | −28 | −39 | −27 |
| | | | | 392.2 | −22 | −36 | −26 |
| 艾沙康唑 | isavuconazole | 241479-67-4 | 438.2 | 224.0① | −21 | −8 | −13 |
| | | | | 369.0 | −21 | −12 | −15 |
| 伊曲康唑 | itraconazole | 84625-61-6 | 705.1 | 392.2① | −22 | −38 | −26 |
| | | | | 432.2 | −22 | −34 | −29 |
| 酮康唑 | ketoconazole | 65277-42-1 | 531.2 | 489.3① | −10 | −25 | −13 |
| | | | | 244.2 | −13 | −30 | −10 |
| 泊沙康唑 | posaconazole | 171228-49-2 | 701.2 | 614.3① | −22 | −36 | −28 |
| | | | | 344.2 | −22 | −47 | −22 |
| 伏立康唑 | voriconazole | 137234-62-9 | 350.2 | 281.2① | −29 | −8 | −11 |
| | | | | 127.2 | −29 | −12 | −11 |
| 氟胞嘧啶-$^{13}C$,$^{15}N_2$ | flucytosine-$^{13}C$,$^{15}N_2$ | — | 133.1 | 115.0 | −10 | −23 | −19 |
| 氟康唑-$D_4$ | fluconazole-$D_4$ | — | 310.9 | 242.1 | −22 | −24 | −12 |
| 羟基伊曲康唑-$D_5$ | hydroxy-itraconazole-$D_5$ | — | 726.2 | 413.2 | −28 | −39 | −27 |
| 艾沙康唑-$^{13}C$,$D_4$ | isavuconazole-$^{13}C$,$D_4$ | — | 443.0 | 224.0 | −21 | −8 | −13 |
| 伊曲康唑-$D_5$ | itraconazole-$D_5$ | — | 710.2 | 397.2 | −22 | −38 | −26 |
| 酮康唑-$D_8$ | ketoconazole-$D_8$ | — | 539.3 | 497.3 | −10 | −25 | −13 |
| 泊沙康唑-$D_4$ | posaconazole-$D_4$ | — | 705.3 | 618.3 | −22 | −36 | −28 |
| 伏立康唑-$D_3$ | voriconazole-$D_3$ | — | 353.2 | 284.2 | −29 | −8 | −11 |
| 米卡芬净② | micafungin | — | 1268.8 | 300.3① | 30 | 70 | 21 |
| | | — | 1268.8 | 469.4 | 30 | 56 | 16 |

① 表示定量离子对。

② 米卡芬净为 ESI(−)，其余化合物均为 ESI(+)。

(5) 分析性能

① 色谱图（图 16-1）

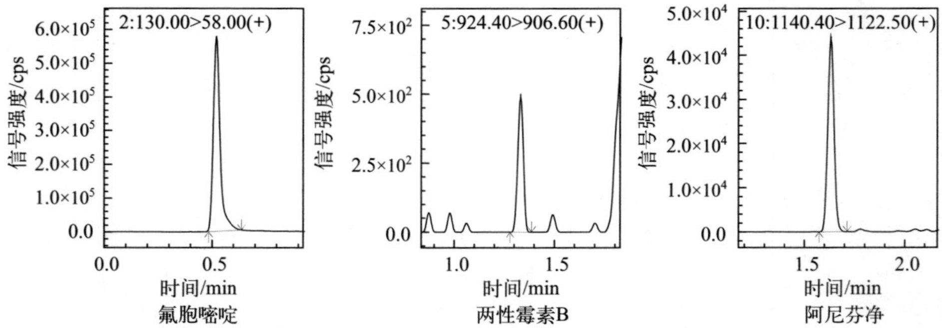

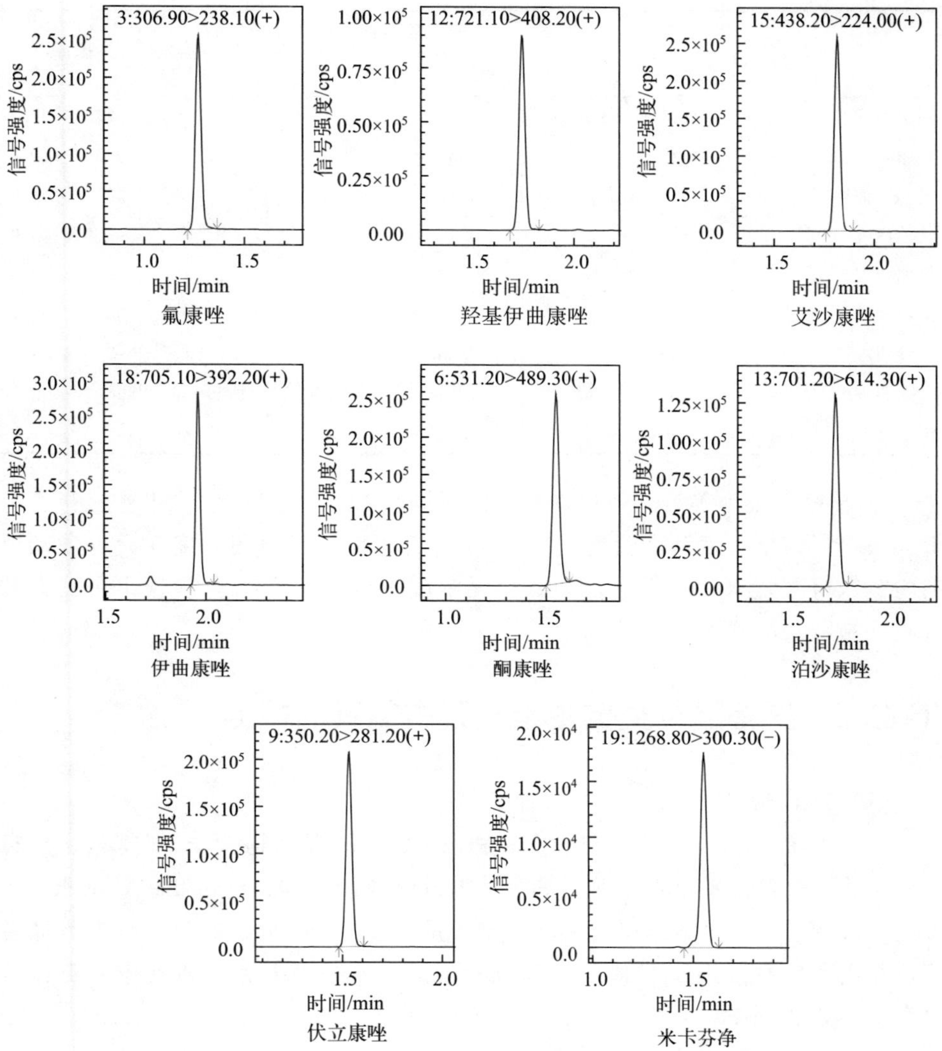


**图 16-1 校准品色谱图**

② 线性：按分析条件进行检测，利用内标法制作校准曲线。试剂盒中各级别基质标品浓度和线性回归各浓度的准确度如表 16-4 所示。

**表 16-4 校准曲线结果**

| 化合物 | 英文名 | 基质标准曲线浓度/(μg/mL) | | | 准确度/% |
|---|---|---|---|---|---|
| | | Level1 | Level 2 | Level 3 | |
| 氟胞嘧啶 | flucytosine | 5.12 | 39.70 | 117.00 | 99.0～100.8 |
| 两性霉素 B | amphotericin B | 0.08 | 1.72 | 5.23 | 90.8～109.5 |

续表

| 化合物 | 英文名 | 基质标准曲线浓度/(μg/mL) | | | 准确度/% |
|---|---|---|---|---|---|
| | | Level1 | Level 2 | Level 3 | |
| 阿尼芬净 | anidulafungin | 0.46 | 3.17 | 8.98 | 87.9～109.3 |
| 氟康唑 | fluconazole | 0.56 | 4.14 | 12.60 | 95.6～102.7 |
| 羟基伊曲康唑 | hydroxy-itraconazole | 0.16 | 1.19 | 3.60 | 98.3～101.7 |
| 艾沙康唑 | isavuconazole | 0.48 | 3.49 | 10.60 | 96.8～106.0 |
| 伊曲康唑 | itraconazole | 0.13 | 0.95 | 2.94 | 98.6～102.5 |
| 酮康唑 | ketoconazole | 0.40 | 2.89 | 8.34 | 98.1～102.9 |
| 泊沙康唑 | posaconazole | 0.23 | 1.68 | 5.01 | 97.6～103.5 |
| 伏立康唑 | voriconazole | 0.26 | 1.93 | 5.90 | 96.2～106.2 |
| 米卡芬净 | micafungin | 2.12 | 14.90 | 46.30 | 96.2～104.7 |

③ 精密度及准确度：对试剂盒中的质控品 Level Ⅰ和 Level Ⅱ连续进样分析 6 次，考察精密度及准确度。11 种抗真菌药物实际检测浓度在允许波动范围内，保留时间 RSD 小于 0.5%，检测浓度 RSD 小于 8%，展现出了良好的检测精密度及准确度。

## 16.2.2 氨基糖苷类抗生素及万古霉素的检测

（1）样品配制

阿米卡星、庆大霉素（C1、C1a 和 C2/C2a 的混合物）、卡那霉素、新霉素 B、巴龙霉素、妥布霉素和万古霉素的分析标准品购自 Sigma-Aldrich。潮霉素 B 从 WAKO 化学公司购买。在水中配制 100 mg/mL 的单个标准品储备液，并用空白血浆进一步稀释，制成标准品工作液（7 级）和质控品工作液（4 级）。校准范围为 0.1～20 μg/mL（万古霉素为 0.1～40 μg/mL）。

（2）样品自动前处理

使用 CLAM-2030 自动样品前处理仪，以相同的方法处理标准品、质控品及样品。用 20 μL 水/异丙醇（1∶3）活化过滤器，并加入 100 μL 沉淀剂（100 g/L 三氯乙酸水溶液）。然后加入 20 μL 内标（水中 50 μg/mL 的潮霉素 B）和 20 μL 血浆。涡旋 1 min 后，在 90 s 内过滤沉淀物，并将提取物转移至自动进样器进样分析。样品制备过程建议与分析检测重叠可增加样品通量。

（3）仪器配置

CLAM-2030 串联超高效液相色谱三重四极杆质谱联用仪 LCMS-8060。

（4）分析条件

① 液相色谱条件

| | |
|---|---|
| 色谱柱 | InertSustain Amide (50 mm×2.1 mm I.D., 3 μm, GL Sciences) |
| 流动相 | A相，1%甲酸水+250 mmol/L甲酸铵；B相，乙腈 |
| 流速 | 0.4 mL/min |
| 进样体积 | 0.5 μL |
| 柱温 | 50 ℃ |
| 洗脱方式 | 梯度洗脱，B相初始浓度为75%，洗脱程序见表16-5 |

**表 16-5 梯度洗脱时间程序**

| 时间/min | 单元 | 控制 | 值/% |
|---|---|---|---|
| 0.20 | 泵 | B泵浓度 | 75 |
| 1.30 | 泵 | B泵浓度 | 55 |
| 2.80 | 泵 | B泵浓度 | 55 |
| 2.90 | 泵 | B泵浓度 | 75 |
| 4.75 | 控制器 | 停止 | |

② 质谱条件

| | | | |
|---|---|---|---|
| 离子化模式 | ESI (+) | 离子源温度 | 300 ℃ |
| 加热气 | 空气 10.0 L/min | DL管温度 | 150 ℃ |
| 雾化气 | 氮气 2.5 L/min | 加热模块温度 | 500 ℃ |
| 干燥气 | 氮气 10.0 L/min | 扫描模式 | 多反应监测 (MRM) |
| 驻留时间 | 20ms | MRM参数 | 见表16-6 |

**表 16-6 化合物 MRM 参数**

| 化合物 | 英文名 | CAS号 | 定量离子对 | 定性离子对 |
|---|---|---|---|---|
| 阿米卡星 | amikacin | 37517-28-5 | 586.3>163.3 | 586.3>425.2 |
| 阿贝卡星 | arbekacin | 51025-85-5 | 553.4>163.1 | 553.4>425.3 |
| 庆大霉素 C1a | gentamicin C1a | 26098-04-4 | 450.4>322.1 | 450.4>163.1 |
| 庆大霉素 C1 | gentamicin C1 | 25876-10-2 | 478.4>322.2 | 478.4>157.1 |
| 庆大霉素 C2 | gentamicin C2 | 25876-11-3 | 464.4>322.1 | 464.4>160.1 |
| 潮霉素 B(内标) | hygromycin B | 31282-04-9 | 528.3>352.1 | 528.3>256.9 |
| 卡那霉素 | kanamycin | 8063-07-8 | 485.4>163.1 | 485.4>324.0 |
| 新霉素 B | neomycin B | 119-04-0 | 615.4>163.1 | 615.4>163.0 |
| 巴龙霉素 | paromomycin | 7542-37-2 | 616.4>293.1 | 616.4>163.1 |
| 妥布霉素 | tobramycin | 32986-56-4 | 468.3>324.1 | 468.3>163.1 |
| 万古霉素 | vancomycin | 1404-90-6 | 725.4>1307.2 | 725.4>144.4 |

(5) 分析性能

① 色谱图：最低定量限MRM色谱图，如图16-2所示。

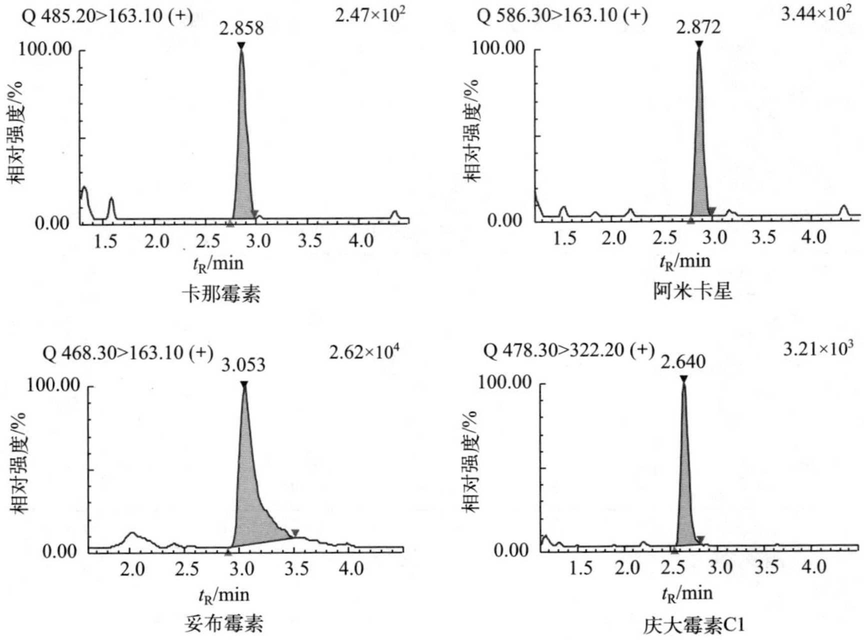


**图 16-2 最低定量限 MRM 色谱图**

② 线性：使用具有 $1/x$ 或 $1/x^2$ 加权的二次回归模型计算校准曲线。准确度在 85%～115%之间。典型的校准曲线如图 16-3 所示。

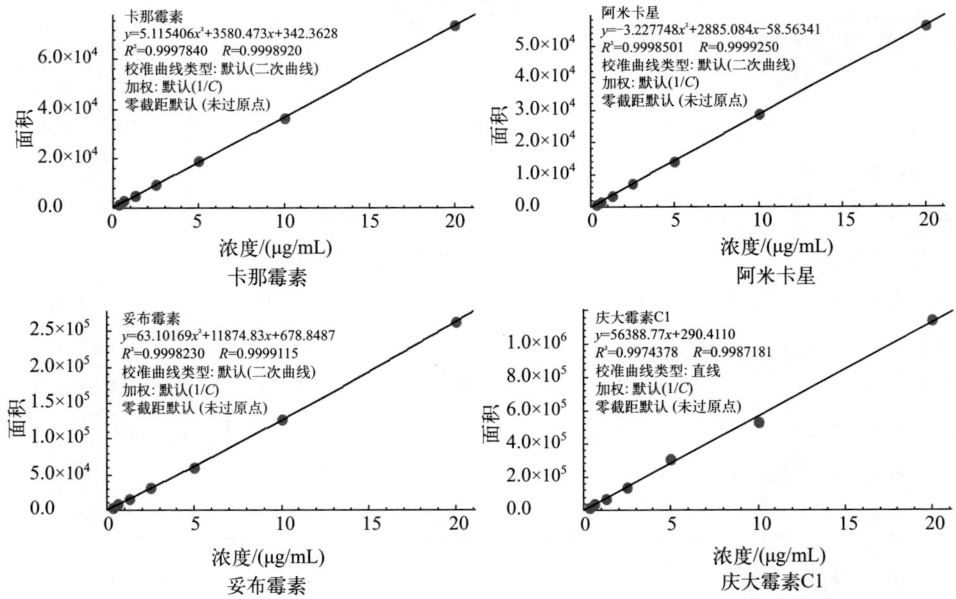


**图 16-3 部分校准曲线**

③ 精密度及准确度：连续 3 天检测四个浓度水平的 QC 样品（重复进样 5 次）来评估精密度和准确度。评价标准是相对标准偏差＜15%（LOQ 为 20%），准确度在 80%～120%之间，结果均可满足上述要求。

### 16.2.3 多黏菌素 B 的检测

（1）样品制备

① 血浆校准品制备：取多黏菌素 PMB1 及 PMB2 校准样品 L1～L6 各 10 μL，加入 90 μL 空白血浆，涡旋混匀 1 min，得校准品溶液，校准曲线浓度见表 16-7。

② 血浆质控品制备：取低、中、高浓度质控品 LQC、MQC、HQC 各 10 μL，加入 90 μL 空白血浆，涡旋混匀 1 min，质控品溶液浓度分别为 0.75 μg/mL、2.50 μg/mL、10.00 μg/mL。

**表 16-7 校准曲线浓度** 单位：μg/mL

| 化合物 | 简称 | L1 | L2 | L3 | L4 | L5 | L6 |
|---|---|---|---|---|---|---|---|
| 多黏菌素 B1 | PMB1 | 0.50 | 1.00 | 2.00 | 5.00 | 15.00 | 20.00 |
| 多黏菌素 B2 | PMB2 | 0.50 | 1.00 | 2.00 | 5.00 | 15.00 | 20.00 |

（2）样品前处理

取 100 μL 血浆校准品、血浆质控品或血浆，加入 200 μL 5%三氯乙酸水溶液。涡旋混匀 1 min，14000 r/min 离心 5 min，取上清液上机分析。

（3）仪器配置

岛津高效液相色谱四极杆质谱联用仪 LCMS-2050。

（4）分析条件

① 液相色谱条件

| | |
|---|---|
| 色谱柱 | Shim-pack GIST（100 mm×2.1 mm I.D.，3 μm） |
| 流动相 | A 相，0.1%甲酸水溶液；B 相，0.1%甲酸乙腈溶液 |
| 进样体积 | 5 μL |
| 柱温 | 45 ℃ |
| 流速 | 0.4 mL/min |
| 洗针液 | 甲醇/水=1∶1（体积比） |
| 洗脱方式 | 梯度洗脱，B 相起始浓度为 5%，时间程序如表 16-8 所示 |

**表 16-8 梯度洗脱时间程序**

| 时间/min | 单元 | 控制 | 值/% |
|---|---|---|---|
| 0.5 | 泵 | B 泵浓度 | 5 |
| 3.00 | 泵 | B 泵浓度 | 40 |

续表

| 时间/min | 单元 | 控制 | 值/% |
| --- | --- | --- | --- |
| 3.50 | 泵 | B泵浓度 | 95 |
| 4.00 | 泵 | B泵浓度 | 95 |
| 4.10 | 泵 | B泵浓度 | 5 |
| 6.00 | 控制器 | 停止 | |

② 质谱条件

| | | | |
| --- | --- | --- | --- |
| 离子化模式 | ESI（+） | 雾化气流速 | 2.0 L/min |
| 接口电压 | 3 kV | 干燥气流速 | 5.0 L/min |
| 脱溶剂温度 | 450 ℃ | 加热气流速 | 7.0 L/min |
| DL温度 | 150 ℃ | 扫描模式 | 选择离子监测（SIM） |
| SIM参数 | 见表16-9 | | |

**表 16-9 SIM参数**

| 化合物 | 英文名 | CAS号 | 分子式 | 分子量 | SIM离子 | 电荷数 |
| --- | --- | --- | --- | --- | --- | --- |
| 多黏菌素B1 | PMB1 | 4135-11-9 | $C_{56}H_{98}N_{16}O_{13}$ | 1203.5 | 401.8 | 3 |
| 多黏菌素B2 | PMB2 | 34503-87-2 | $C_{55}H_{96}N_{16}O_{13}$ | 1189.5 | 397.2 | 3 |

（5）分析性能

① 色谱图：0.50 μg/mL浓度校准品色谱图如图16-4所示。

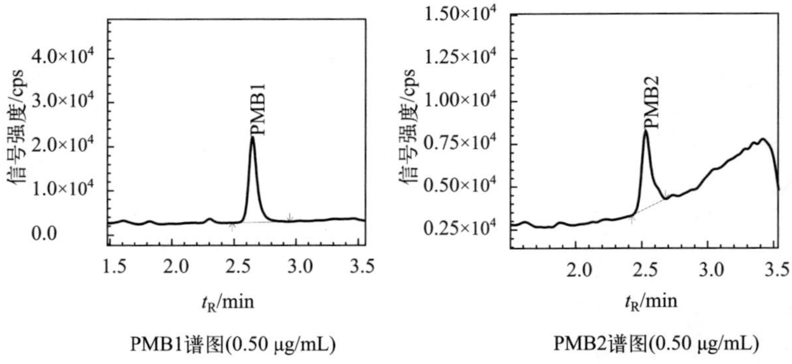


**图 16-4 PMB1及PMB2谱图**

② 线性：对校准品进行分析，外标法制作校准曲线。校准曲线结果见表16-10，PMB1及PMB2在校准曲线浓度范围内线性相关系数大于0.999，准确度分别在98.6%～102.0%及95.0%～106.0%之间，满足测定需求。

表 16-10　校准曲线结果

| 名称 | 线性范围/(μg/mL) | 相关系数 | 准确度/% |
| --- | --- | --- | --- |
| PMB1 | 0.50～20.00 | 0.9999 | 98.6～102.0 |
| PMB2 | 0.50～20.00 | 0.9990 | 95.0～106.0 |

③ 精密度及准确度：对低、中、高浓度质控品进行前处理，每个浓度质控品重复制备 6 份，对质控品进行分析。质控品测定结果与理论值接近，PMB1 及 PMB2 回收率分别在 98.7%～102.8%及 99.6%～101.3%之间，RSD 分别在 0.9%～1.0%及 0.9%～2.2%之间，满足临床测定需求。

## 参考文献


[1] Rawson T M, Wilson R C, O'Hare D, et al. Optimizing antimicrobial use: Challenges, Advances and Opportunities[J]. Nat Rev Microbiol, 2011, 19:747-758.

[2] Roberts J A, Paul S K, Akova M, et al. Study D DALI: defining antibiotic levels in intensive care unit patients: are current beta-lactam antibiotic doses sufficient for critically ill patients? [J]. Clin Infect Dis 2014, 58:1072-1083.

[3] Silva C M, Baptista J P, Santos I, et al. Recommended antibiotic dosage regimens in critically Ill patients with augmented renal clearance: A systematic review[J]. Int J Antimicrob Agents 2022, 59:106569.

[4] Ewoldt T M J, Abdulla A, Rietdijk W J R, et al. Model-informed precision dosing of beta-lactam antibiotics and ciprofoxacin in critically ill patients: A multicentre randomised clinical trial[J]. Intensive Care Med, 2022, 48:1760-1771.

[5] Mohdh A, Jan-Willem C A, Matteo B, et al. Antimicrobial therapeutic drug monitoring in critically ill adult patients: A position paper[J]. Intensive Care Med, 2020, 46(6): 1127-1153.

[6] 郭冬杰，张相林. 氨基糖苷类和糖肽类抗菌药物的治疗药物监测[J]. 实用药物与临床 2013, 16(2):145-147.

# 第17章

# 质谱在抗结核药物检测中的应用

## 17.1 引言

结核病（tuberculosis）是由结核分枝杆菌引起的一种在全世界范围内流行的慢性致死性传染病。它主要通过呼吸传播，进入人体后主要侵犯肺脏，称为肺结核，又称“痨病”或“白色瘟疫”，因此，活动性肺结核患者是其首要的传染源。目前全世界约有三分之一人口感染结核分枝杆菌[1]，其中95%在发展中国家。根据世界卫生组织（WHO）针对结核病的调查报告，2017年全球感染结核病的总人数三分之二集中在以下几个国家：印度、中国、印度尼西亚、菲律宾、巴基斯坦、尼日利亚、孟加拉国、南非[2]。目前我国是结核病高发地区，结核病年发病人数在130万左右，占全球发病人数的14.3%，位居全球第二位[3]。鉴于结核病防治形势的紧迫性，WHO把每年的3月24日定为世界防治结核病日。

抗结核病药物分为一线用药（表17-1）和二线用药（表17-2）。一线药物疗效好，毒副作用小，半衰期长，是首选药物，主要有利福平、异烟肼、吡嗪酰胺、链霉素、乙胺丁醇等；二线药物抗菌作用相对较小，且毒副作用大，主要用于辅助一线药物进行治疗或作为一线药物耐药的备选用药，主要有丙硫异烟胺、利福喷丁、帕司烟肼及多种类抗生素[4]。随着抗生素滥用和结核病防治中的不合理用药，结核分枝杆菌在全世界范围出现了耐药现象，WHO报告显示，仅2019年全世界新增约50万例利福平耐药病例，其中78%表现为耐多药。全球耐药结核病形势最为严峻的国家分别为印度、中国和俄罗斯[5]。

表 17-1　一线抗结核药物[6]

| 药物名称 | 抗菌机制 |
| --- | --- |
| 利福平 | 与依赖DNA的RNA多聚酶的β亚基结合，阻止RNA多聚酶与DNA连接，从而阻断RNA的转录和合成 |
| 异烟肼 | 可能是与结核分枝杆菌内的某些辅酶结合，起到干扰核酸合成的作用 |
| 吡嗪酰胺 | 在吡嗪酰胺酶作用下生成吡嗪酸，透过细胞膜聚集在结核分枝杆菌细胞内，抑制用于脂肪酸合成的酶的活性，从而发挥杀菌作用 |
| 乙胺丁醇 | 通过影响细胞壁分枝菌酸复合物的形成而发挥抗菌作用，对静止期细菌几乎无杀菌作用 |

表 17-2　二线抗结核药物[6]

| 药物名称 | 代表药物 | 抗菌机制 |
| --- | --- | --- |
| 喹诺酮类 | 氧氟沙星、左氧氟沙星、莫西沙星、加替沙星 | 作用于结核分枝杆菌的DNA旋转酶，从而阻止DNA复制和转录，起到杀菌作用 |
| 氨基糖苷类 | 阿米卡星、卡那霉素 | 通过干扰结核分枝杆菌的蛋白质合成来阻止其生长 |
| 异烟酸衍生物类 | 乙硫异烟胺、丙硫异烟胺 | 机制不明 |
| 吩噻嗪类 | 氯法齐明 | 抑制结核分枝杆菌的DNA转录从而阻止其生长 |
| 大环内酯类 | 阿奇霉素、克拉霉素、罗红霉素 | 与结核分枝杆菌核糖体的50S亚基可逆性结合，抑制其蛋白质合成，从而起到杀菌作用 |

为了最大限度地避免耐药病例的出现，用药量不宜过小，但药物的毒副作用也会随着药量的加大而增大，因此，合理用药是一个长久受关切的话题。此外，多数抗结核药物在肝内的代谢速度个体化差异很大，导致游离药物浓度差异大；药物联用时，不同药物的体内浓度会产生相互影响。因此，对该类药物进行治疗药物监测（TDM）是非常必要的[3]。

目前已开发了多种分析方法来检测血液中抗结核药物浓度，主要有高效液相色谱法和液相色谱串联质谱法。与前者相比，后者灵敏度更高，可同时对多种药物进行检测，包括一线用药和二线用药。此外，从药物专属性考虑，建议采用液相色谱串联质谱法[7-8]。

## 17.2　检测案例

（1）标准溶液制备

取十种抗结核药物母液，用甲醇逐步稀释成系列浓度的标准工作液。以1∶10比例加入空白血浆中制得标准曲线样品。内标溶液使用甲醇配制成内标工作液。

(2) 样品溶液制备

将 100 μL 血浆样品或标准曲线样品加入装有 5 μL 混合内标溶液的 1.5 mL 离心管中，涡旋 10 s 后，加入 295 μL 乙腈，涡旋 1 min。在 4 ℃下，15000 r/min 离心 10 min，去除沉淀的蛋白质。所得上清液用氮气在 40 ℃下吹干后，将样品重新溶解在 100 μL 含有 0.1%甲酸的甲醇水溶液中，取 1 μL 注入 LC-MS/MS 系统。

(3) 分析仪器

LCMS-8050 三重四极杆液质联用仪。

(4) 分析条件

① 液相色谱条件

| | | | |
|---|---|---|---|
| 色谱柱 | CAPCELL PAK-ADME (2.1 mm×50 mm，3 μm) | | |
| 流动相 | A 相，0.1%甲酸水溶液；B 相，0.1%甲酸乙腈溶液 | | |
| 洗脱方式 | 梯度洗脱，B 相初始浓度为 5%，时间程序见表 17-3 | | |
| 流速 | 0.4 mL/min | 进样温度 | 15 ℃ |
| 柱温 | 40 ℃ | 进样量 | 1 μL |

**表 17-3 梯度洗脱程序**

| 时间/min | A/% | B/% |
|---|---|---|
| 1.00 | 95 | 5 |
| 3.00 | 40 | 60 |
| 4.00 | 40 | 60 |
| 5.00 | 10 | 90 |
| 5.01 | 95 | 5 |
| 7.00 | 95 | 5 |

② 质谱条件

| | | | |
|---|---|---|---|
| 离子化模式 | ESI (+) | 离子源温度 | 300 ℃ |
| 加热气 | 空气 15.0 L/min | DL 管温度 | 250 ℃ |
| 雾化气 | 氮气 3.0 L/min | 加热模块温度 | 450 ℃ |
| 干燥气 | 氮气 5.0 L/min | 扫描模式 | 多反应监测 (MRM) |
| 驻留时间 | 10ms | MRM 参数 | 见表 17-4 |

**表 17-4 MRM 参数**

| 化合物 | 英文名 | CAS 号 | 前体离子>产物离子 $m/z$ | Q1 Pre Bias/V | CE/V | Q3 Pre Bias/V |
|---|---|---|---|---|---|---|
| 异烟肼 | isoniazid | 54-85-3 | 138.2>121.0 | −10 | −18 | −11 |
| 乙胺丁醇 | ethambutol | 1070-11-7 | 205.3>116.1 | −15 | −16 | −20 |
| 吡嗪酰胺 | pyrazinamide | 98-96-4 | 124.1>79.1 | −16 | −18 | −29 |

续表

| 化合物 | 英文名 | CAS号 | 前体离子>产物离子 $m/z$ | Q1 Pre Bias/V | CE/V | Q3 Pre Bias/V |
|---|---|---|---|---|---|---|
| 利福平 | rifampicin | 13292-46-1 | 823.5>719.5 | −22 | −20 | −28 |
| 利福布汀 | rifabutin | 72559-06-9 | 847.6>815.4 | −22 | −28 | −40 |
| 利福喷丁 | rifapentine | 61379-65-5 | 877.6>845.1 | −20 | −21 | −22 |
| 乙硫异烟胺 | ethionamide | 536-33-4 | 167.2>140.0 | −12 | −19 | −24 |
| 丙硫异烟胺 | protionamide | 14222-60-7 | 181.1>121.1 | −22 | −27 | −20 |
| 氨基硫脲 | thiosemicarbazide | 79-19-6 | 237.2>220.0 | −10 | −11 | −14 |
| 氯法齐明 | clofazimine | 2030-63-9 | 473.2>431.0 | −11 | −37 | −29 |
| 异烟肼-IS | — | — | 142.0>125.0 | −14 | −18 | −21 |
| 乙胺丁醇-IS | — | — | 209.0>120.0 | −20 | −16 | −22 |
| 吡嗪酰胺-IS | — | — | 128.0>110.0 | −13 | −15 | −18 |
| 利福平-IS | — | — | 826.5>794.3 | −36 | −18 | −28 |

（5）MRM色谱图（见图17-1）

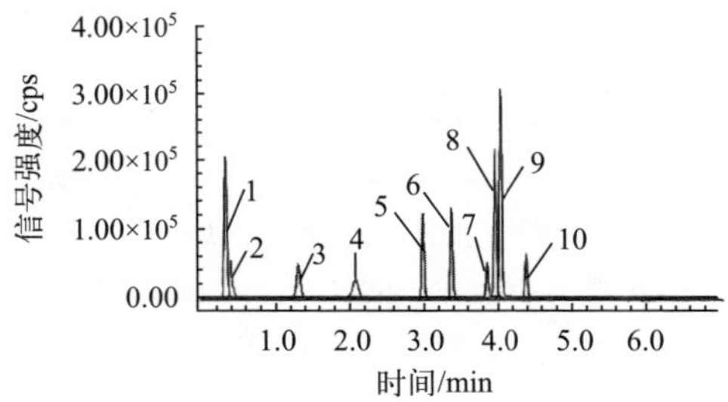


**图17-1 标准品色谱图**

峰1～10分别为乙胺丁醇、异烟肼、吡嗪酰胺、乙硫异烟胺、丙硫异烟胺、氨基硫脲、利福布汀、利福平、利福喷丁、氯法齐明

（6）分析性能

① 线性：内标法制作校准曲线，十种抗结核药物的校准曲线结果见表17-5。

**表17-5 校准曲线结果**

| 化合物 | 线性范围/(ng/mL) | 相关系数 | 准确度 |
|---|---|---|---|
| 异烟肼 | 5～7500 | 0.998 | 98.4%～109.9% |
| 乙胺丁醇 | 1～5000 | 0.997 | 93.5%～111.3% |
| 吡嗪酰胺 | 5～50000 | 0.996 | 92.7%～110.7% |
| 利福平 | 5～7500 | 0.998 | 93.0%～106.0% |

续表

| 化合物 | 线性范围/(ng/mL) | 相关系数 | 准确度 |
|---|---|---|---|
| 利福布汀 | 1～3000 | 0.999 | 97.7%～106.8% |
| 利福喷丁 | 10～10000 | 0.999 | 92.9%～109.0% |
| 乙硫异烟胺 | 1～3000 | 0.999 | 98.4%～108.4% |
| 丙硫异烟胺 | 1～3000 | 0.999 | 99.5%～111.8% |
| 氨基硫脲 | 2～4000 | 0.999 | 91.8%～104.9% |
| 氯法齐明 | 0.1～200 | 0.998 | 94.5%～105.9% |

② 准确度和精密度：取低、中、高浓度质控品，每个样品平行制备5份进行检测，测定结果中十种抗结核药物准确度在91.2%～109.6%之间，精密度（RSD）在1.10%～6.91%之间。

## 参考文献

[1] Dye C. Global epidemiology of tuberculosis[J]. Lancet,2006,367(9514):938-940.
[2] 杜乐,蒋欣,小红,等. 抗结核药物研究进展[J]. 中国抗生素杂志,2020,45(1):1-8.
[3] 王丽. 儿科治疗药物监测与合理用药[M]. 北京：人民卫生出版社,2019.
[4] 高丹丹. 抗结核药物的研究进展[J]. 齐齐哈尔医学院学报,2020,41(7):882-885.
[5] World Health Organization. Global tuberculosis report 2020[R]. Geneva: WHO, 2020.
[6] 邓伟,刘强,胡超,等. 抗结核药物及机制研究进展[J]. 广东化工,2019,46(5):165-167.
[7] 首都医科大学附属北京胸科医院,《中国防痨杂志》编辑委员会. 抗结核药治疗药物监测临床应用专家共识[J]. 中国防痨杂志,2021,43(9):867-873.
[8] 中国药理学会治疗药物监测研究专业委员会. 治疗药物监测工作规范专家共识[J]. 中国医院用药评价与分析,2019,19(8):897-902.

# 第18章

# 质谱在抗病毒药物检测中的应用

## 18.1 引言

病毒是一类结构简单的特殊微生物，它没有细胞结构，但具有遗传、基因复制等功能。它是一类寄生于细胞内的致病性微生物，依赖于宿主细胞进行复制和增殖。它一方面干扰宿主细胞的代谢，另一方面又藏于细胞内而对药物有一定逃逸作用。迄今为止，全球发现的病毒种类已超过三千多种。2002 年 8 月在巴黎召开的世界病毒学大会上，委员会提出报道收录了 3600 余种病毒，其中可感染人类而致病的达 1200 余种[1]。

由病毒引起的疾病种类繁多，危害性通常较强，目前已知的传染病中 75%以上是由病毒引起的[2]。常见的如艾滋病、病毒性肝炎、流行性腮腺炎、麻疹、带状疱疹等，有较强的传染性，在人群中可广泛传播。除了传染病外，糖尿病、溶血性贫血、鼻咽癌、咽炎、心肌炎等疾病也都与病毒的感染有关。

基于病毒的结构及寄生特性，抗病毒药物需要专一性地作用于病毒而不影响宿主细胞的功能，这依然是目前许多国家面临的难题。常用的抗病毒药主要有化学药物和中药两类，可分别作用于病毒感染的不同阶段。化学药物主要有核苷类药物、非核苷类药物、生物反应调节类药物和多糖类药物[3]。核苷类药物如利巴韦林、碘苷、阿糖腺苷、齐多夫定、拉米夫定等，虽然抗病毒谱广但副作用较大，容易对机体产生损伤[4]。非核苷类药物主要有金刚烷胺、膦甲酸钠等。生物反应调节类药物主要有干扰素、白介素-2 等，这类药物长期服用会产生较严重不良反应，如干扰素治疗疱疹病毒时会产生药源性免疫缺陷[5]。多糖类药物主要有甘露聚糖、香菇多糖等。抗病毒中药主要有金银花、板蓝根等，以及双黄连口服液等复方中草药。

新型冠状病毒肺炎暴发后，国家卫生健康委员会及国家中医药管理局连续发布并更新《新型冠状病毒肺炎诊疗方案》，其中多个版本提出使用洛匹那韦/利托那韦、利巴韦林、磷酸氯喹、阿比多尔等抗病毒药物治疗新型冠状病毒肺炎。诊疗方案同时提出，要注意上述药物的不良反应及禁忌证（如患有心脏疾病者禁用氯喹）以及其他药物的相互作用问题，在临床应用中进一步评价目前所试用药物的疗效。同时，由中国药师协会治疗药物监测药师分会及众多权威组织编撰《新型冠状病毒肺炎及常见合并症药物治疗与药学监护指引》，该指引明确指出加强对上述抗病毒药物进行药学监护。

抗病毒药物的检测方法有光谱法、电化学法、高效液相色谱法和液相色谱串联质谱法。对于人体内药物浓度的监测，一般采用液相色谱串联质谱法，可最大限度减少基质的干扰，且具有更高的灵敏度和专属性[6]。

## 18.2 检测案例

### 18.2.1 六种抗病毒药物的检测

（1）标准溶液制备

取六种抗病毒药物母液，用乙腈逐步稀释成系列浓度的标准工作液，取 90 μL 空白血清，加入 10 μL 标准工作液，混匀，配制成标准溶液。内标母液使用乙腈稀释成含 2000 ng/mL 洛匹那韦-IS 及 800 ng/mL 利托那韦-IS 的混合内标工作液。

（2）样品溶液制备

取 100 μL 标准溶液或血清样本，加入 10 μL 内标工作液及 290 μL 乙腈，涡旋均匀，13000 r/min 离心 5 min，取 100 μL 上清液，进样分析。

（3）分析仪器

LCMS-8050 CL 三重四极杆液质联用仪。

（4）分析条件

① 液相色谱条件

| | |
|---|---|
| 色谱柱 | InertSustainBio C18 HP（100 mm×2.1 mm I. D.，3 μm） |
| 流动相 | 流动相 A，0.05%甲酸水溶液（含 5 mmol/L 乙酸铵）；流动相 B，乙腈 |
| 流速 | 0.4 mL/min |
| 柱温 | 40 ℃ |

进样量　　0.5 μL

洗脱方式　　梯度洗脱，B 相初始浓度为 20%，时间程序见表 18-1

**表 18-1　梯度洗脱时间程序**

| 时间/min | 模块 | 控制 | 值/% |
|---|---|---|---|
| 0.50 | 泵 | B 泵浓度 | 20 |
| 1.50 | 泵 | B 泵浓度 | 95 |
| 2.50 | 泵 | B 泵浓度 | 95 |
| 2.60 | 泵 | B 泵浓度 | 30 |
| 3.50 | 泵 | B 泵浓度 | 30 |
| 4.50 | 泵 | B 泵浓度 | 95 |
| 5.50 | 泵 | B 泵浓度 | 95 |
| 5.60 | 泵 | B 泵浓度 | 20 |
| 7.00 | 控制器 | 停止 | |

② 质谱条件

| | | | |
|---|---|---|---|
| 分析仪器 | LCMS-8050 CL | 加热模块温度 | 400 ℃ |
| 离子源 | ESI（+） | DL 温度 | 250 ℃ |
| 雾化气流速 | 3.0 L/min | 离子源温度 | 300 ℃ |
| 加热气流速 | 10.0 L/min | 扫描模式 | 多反应监测（MRM） |
| 干燥气流速 | 10.0 L/min | MRM 参数 | 见表 18-2 |

**表 18-2　MRM 参数**

| 化合物 | CAS 号 | 英文名称 | 前体离子 $m/z$ | 产物离子 $m/z$ | Q1 Pre Bias/V | CE/V | Q3 Pre Bias/V |
|---|---|---|---|---|---|---|---|
| 洛匹那韦 | 192725-17-0 | lopinavir | 629.4 | 155.2① | −24 | −12 | −30 |
| | | | | 447.4 | −24 | −30 | −22 |
| 利托那韦 | 155213-67-5 | ritonavir | 721.4 | 296.15① | −22 | −10 | −14 |
| | | | | 268.15 | −22 | −12 | −18 |
| 利巴韦林 | 36791-04-5 | ribavirin | 245.2 | 113.2① | −13 | −10 | −23 |
| | | | | 96.2 | −21 | −30 | −19 |
| 磷酸氯喹 | 50-63-5 | chloroquine diphosphate | 320.3 | 247.15① | −17 | −35 | −25 |
| | | | | 142.2 | −13 | −30 | −14 |
| 阿比多尔 | 131707-25-0 | arbidol | 477.1 | 432.0① | −19 | −30 | −30 |
| | | | | 279.0 | −19 | −25 | −29 |
| 奥司他韦 | 204255-11-8 | oseltamivir | 313.2 | 166.15① | −24 | −20 | −29 |
| | | | | 225.2 | −12 | −11 | −15 |
| 洛匹那韦-IS | — | — | 637.4 | 163.25 | −26 | −46 | −30 |
| 利托那韦-IS | — | — | 725.3 | 300.1 | −28 | −19 | −20 |

① 为定量离子对。

（5）MRM 色谱图（见图 18-1）

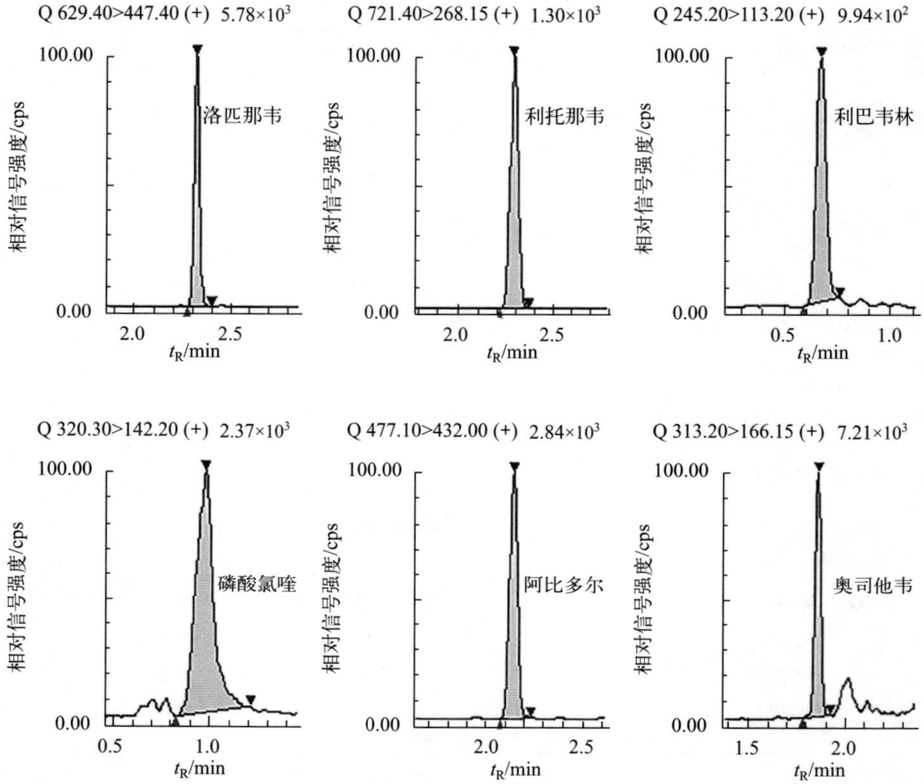


**图 18-1 标准品色谱图（校准曲线最低点）**

（6）分析性能

① 线性：内标法制作校准曲线，六种抗病毒药物的校准曲线结果见表 18-3。

**表 18-3 校准曲线结果**

| 化合物 | 线性方程 | 线性范围/(ng/mL) | 相关系数 | 准确度 |
|---|---|---|---|---|
| 洛匹那韦 | $Y=0.0129538X-0.00141657$ | 20～20000 | 0.9977 | 90.1%～109.8% |
| 利托那韦 | $Y=0.000372660X-0.0000546889$ | 5～5000 | 0.9977 | 90.0%～110.3% |
| 利巴韦林 | $Y=243.414X+639.173$ | 10～10000 | 0.9973 | 91.1%～110.1% |
| 磷酸氯喹 | $Y=1573.42X-145.614$ | 10～10000 | 0.9964 | 92.4%～113.3% |
| 阿比多尔 | $Y=1758.43X-651.971$ | 5～5000 | 0.9954 | 91.1%～111.1% |
| 奥司他韦 | $Y=5082.96X+5033.83$ | 2～2000 | 0.9948 | 92.8%～112.6% |

② 准确度：取低、中、高浓度质控品进行检测，测定结果中六种抗病毒药物准确度在85.2%～114.6%之间。

③ 精密度：取低浓度质控品，平行制备6份进行检测，测定结果中六种抗病毒药物精密度（RSD）在1.71%～2.41%之间。

## 18.2.2 缬更昔洛韦及其代谢物的检测

（1）标准溶液制备

吸取适量缬更昔洛韦及更昔洛韦母液，用50%甲醇水溶液配制成系列浓度混合标准工作液。按1∶20比例加入空白血浆中，即得标准曲线样品。取阿昔洛韦（内标）母液适量，用50%甲醇水溶液配制成浓度为1000 ng/mL的内标工作液。

（2）样品溶液制备

取血浆样品或标准曲线样品100 μL，加入10 μL内标工作液，涡旋混合30 s后加入400 μL甲醇涡旋混合1 min，于14000 r/min离心10 min；取上层清液100 μL，用900 μL纯水稀释，以20 μL进样分析。

（3）分析仪器

LCMS-8060三重四极杆液质联用仪。

（4）分析条件

① 液相色谱条件

| | |
|---|---|
| 色谱柱 | InertSustainBio C18（2.1 mm I.D.×100 mm，1.9 μm） |
| 流动相 | A相，0.05%甲酸+2 mmol/L乙酸铵水溶液；B相，甲醇 |
| 流速 | 0.40 mL/min |
| 进样体积 | 20 μL |
| 柱温 | 30 ℃ |
| 样品温度 | 15 ℃ |
| 洗针液 | R3为0.05%氨水溶液-甲醇（体积比为1∶1）；R0为50%甲醇水溶液；清洗液体积1000 μL |
| 洗针模式 | 进样前后洗针，External（进样针外壁清洗），清洗泵→清洗口 |
| 洗脱方式 | 采用梯度洗脱，B相初始浓度为5 %，时间程序见表18-4 |

**表18-4 梯度洗脱时间程序**

| 时间/min | 模块 | 控制 | 值/% |
|---|---|---|---|
| 1.00 | 泵 | B泵浓度 | 5 |
| 2.00 | 泵 | B泵浓度 | 25 |
| 2.80 | 泵 | B泵浓度 | 90 |

续表

| 时间/min | 模块 | 控制 | 值/% |
| --- | --- | --- | --- |
| 4.30 | 泵 | B泵浓度 | 90 |
| 4.31 | 泵 | B泵浓度 | 5 |
| 6.00 | 控制器 | 停止 | |

② 质谱条件

| | | | |
| --- | --- | --- | --- |
| 离子源 | ESI（+） | 加热模块温度 | 400 ℃ |
| 接口电压 | 4.5 kV | DL 温度 | 250 ℃ |
| 雾化气流速 | 3.0 L/min | 离子源温度 | 300 ℃ |
| 加热气流速 | 10.0 L/min | 扫描模式 | 多反应监测（MRM） |
| 干燥气流速 | 10.0 L/min | MRM 参数 | 见表 18-5 |

**表 18-5 MRM 参数**

| 化合物 | CAS 号 | 英文名 | 前体离子 $m/z$ | 产物离子 $m/z$ | Q1 Pre Bias/V | CE/V | Q3 Pre Bias/V |
| --- | --- | --- | --- | --- | --- | --- | --- |
| 缬更昔洛韦 | 175865-60-8 | valganciclovir | 355.2 | 152.1① | −10 | −20 | −16 |
| | | | | 135.0 | −10 | −44 | −25 |
| 更昔洛韦 | 82410-32-0 | ganciclovir | 256.1 | 152.1① | −10 | −13 | −30 |
| | | | | 135.0 | −10 | −31 | −24 |
| 阿昔洛韦(IS) | | acyclovir | 226.1 | 135.0 | −17 | −27 | −26 |

① 代表定量离子对。

（5）MRM 色谱图（见图 18-2）

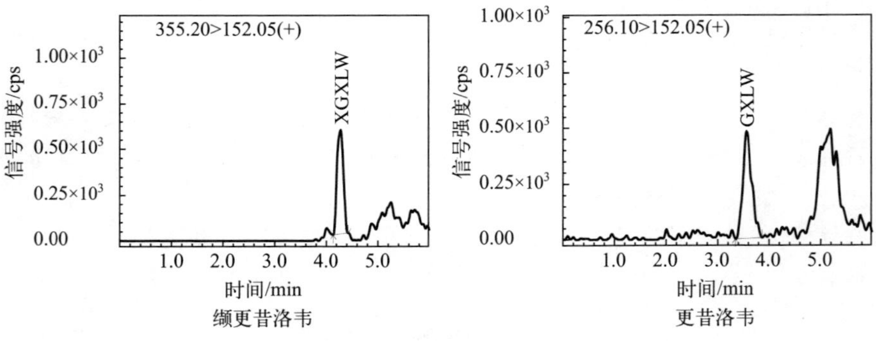


**图 18-2 标准品色谱图（校准曲线最低点）**

（6）分析性能

① 线性：内标法制作校准曲线，缬更昔洛韦和更昔洛韦的校准曲线结果见表 18-6。

表 18-6 校准曲线结果

| 化合物 | 线性方程 | 线性范围/(ng/mL) | 相关系数 | 准确度 |
|---|---|---|---|---|
| 缬更昔洛韦 | $Y$=0.00755948$X$+0.00184697 | 0.5～100 | 0.9985 | 94.9%～107.5% |
| 更昔洛韦 | $Y$=0.0124672$X$+0.000504394 | 0.5～100 | 0.9995 | 96.2%～103.9% |

② 准确度和精密度：取低、中、高浓度质控品，每个样品平行制备 6 份进行检测，测定结果中缬更昔洛韦和更昔洛韦准确度在 93.1%～103.9%之间，精密度（RSD）在 2.91%～7.92%之间。

## 18.2.3 替比夫定的检测

（1）标准溶液制备

取替比夫定母液，用水逐步稀释成系列浓度的标准工作液。以 1∶100 比例加入空白血浆中，制成标准曲线样品。内标溶液使用纯水配制成浓度为 100 μg/mL 的内标工作液。取 40 μL 上述内标工作液，加入 200 μL 替比夫定水解酶（>1 U/μL），再加入 360 μL 纯水，得到含酶内标工作液。

（2）样品溶液制备

取 100 μL 血浆样品或标准曲线样品，加入 40 μL 含酶内标工作液，涡旋振荡 1 min，37 ℃水浴孵育 1 h，水解酶在孵育过程中将血浆中的磷酸化替比夫定完全去磷酸化后，加入 200 μL 乙腈，13000 r/min 离心 5 min，取 200 μL 上清液上机分析。

（3）分析仪器

LCMS-8050 三重四极杆液质联用仪。

（4）分析条件

① 液相条件

色谱柱　Inertsil Sustain C18（3.0 mm I.D. ×100 mm L.，3 μm）
流动相　A，0.1%甲酸水溶液；B，乙腈
流速　0.4 mL/min
柱温　40 ℃
进样量　2 μL
自动进样器温度　10 ℃
洗脱方式　梯度洗脱，B 相初始浓度为 5%，洗脱程序见表 18-7

表 18-7 梯度洗脱程序

| 时间/min | 模块 | 控制 | 值/% |
|---|---|---|---|
| 4.00 | 泵 | B 泵浓度 | 80 |
| 4.10 | 泵 | B 泵浓度 | 5 |
| 6.00 | 控制器 | 停止 | |

② 质谱条件

| | | | |
|---|---|---|---|
| 离子源 | ESI（+） | DL 温度 | 150 ℃ |
| 雾化气流速 | 3.0 L/min | 离子源温度 | 300 ℃ |
| 加热气流速 | 8.0 L/min | 扫描模式 | 多反应监测（MRM） |
| 干燥气流速 | 12.0 L/min | MRM 参数 | 见表 18-8 |
| 加热模块温度 | 350 ℃ | | |

表 18-8　MRM 参数

| 化合物 | 英文名称 | CAS 号 | 前体离子 $m/z$ | 产物离子 $m/z$ | Q1 Pre Bias/V | CE/V | Q3 Pre Bias/V |
|---|---|---|---|---|---|---|---|
| 替比夫定 | telbivudine | 3424-98-4 | 243.1 | 127.1 | −26 | −10 | −13 |
| 替比夫定-IS | | | 246.1 | 130.1 | −16 | −9 | −25 |

（5）MRM 色谱图（见图 18-3）

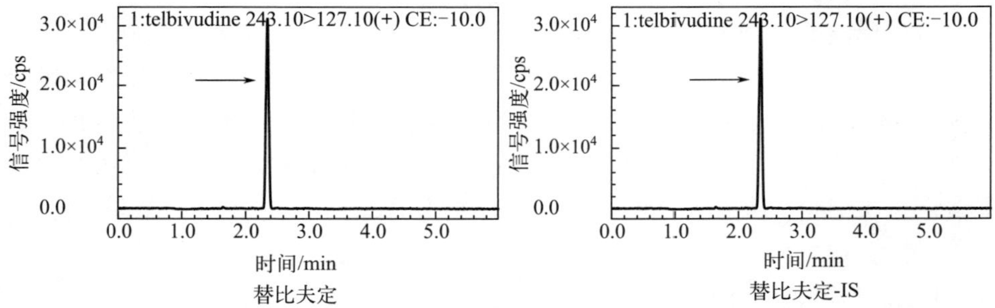


图 18-3　标准品色谱图（校准曲线最低点）

（6）分析性能

① 线性：内标法制作校准曲线，替比夫定的校准曲线结果见表 18-9。

表 18-9　校准曲线结果

| 化合物 | 线性方程 | 线性范围/(ng/mL) | 相关系数 | 准确度 |
|---|---|---|---|---|
| 替比夫定 | $Y=2.77\times10^{-4}X+3.39\times10^{-5}$ | 1～10000 | 0.9998 | 93.1%～116.6% |

② 准确度和精密度：取低、中、高浓度质控品，每个样品平行制备 6 份进行检测，测定结果中替比夫定准确度在 91.6%～114.4%之间，精密度(RSD) 在 1.5%～2.2%之间。

（7）样品检测结果（见图 18-4）

样品来源：服用替比夫定的病人；血药浓度为 108 ng/mL。

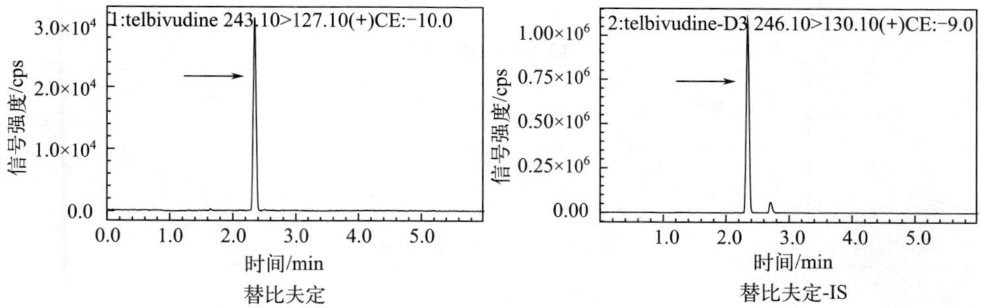


**图 18-4 样品色谱图**

## 18.2.4 羟氯喹的检测

（1）标准溶液制备

吸取适量羟氯喹储备液，用甲醇水溶液（体积比 1∶1）配制成系列浓度标准工作液。以 1∶20 比例加入空白血浆中，制得标准曲线样品。取氯喹（内标）母液适量，用甲醇水（体积比 1∶1）配制成浓度为 1000 ng/mL 的内标工作液。

（2）样品溶液制备

取血浆样品或标准曲线样品 100 μL，加入 10 μL 内标工作液，涡旋混合 30 s 后加入 400 μL 乙腈，涡旋混合 1 min 后于 14000 r/min 离心 10 min；取上层清液 300 μL，以 2 μL 进样分析。

（3）分析仪器

LCMS-8050 三重四极杆液质联用仪。

（4）分析条件

① 液相色谱条件

| | |
|---|---|
| 色谱柱 | Shimpack GIST C18-AQ（100 mm ×2.1 mm I.D.，1.9 μm） |
| 流动相 | A 相，0.1 %甲酸+50 mmol/L 乙酸铵水溶液；B 相，甲醇∶乙腈（1∶1） |
| 流速 | 0.50 mL/min |
| 柱温 | 40 ℃ |
| 洗脱方式 | 等度洗脱，B 相浓度为 20% |

② 质谱条件

| | | | |
|---|---|---|---|
| 离子源 | ESI（+） | 加热模块温度 | 400 ℃ |
| 雾化气流速 | 3.0 L/min | DL 温度 | 250 ℃ |
| 加热气流速 | 10.0 L/min | 离子源温度 | 300 ℃ |
| 干燥气流速 | 10.0 L/min | 扫描模式 | 多反应监测（MRM） |

MRM 参数　　见表 18-10

表 18-10　MRM 参数

| 化合物 | CAS 号 | 英文名 | 前体离子 $m/z$ | 产物离子 $m/z$ | Q1 Pre Bias/V | CE/V | Q3 Pre Bias/V |
|---|---|---|---|---|---|---|---|
| 羟氯喹 | 118-42-3 | hydroxychlorquine | 336.2 | 247.1① | −12 | −22 | −28 |
| | | | | 158.2 | −12 | −36 | −18 |
| 氯喹(IS) | 54-05-7 | chloroquine | 320.2 | 247.1 | −12 | −22 | −28 |

① 代表定量离子对。

（5）MRM 色谱图

见图 18-5。

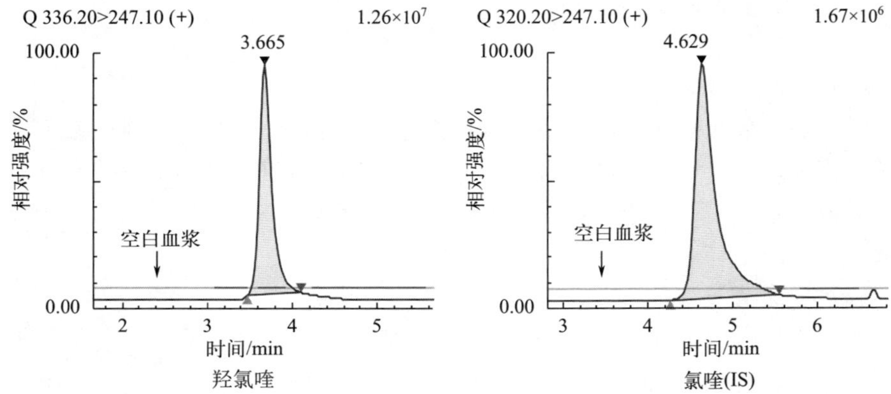


图 18-5　标准品色谱图（校准曲线最低点）

（6）分析性能

① 线性：内标法制作校准曲线，羟氯喹的校准曲线结果见表 18-11。

表 18-11　校准曲线结果

| 化合物 | 线性方程 | 线性范围/(ng/mL) | 相关系数 | 准确度 |
|---|---|---|---|---|
| 羟氯喹 | $Y=0.00140144X+0.000398161$ | 0.5～500 | 0.9988 | 90.6%～110.0% |

② 准确度和精密度：取低、中、高浓度质控品，每个样品平行制备 6 份进行检测，测定结果中羟氯喹准确度在 97.9%～106.0%之间，精密度(RSD) 在 1.73%～7.31%之间。

## 参考文献


[1] 苏雄．抗病毒药物研究进展[J]．医药导报，2004，23(8)：538-540.

[2] 侯冠华，邱瑞桂，高春生．抗病毒药物制剂新技术与新作用靶点研究进展[J]．中国新药

杂志，2018，27(23)：147-153.
[3] 张如，宋珊珊，宋兴超，等．抗病毒药物研究进展[J]. 特产研究，2019(4)：119-123.
[4] Vigano M，Lampertico P. Antiviral drugs for HBV liver disease[J]. Expert Opinion on Biological Therapy，2011，11(3)：285-300.
[5] Bennion B G，Ingle H，Ai T L，et al. A human gain-of-function sting mutation causes immunodeficiency and gammaherpesvirus-induced pulmonary fibrosis in mice[J]. Journal of Virology，2019，93(4)：1806-1823.
[6] 中国药理学会治疗药物监测研究专业委员会．治疗药物监测工作规范专家共识[J]. 中国医院用药评价与分析，2019，19(8)：897-902.

# 第19章

# 质谱在激素类药物检测中的应用

## 19.1 引言

激素类药物一般特指糖皮质激素，糖皮质激素（glucocorticoid，GCs）是由肾上腺分泌的一类甾体激素，其对糖、脂肪和蛋白质等生物合成和代谢过程具有较强的调节作用，还具有抑制免疫应答、抗炎、抗毒、抗休克作用。人工合成糖皮质激素是常用的治疗药物之一，通过糖皮质激素受体介导发挥药效，同样具有抗炎、抗毒、抗肿瘤和免疫抑制作用。目前，临床上至少有200～300种疾病会应用糖皮质激素治疗，其不仅用于各种肾上腺皮质功能异常疾病的替代治疗，而且也广泛地应用于治疗自身免疫性疾病、过敏性疾病、血液系统疾病、哮喘、器官移植、皮肤病、眼疾等。糖皮质激素广泛应用的同时，也相继出现了较多不合理应用的现象。如果不恰当或长期使用糖皮质激素会导致多种病源性疾病，并且会引起肾上腺功能减退症及库欣综合征等误诊[1-2]。目前糖皮质激素检测手段主要有免疫法、气相色谱法（GC）、高效液相色谱法（HPLC）、气相色谱质谱法（GC-MS）、液相色谱质谱法（LC-MS）。但免疫法、气相色谱法、高效液相色谱法、气相色谱质谱法在激素检测上或多或少均存在一些缺点，如对激素代谢的结构类似物不能区别检测，存在交叉反应；动态线性范围较窄；前处理复杂；对含量相对较低的激素检测灵敏度不够；不能同时检测多种激素。而高效液相色谱质谱法因其高特异性、高灵敏度、一次可检测多种化合物等特点，被广泛应用于糖皮质激素的测定。

## 19.2 检测案例

（1）标准溶液制备

取 17 种糖皮质激素混标母液，用甲醇稀释成相应浓度混标液。内标溶液使用甲醇配制成内标工作液。取 200 μL 空白血浆，20 μL 混标液，涡旋混匀 10 s，得标准溶液。

（2）标准品、样品前处理

取 200 μL 血浆样本或标准溶液，加入 20 μL 内标溶液，涡旋混匀 10 s，加入 1 mL 乙酸乙酯，涡旋混匀 1 min，13000 r/min 离心 5 min，取 850 μL 上清液至 1 mL 96 孔板中，室温氮气吹干，向 96 孔板中加入 100 μL40%乙腈，振荡混匀 5 min，上机测定。

（3）分析仪器

LCMS-8050 CL 三重四极杆质谱仪。

（4）分析条件

① 液相色谱条件

| | |
|---|---|
| 色谱柱 | Shim-pack Velox C18（100 mm×2.1 mm I.D.，1.8 μm） |
| 流动相 | A 相，水；B 相，乙腈 |
| 流速 | 0.45 mL/min |
| 柱温 | 40 ℃ |
| 进样量 | 10 μL |

② 洗脱方式：梯度洗脱，B 相初始浓度为 25%，时间程序见表 19-1。

**表 19-1　梯度洗脱时间程序**

| 时间/min | 模块 | 控制 | 值 |
|---|---|---|---|
| 5.00 | 泵 | B泵浓度 | 25% |
| 7.00 | 泵 | B泵浓度 | 35% |
| 8.00 | 泵 | B泵浓度 | 95% |
| 9.00 | 泵 | B泵浓度 | 95% |
| 9.10 | 泵 | B泵浓度 | 25% |
| 11.00 | 控制器 | 停止 | |

③ 质谱条件

| | | | |
|---|---|---|---|
| 分析仪器 | LCMS-8050 CL | DL 温度 | 150 ℃ |

| 离子源 | ESI（+） | 加热模块温度 | 450 ℃ |
|---|---|---|---|
| 雾化气流速 | 3.0 L/min | 干燥气流速 | 8.0 L/min |
| 加热气流速 | 12.0 L/min | 扫描模式 | 多反应监测（MRM） |
| 接口温度 | 400 ℃ | MRM 参数 | 见表 19-2 |

表 19-2 MRM 参数

| 化合物 | 英文名称 | CAS 号 | 前体离子 $m/z$ | 产物离子 $m/z$ | Q1 Pre Bias/V | CE/V | Q1 Pre Bias/V |
|---|---|---|---|---|---|---|---|
| 曲安西龙 | triamcinolone | 124-94-7 | 395.1 | 357.2 | −17 | −15 | −16 |
| | | | 395.1 | 225.1 | −20 | −20 | −23 |
| 泼尼松龙 | prednisolone | 50-24-8 | 361.1 | 343.2 | −20 | −11 | −12 |
| | | | 361.1 | 147.1 | −30 | −23 | −27 |
| 泼尼松 | prednisone | 53-03-2 | 359.2 | 341.2 | −11 | −12 | −16 |
| | | | 359.2 | 147.2 | −20 | −25 | −14 |
| 甲基泼尼松龙 | methylprednisolone | 83-43-2 | 375.2 | 357.2 | −11 | −12 | −25 |
| | | | 375.2 | 161.2 | −15 | −21 | −16 |
| 倍他米松 | betamethasone | 378-44-9 | 393.2 | 373.2 | −10 | −9 | −13 |
| | | | 393.2 | 355.2 | −22 | −13 | −17 |
| 地塞米松 | dexamethasone | 50-02-2 | 393.2 | 373.2 | −12 | −9 | −18 |
| | | | 393.2 | 355.2 | −16 | −14 | −13 |
| 曲安奈德 | triamcinolone acetonide | 76-25-5 | 435.2 | 415.2 | −18 | −12 | −29 |
| | | | 435.2 | 339.2 | −22 | −16 | −23 |
| 曲安西龙双醋酸酯 | triamcinolone diacetate | 67-78-7 | 479.1 | 441.1 | −19 | −12 | −21 |
| | | | 479.1 | 321.2 | −25 | −18 | −15 |
| 泼尼松龙醋酸酯 | prednisolone acetate | 52-21-1 | 403.2 | 385.2 | −16 | −12 | −18 |
| | | | 403.2 | 307.2 | −21 | −14 | −21 |
| 氟米龙 | flumetholone | 426-13-1 | 377.2 | 279.3 | −11 | −18 | −29 |
| | | | 377.2 | 321.3 | −21 | −14 | −22 |
| 泼尼松醋酸酯 | prednisone acetate | 125-10-0 | 401.1 | 295.2 | −16 | −16 | −14 |
| | | | 401.1 | 147.1 | −21 | −23 | −15 |
| 甲基泼尼松龙醋酸酯 | methylprednisolone acetate | 53-36-1 | 417.2 | 399.2 | −16 | −12 | −18 |
| | | | 417.2 | 253.3 | −17 | −21 | −26 |
| 布地奈德 | budesonide | 51333-22-3 | 431.2 | 413.2 | −18 | −12 | −14 |
| | | | 431.2 | 147.2 | −23 | −31 | −15 |
| 氟米龙醋酸酯 | fluorometholone acetate | 3801-06-7 | 419.2 | 279.2 | −22 | −18 | −29 |
| | | | 419.2 | 321.2 | −13 | −14 | −15 |

续表

| 化合物 | 英文名称 | CAS号 | 前体离子 $m/z$ | 产物离子 $m/z$ | Q1 Pre Bias/V | CE/V | Q1 Pre Bias/V |
|---|---|---|---|---|---|---|---|
| 曲安奈德醋酸酯 | triamcinolone acetonide acetate | 3870-07-3 | 477.2 | 457.2 | −18 | −11 | −16 |
| | | | 477.2 | 339.1 | −15 | −15 | −12 |
| 倍他米松双丙酸酯 | betamethasone dipropionate | 5593-20-4 | 505.2 | 411.2 | −40 | −12 | −19 |
| | | | 505.2 | 319.2 | −20 | −16 | −21 |
| 氟氢可的松 | fluhydrocortisone | 127-31-1 | 381.2 | 239.1 | −12 | −25 | −16 |
| | | | 381.2 | 267.0 | −21 | −24 | −28 |
| 氟米松(内标) | flumethasone | 2135-17-3 | 411.1 | 253.2 | −23 | −17 | −17 |
| 氟轻松(内标) | flupronil | 356-12-7 | 453.1 | 121.2 | −24 | −31 | −19 |
| 卤米松(内标) | halomethasone | 50629-82-8 | 445.1 | 155.1 | −11 | −32 | −15 |
| 哈西奈德(内标) | hasseneid | 3093-35-4 | 455.1 | 105.2 | −19 | −54 | −19 |
| 安西奈德(内标) | ansinede | 51022-69-6 | 503.2 | 339.1 | −40 | −18 | −22 |

（5）MRM 色谱图（见图 19-1）

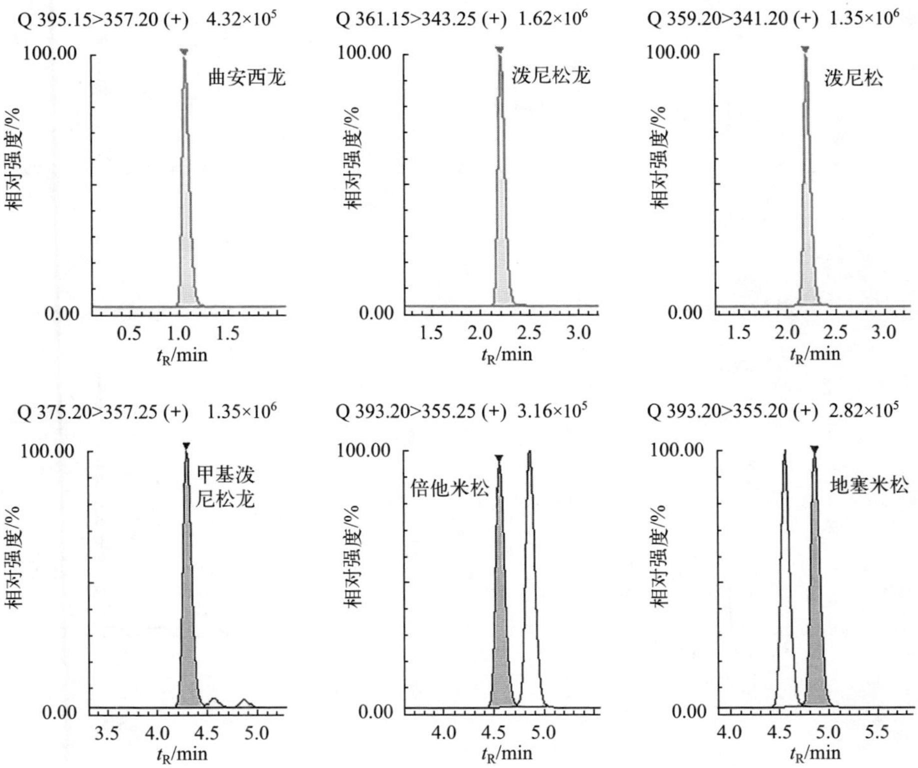


图 19-1

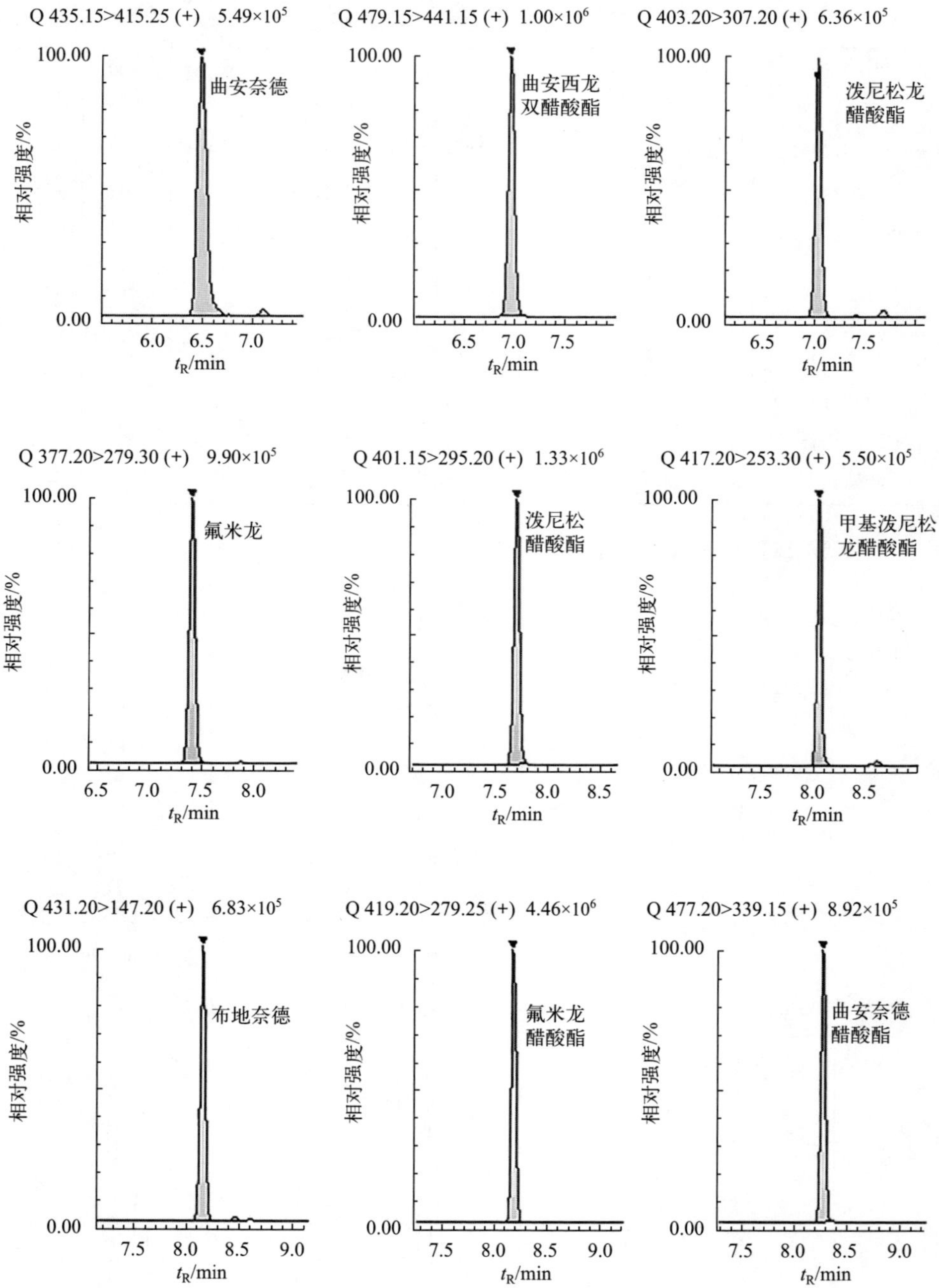
Q 435.15>415.25 (+) 5.49×10⁵
100.00
0.00
曲安奈德
相对强度/%
6.0 6.5 7.0
tR/min
Q 479.15>441.15 (+) 1.00×10⁶
100.00
0.00
曲安西龙双醋酸酯
相对强度/%
6.5 7.0 7.5
tR/min
Q 403.20>307.20 (+) 6.36×10⁵
100.00
0.00
泼尼松龙醋酸酯
相对强度/%
6.5 7.0 7.5
tR/min
Q 377.20>279.30 (+) 9.90×10⁵
100.00
0.00
氟米龙
相对强度/%
6.5 7.0 7.5 8.0
tR/min
Q 401.15>295.20 (+) 1.33×10⁶
100.00
0.00
泼尼松醋酸酯
相对强度/%
7.0 7.5 8.0 8.5
tR/min
Q 417.20>253.30 (+) 5.50×10⁵
100.00
0.00
甲基泼尼松龙醋酸酯
相对强度/%
7.5 8.0 8.5
tR/min
Q 431.20>147.20 (+) 6.83×10⁵
100.00
0.00
布地奈德
相对强度/%
7.5 8.0 8.5 9.0
tR/min
Q 419.20>279.25 (+) 4.46×10⁶
100.00
0.00
氟米龙醋酸酯
相对强度/%
7.5 8.0 8.5 9.0
tR/min
Q 477.20>339.15 (+) 8.92×10⁵
100.00
0.00
曲安奈德醋酸酯
相对强度/%
7.5 8.0 8.5 9.0
tR/min

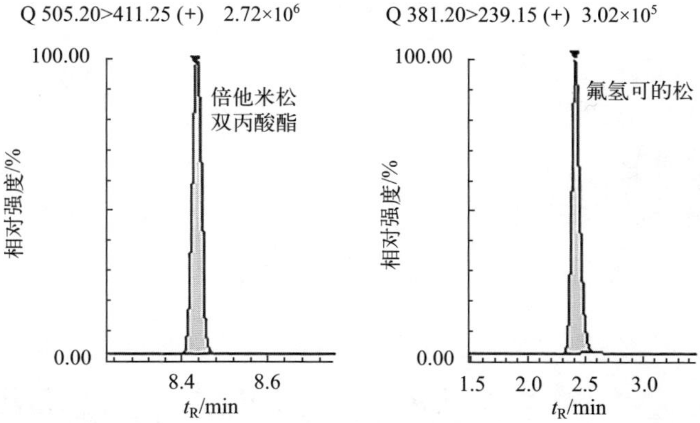


**图 19-1 糖皮质激素标准品谱图**

（6）分析性能

① 线性：内标法制作标准曲线，17 种糖皮质激素在标准曲线浓度范围内线性相关系数均大于 0.9941。

② 精密度：分别对正常人血清样本添加低、中、高三个浓度的 17 种糖皮质激素进行 6 次重复测定，相对标准偏差在 1.72%～4.21%之间。

③ 准确度：空白血浆添加低、中、高浓度标准品作为低、中、高浓度质控品，每个样品平行制备 3 份，低、中、高浓度质控品准确度分别在 87.8%～113.1%、93.9%～114.2%、87.9%～112.5%之间。

## 参考文献


[1] Cronin J J，McCoy S，Kennedy U，et al. A randomized trial of single-dose oral dexamethasone versus multidose prednisolone for acute exacerbations of asthma in children who attend the emergency department[J]. Ann Emerg Med，2016，67(5)：593-601.

[2] Fardet L，Petersen I，Nazareth I. Monitoring of patients on long-term glucocorticoid therapy：A population-based cohort study[J]. Medicine (Baltimore)，2015，94(15)：e647.

# 第20章

# 质谱在单克隆抗体药物检测中的应用

## 20.1 引言

单克隆抗体是由单一B细胞克隆产生的高度均一、仅针对某一特定抗原表位的抗体，具有特异性高、疗效确切等优点，已广泛应用于肿瘤、自身免疫性疾病、感染等疾病的靶向治疗。自1986年莫罗单抗上市，直到1994年才上市第2个治疗性单抗阿昔单抗，随后单抗药物进入快速发展阶段[1-2]。近年来，经过临床试验，已有过百个抗体药物在美国FDA获批上市[3]。我国已批准包括生物类似药和创新型抗体药物在内的31种国产抗体药物上市[4]。2024年，全球销量前十药物中单克隆抗体药物占据半壁江山。随着单抗药物的深入研发和临床使用，临床问题也逐渐显现，不同个体对于单抗药物的响应程度有显著差异，初始治疗反应的比率在40%～90%，同样也有一部分初始治疗有反应的患者在治疗过程中出现响应丢失的情况，导致疾病发展。目前对于初始治疗无响应的具体机制仍然了解得不够清晰，影响因素也较多，比如表观遗传、病理机制、免疫原性等。治疗响应的个体差异及响应丢失被认为与血清中单抗药物浓度以及药物使用后免疫原性等因素相关，因此，基于治疗药物监测（TDM）进行剂量优化可为单抗药物精准治疗提供有效的手段。药物浓度检测是TDM实践的一个重要环节，对于单抗药物通常采用免疫学平台检测，目前采用最多的是夹心酶联免疫法和间接酶联免疫法。同时也可以采用液质联用仪，即基于特异性肽段进行单抗药物的定量分析[2-5]。

# 20.2 检测案例

## 20.2.1 英夫利昔的检测

（1）标准溶液制备

配制英夫利昔单抗血浆基质标准溶液，浓度分别为 0.02 μg/mL、0.05 μg/mL、0.10 μg/mL、0.20 μg/mL、0.50 μg/mL、1.00 μg/mL、2.00 μg/mL、5.00 μg/mL、20.0 μg/mL、50.0 μg/mL。

（2）标准品、样品前处理

按照 nSMOL（岛津）试剂盒步骤进行样品前处理，获得的酶解混合物直接上机分析。

（3）分析仪器

LCMS-8060 三重四极杆质谱仪。

（4）分析条件

① 液相色谱条件

| | |
|---|---|
| 色谱柱 | Inertsil Sustain Swift C18（2.1 mm I.D. ×50 mm，1.9 μm） |
| 流动相 | A 相，0.1%甲酸水溶液；B 相，0.1%甲酸乙腈溶液 |
| 流速 | 0.4 mL/min |
| 柱温 | 40 ℃ |
| 进样量 | 20 μL |

② 洗脱方式

梯度洗脱，B 相初始浓度为 1%，时间程序见表 20-1。

**表 20-1 梯度洗脱时间程序**

| 时间/min | 模块 | 控制 | 值/% |
|---|---|---|---|
| 1.50 | 泵 | B 泵浓度 | 1 |
| 5.00 | 泵 | B 泵浓度 | 30 |
| 5.10 | 泵 | B 泵浓度 | 95 |
| 5.80 | 泵 | B 泵浓度 | 95 |
| 5.90 | 泵 | B 泵浓度 | 1 |
| 7.00 | 控制器 | 停止 | |

③ 质谱条件

| | | | |
|---|---|---|---|
| 分析仪器 | LCMS-8060 | DL 温度 | 200 ℃ |
| 离子源 | ESI（+） | 加热模块温度 | 400 ℃ |
| 雾化气流速 | 3.0 L/min | 干燥气流速 | 5.0 L/min |
| 加热气流速 | 15.0 L/min | 扫描模式 | 多反应监测（MRM） |
| 接口温度 | 400 ℃ | MRM 参数 | 见表 20-2 |

**表 20-2　MRM 参数**

| 肽段 | 肽段作用 | 前体离子 $m/z$ | 产物离子 $m/z$ | Q1 Pre Bias/V | CE/V | Q3 Pre Bias/V |
|---|---|---|---|---|---|---|
| SINSATHYAESVK | 定量肽段 | 469.6 $[M+3H]^{3+}$ | 603.8($y11^{++}$) | −19 | −15 | −22 |
| | | | 546.8($y10^{++}$) | −19 | −17 | −20 |
| | | | 503.3($y9^{++}$) | −19 | −18 | −26 |
| | | | 467.8($y8^{++}$) | −19 | −28 | −26 |
| YASESMSGIPSR | 定性肽段 | 642.8 $[M+2H]^{2+}$ | 359.2($y3^{+}$) | −20 | −21 | −25 |
| | | | 616.4($y6^{+}$) | −20 | −25 | −24 |
| | | | 834.4($y8^{+}$) | −20 | −25 | −32 |
| | | | 529.3($y5^{+}$) | −20 | −25 | −23 |
| ASQFVGSSIHW-YQQR | 定性肽段 | 598.7 $[M+3H]^{3+}$ | 631.3($y10^{++}$) | −20 | −18 | −24 |
| | | | 459.2($y6^{++}$) | −20 | −23 | −20 |
| | | | 680.9($y11^{++}$) | −20 | −19 | −26 |
| | | | 780.4($y5^{+}$) | −20 | −27 | −30 |

（5）MRM 色谱图（图 20-1）

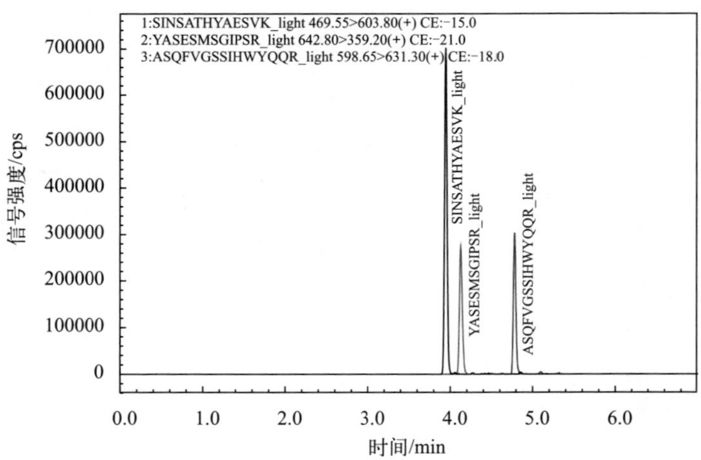


**图 20-1　20 μg/mL 血浆基质加标样品的英夫利昔单抗典型色谱图**

（6）分析性能

① 线性：外标法制作标准曲线，定量肽段在标准曲线浓度范围内线性相关系数均大于 0.9963。

② 准确度及精密度：考察三个浓度水平质控样品的精密度。各浓度水平质控样品的精密度（RSD）为 3.62%～6.96%，准确度为 86.1%～114.0%。

## 20.2.2 阿达木的检测

（1）标准溶液制备

将阿达木单抗注射液（5 mg/mL）用 Tris-HCl 缓冲液（pH 7.0）稀释成浓度为 2.0 μg/mL、4.0 μg/mL、10 μg/mL、20 μg/mL、40 μg/mL、100 μg/mL、200 μg/mL 和 400 μg/mL 的标准工作液，P14R 通过 Tris-HCl 缓冲液（pH 7.0）配制成浓度为 10fmol/μL 的内标工作液备用。190 μL 新鲜血浆中分别加入 10 μL 阿达木单抗标准工作液，配制得到标准曲线溶液，浓度依次为 0.1 μg/mL、0.2 μg/mL、0.5 μg/mL、1.0 μg/mL、2.0 μg/mL、5.0 μg/mL、10 μg/mL 和 20 μg/mL。

（2）标准品、样品前处理

取 20 μL 血浆，按照 nSMOL 试剂盒操作步骤进行样品前处理，获得的酶解混合物直接上机分析。

（3）仪器配置

LCMS-8060 三重四极杆质谱仪。

（4）分析条件

① 液相色谱条件

| | |
|---|---|
| 色谱柱 | ACQUITY UPLC Peptide BEH C18（2.1 mm×150 mm，1.7 μm） |
| 流动相 | A 相，0.1%甲酸水溶液；B 相，0.1%甲酸乙腈溶液 |
| 流速 | 0.4 mL/min |
| 柱温 | 40 ℃ |
| 进样量 | 15 μL |

② 洗脱方式：梯度洗脱，B 相初始浓度为 5%，时间程序见表 20-3。

表 20-3 梯度洗脱时间程序

| 时间/min | 模块 | 控制 | 值 |
|---|---|---|---|
| 0.50 | 泵 | B 泵浓度 | 5% |
| 6.50 | 泵 | B 泵浓度 | 65% |
| 6.60 | 泵 | B 泵浓度 | 95% |

续表

| 时间/min | 模块 | 控制 | 值 |
| --- | --- | --- | --- |
| 8.00 | 泵 | B泵浓度 | 95% |
| 8.10 | 泵 | B泵浓度 | 5% |
| 10.00 | 控制器 | 停止 | |

③ 质谱条件

| | | | |
| --- | --- | --- | --- |
| 分析仪器 | LCMS-8060 | DL温度 | 150 ℃ |
| 离子源 | ESI（+） | 加热模块温度 | 400 ℃ |
| 雾化气流速 | 3.0 L/min | 干燥气流速 | 15.0 L/min |
| 加热气流速 | 5.0 L/min | 扫描模式 | 多反应监测（MRM） |
| 接口温度 | 300 ℃ | MRM参数 | 见表20-4 |

**表 20-4 MRM 参数**

| 肽段 | 肽段作用 | 前体离子 $m/z$ | 产物离子 $m/z$ | Q1 Pre Bias/V | CE/V | Q3 Pre Bias/V |
| --- | --- | --- | --- | --- | --- | --- |
| APYTFGQGTK | 定量肽段 | 535.6 | 500.4 | −26 | −22 | −22 |
| | | | 305.4 | −26 | −31 | −19 |
| P14R | 内标 | 512.1 | 490.5 | −26 | −25 | −20 |
| | | | 292.3 | −38 | −20 | −20 |
| | | | 389.3 | −38 | −16 | −28 |
| | | | 660.4 | −38 | −17 | −24 |

（5）MRM色谱图

见图20-2。

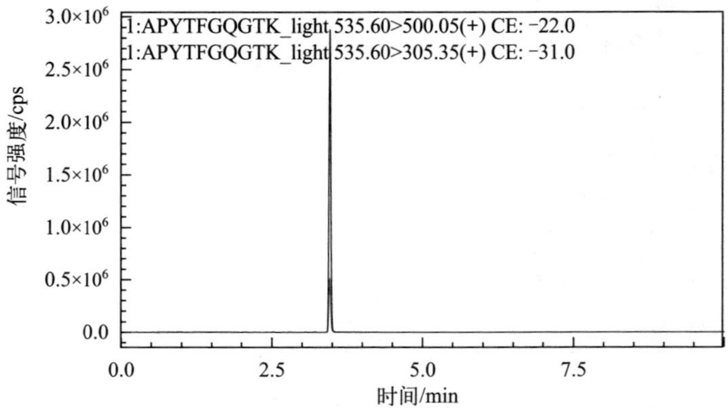


**图 20-2 血浆基质加标（10 μg/mL）色谱图**

（6）分析性能

① 线性：内标法制作标准曲线，定量肽段在标准曲线浓度范围内线性相关系数均大于0.9983。

② 准确度及精密度：用血浆基质配制定量下限、低、中、高四个浓度的样品，连续三天对各样品分别测定 6 次，考察批内、批间的精密度和准确度。阿达木单抗的批内和批间精密度分别小于 8.32% 和 9.51%，定量下限（LLOQ）批内和批间准确度在 80%～120%之间，其他浓度的质控样品批内和批间准确度分别为 88.5%～110.0%、88.5%～114.2%，结果均满足方法学验证标准。

## 20.2.3 帕妥珠的检测

（1）标准溶液制备

将帕妥珠单抗标准品（5mg/mL）用人血清基质稀释成 500 μg/mL 的标准品溶液。取上述溶液适量，用空白血清基质逐级稀释成浓度为 0.05 μg/mL、0.1 μg/mL、0.2 μg/mL、1 μg/mL、2 μg/mL、10 μg/mL 和 50 μg/mL 的标准工作液，P14R 通过 Enhanced Solution C 配制成浓度为 10fmol/μL 的内标工作液备用。

（2）标准品、样品前处理

取 10 μL 血浆，按照 nSMOL 试剂盒操作步骤进行样品前处理，获得的酶解混合物直接上机分析。

（3）分析仪器配置

LCMS-8060 三重四极杆质谱仪。

（4）分析条件

① 液相色谱条件

色谱柱　InertSustain BIO C18（2.1 mm I.D.×100 mm，1.9 μm）
流动相　A 相，0.01%甲酸水溶液；B 相，0.01%甲酸乙腈溶液
流速　0.3 mL/min
柱温　50 ℃
进样量　1 μL

② 洗脱方式：梯度洗脱，B 相初始浓度为 10%，时间程序见表 20-5。

**表 20-5　梯度洗脱时间程序**

| 时间/min | 模块 | 控制 | 值/% |
|---|---|---|---|
| 0.50 | 泵 | B 泵浓度 | 10 |
| 7.50 | 泵 | B 泵浓度 | 40 |
| 7.60 | 泵 | B 泵浓度 | 90 |
| 9.50 | 泵 | B 泵浓度 | 90 |
| 9.51 | 泵 | B 泵浓度 | 10 |
| 12.00 | 控制器 | 停止 | |

③ 质谱条件

| | | | |
|---|---|---|---|
| 分析仪器 | LCMS-8060 | DL 温度 | 250 ℃ |
| 离子源 | ESI（+） | 加热模块温度 | 400 ℃ |
| 雾化气流速 | 3.0 L/min | 干燥气流速 | 5.0 L/min |
| 加热气流速 | 15.0 L/min | 扫描模式 | 多反应监测（MRM） |
| 接口温度 | 300 ℃ | MRM 参数 | 见表 20-6 |

**表 20-6 MRM 参数**

| 肽段 | 肽段作用 | MRM 通道 $m/z$ | Q1 Pre Bias/V | CE/V | Q3 Pre Bias/V |
|---|---|---|---|---|---|
| YTGVPSR | 定性肽段 | 390.3([M+2H]$^{2+}$)→616.4(y6$^{+}$) | −30 | −18 | −20 |
| | | 390.3([M+2H]$^{2+}$)→515.1(y5$^{+}$) | −30 | −16 | −34 |
| | | 390.3([M+2H]$^{2+}$)→359.4(y3$^{+}$) | −30 | −17 | −14 |
| FTLSVDR | 定量肽段 | 419.3([M+2H]$^{2+}$)→690.3(y6$^{+}$) | −15 | −17 | −26 |
| | | 419.3([M+2H]$^{2+}$)→589.3(y5$^{+}$) | −15 | −16 | −24 |
| | | 419.3([M+2H]$^{2+}$)→476.3(y4$^{+}$) | −15 | −17 | −14 |
| LLIYSASYR | 定性肽段 | 543.3([M+2H]$^{2+}$)→859.3(y7$^{+}$) | −20 | −19 | −38 |
| | | 543.3([M+2H]$^{2+}$)→746.3(y6$^{+}$) | −20 | −19 | −30 |
| | | 543.3([M+2H]$^{2+}$)→583.3(y5$^{+}$) | −20 | −20 | −22 |
| GLEWVADVNPNSGGSIYNQ | 定性肽段 | 726.1([M+3H]$^{3+}$)→894.3(y8$^{+}$) | −24 | −26 | −22 |
| | | 726.1([M+3H]$^{3+}$)→796.4(y15$^{2+}$) | −24 | −18 | −24 |
| | | 726.1([M+3H]$^{3+}$)→596.9(y11$^{2+}$) | −24 | −20 | −24 |
| | | 726.1([M+3H]$^{3+}$)→870.3(b8$^{+}$) | −28 | −16 | −28 |
| P14R | 内标 | 512.1([M+3H]$^{3+}$)→292.3(b3$^{+}$) | −38 | −20 | −20 |
| | | 512.1([M+3H]$^{3+}$)→389.3(b4$^{+}$) | −38 | −16 | −28 |
| | | 512.1([M+3H]$^{3+}$)→660.4(b6$^{+}$) | −38 | −17 | −24 |

（5）MRM 色谱图（图 20-3）

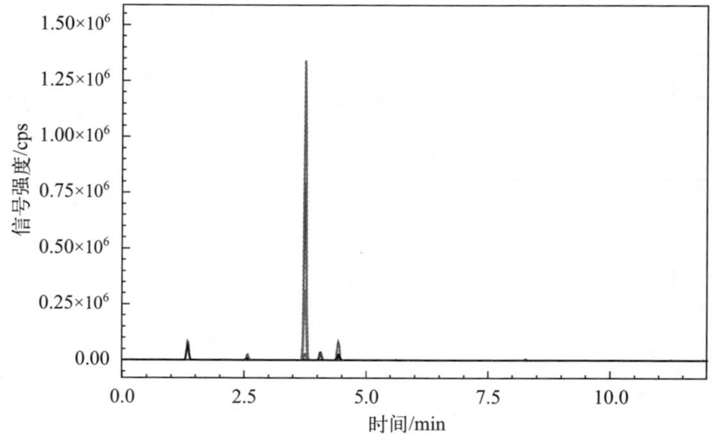


**图 20-3 特征肽段质谱图**

（6）分析性能

① 线性：内标法制作标准曲线，定量肽段在标准曲线浓度范围内线性相关系数均大于 0.9982。

② 准确度及精密度：用血清基质制备低、中、高三个浓度的质控样品，平行测定 6 次，考察精密度和准确度。定量肽段测定结果的 RSD 分别为 5.75%、2.95%和 3.06%，结果均值的准确度为 86.8%～96.8%，说明该方法的精密度和准确度良好。

## 20.2.4 贝伐珠的检测

### 20.2.4.1 方法一

（1）标准溶液制备

取适量人空白血浆加入贝伐珠单抗储备母液，配制成浓度为 1 mg/mL 的工作母液。用空白血浆将工作母液逐级稀释，制备浓度分别为 0.146 μg/mL、0.293 μg/mL、0.586 μg/mL、1.17 μg/mL、2.34 μg/mL、4.69 μg/mL、9.38 μg/mL、18.8 μg/mL、37.5 μg/mL、75 μg/mL、150 μg/mL、300 μg/mL 的贝伐珠单抗血浆基质标准曲线，4 ℃保存，待用。

（2）标准品、样品前处理

取 5 μL 血浆，按照 nSMOL 试剂盒操作步骤进行样品前处理，获得的酶解混合物直接上机分析。

（3）分析仪器配置

LCMS-8060 三重四极杆质谱仪。

（4）分析条件

① 液相色谱条件

| | |
|---|---|
| 色谱柱 | Shim-pack GISS C18（2.1 mm I.D.×50 mm，1.9 μm） |
| 流动相 | A 相，0.1% 甲酸水溶液；B 相，0.1% 甲酸乙腈溶液 |
| 流速 | 0.4 mL/min |
| 柱温 | 50 ℃ |
| 进样量 | 5 μL |

② 洗脱方式：梯度洗脱，B 相初始浓度为 1%，时间程序见表 20-7。

表 20-7 梯度洗脱时间程序

| 时间/min | 模块 | 控制 | 值 |
|---|---|---|---|
| 1.50 | 泵 | B 泵浓度 | 1% |
| 5.00 | 泵 | B 泵浓度 | 30% |
| 5.01 | 泵 | 总流速 | 0.4 mL/min |

续表

| 时间/min | 模块 | 控制 | 值 |
|---|---|---|---|
| 5.02 | 泵 | B泵浓度 | 95% |
| 5.03 | 泵 | 总流速 | 1 mL/min |
| 5.83 | 泵 | B泵浓度 | 95% |
| 5.85 | 泵 | B泵浓度 | 1% |
| 6.20 | 泵 | 总流速 | 1 mL/min |
| 6.22 | 泵 | 总流速 | 0.4 mL/min |
| 7.00 | 控制器 | 停止 | |

③ 质谱条件

| | | | |
|---|---|---|---|
| 分析仪器 | LCMS-8060 | DL 温度 | 250 ℃ |
| 离子源 | ESI(+) | 加热模块温度 | 400 ℃ |
| 雾化气流速 | 3.0 L/min | 干燥气流速 | 10.0 L/min |
| 加热气流速 | 10.0 L/min | 扫描模式 | 多反应监测(MRM) |
| 接口温度 | 300 ℃ | MRM 参数 | 见表 20-8 |

**表 20-8 MRM 参数**

| 选择的肽段 | 区域 | MRM 通道 $m/z$ | Q1 Pre Bias/V | CE/V | Q3 Pre Bias/V |
|---|---|---|---|---|---|
| FTFSLDTSK | 重链 CDR2 | 523.3($[M+2H]^{2+}$)→797.4($y7^{+}$) | −38 | −18 | −34 |
| | | 523.3($[M+2H]^{2+}$)→898.5($y8^{+}$) | −38 | −20 | −30 |
| | | 523.3($[M+2H]^{2+}$)→650.3($y6^{+}$) | −38 | −19 | −34 |
| VLIYFTSSLHSGVPSR | 轻链 CDR2 | 588.3($[M+3H]^{3+}$)→775.9($y14^{++}$) | −22 | −17 | −28 |
| | | 588.3($[M+3H]^{3+}$)→939.5($y9^{+}$) | −22 | −27 | −28 |
| | | 588.3($[M+3H]^{3+}$)→602.3($y6^{+}$) | −22 | −28 | −22 |
| STAYYLQMNSLR | 重链 CH1 | 642.3($[M+2H]^{2+}$)→861.5($y7^{+}$) | −24 | −25 | −20 |
| | | 642.3($[M+2H]^{2+}$)→748.4($y6^{+}$) | −24 | −22 | −28 |
| | | 642.3($[M+2H]^{2+}$)→620.3($y5^{+}$) | −24 | −24 | −32 |
| P14R(IS) | — | 512.1→292.3 | −38 | −20 | −20 |
| | | 512.1→389.3 | −38 | −16 | −28 |
| | | 512.1→757.5 | −38 | −19 | −38 |

(5) 分析性能

① 线性：内标法制作标准曲线，定量肽段在标准曲线浓度范围内线性相关系数均大于 0.9951。

② 准确度：两次独立测定实验，标准曲线准确度在 82.7%～116.0%之间。

#### 20.2.4.2 方法二

(1) 标准溶液制备

取适量正常人血清加入贝伐珠单抗储备母液，配制成浓度为 1 mg/mL 的工作液。用空白血清将工作液逐级稀释，制备浓度分别为 0.15 μg/mL、0.5 μg/mL、2 μg/mL、5 μg/mL、20 μg/mL、100 μg/mL、250 μg/mL、500 μg/mL 的贝伐珠单抗血清基质标准溶液。

(2) 标准品、样品前处理

按照 nSMOL 单克隆抗体质谱定量试剂盒中的血清样品制备方法，进行样品制备。

(3) 仪器配置

岛津微流量液相色谱仪 Nexera Mikros 与三重四极杆质谱仪 LCMS-8060 联用系统。

(4) 分析条件

① 液相色谱条件

| | |
|---|---|
| 色谱柱 | Shim-pack MC-C18 (0.3 mm I.D.×50 mm，1.9 μm) |
| 流动相 | A 相，0.01% 甲酸水溶液；B 相，0.01% 甲酸乙腈溶液 |
| 流速 | 8 μL/min |
| 柱温 | 55 ℃ |
| 进样量 | 0.2 μL |

② 洗脱方式：梯度洗脱，B 相初始浓度为 5%，时间程序见表 20-9。

**表 20-9 梯度洗脱时间程序**

| 时间/min | 模块 | 控制 | 值 |
|---|---|---|---|
| 0.60 | 泵 | B 泵浓度 | 5% |
| 6.00 | 泵 | B 泵浓度 | 30% |
| 6.10 | 泵 | B 泵浓度 | 95% |
| 8.00 | 泵 | B 泵浓度 | 95% |
| 8.10 | 泵 | B 泵浓度 | 5% |
| 12.00 | 控制器 | 停止 | |

③ 质谱条件

| | | | |
|---|---|---|---|
| 分析仪器 | LCMS-8060 | DL 温度 | 150 ℃ |
| 离子源 | ESI (+) | 加热模块温度 | 500 ℃ |
| 雾化气流速 | 2.0 L/min | 扫描模式 | 多反应监测 (MRM) |
| 加热气流速 | 4.0 L/min | MRM 参数 | 见表 20-10 |
| 接口温度 | 100 ℃ | | |

表 20-10　MRM 参数

| 选择的肽段 | 区域 | MRM 通道 $m/z$ | Q1 Pre Bias/V | CE/V | Q3 Pre Bias/V |
|---|---|---|---|---|---|
| FTFSLDTSK | 重链 CDR2 | 523.3($[M+2H]^{2+}$)→797.4($y7^+$) | −38 | −18 | −34 |
| | | 523.3($[M+2H]^{2+}$)→898.5($y8^+$) | −38 | −20 | −30 |
| | | 523.3($[M+2H]^{2+}$)→650.3($y6^+$) | −38 | −19 | −34 |
| VLIYFTSSLHSGVPSR | 轻链 CDR2 | 588.3($[M+3H]^{3+}$)→775.9($y14^{2+}$) | −22 | −17 | −28 |
| | | 588.3($[M+3H]^{3+}$)→939.5($y9^-$) | −22 | −27 | −28 |
| | | 588.3($[M+3H]^{3+}$)→602.3($y6^+$) | −22 | −28 | −22 |
| STAYYLQMNSLR | 重链 CH1 | 642.3($[M+2H]^{2+}$)→861.5($y7^+$) | −24 | −25 | −20 |
| | | 642.3($[M+2H]^{2+}$)→748.4($y6^+$) | −24 | −22 | −28 |
| | | 642.3($[M+2H]^{2+}$)→620.3($y5^+$) | −24 | −24 | −32 |
| P14R(IS) | — | 512.1→292.3 | −38 | −20 | −20 |
| | | 512.1→389.3 | −38 | −16 | −28 |
| | | 512.1→757.5 | −38 | −19 | −38 |

（5）MRM 色谱图（图 20-4）

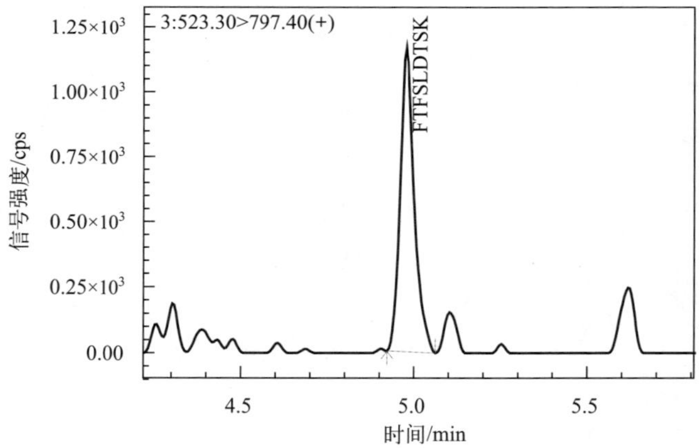


图 20-4　0.15 μg/mL 基质标准品色谱图

（6）分析性能

① 线性：内标法制作标准曲线，定量肽段在标准曲线浓度范围内线性相关系数均大于 0.9971。

② 准确度及精密度：将标准曲线点平行测定 6 次，考察精密度和准确度。6 次平行测定结果显示，在 Nexera Mikros 系统下，贝伐珠定量肽段保留时间的 RSD 不大于 0.34%，准确度范围为 90.1%～103.5%，准确度 RSD 在 3.45%～9.19%之间，该方法的精密度和准确度良好。

## 参考文献

[1] Dgers K R, Chou R C. Therapeutic monoclonal antibodies and derivatives: Historical perspectives and future directions[J]. Biotechnol Adv, 2016, 34(6): 1149-1158.

[2] 朱瑞芳，丁肖梁，缪丽燕．单克隆抗体药物的治疗药物监测研究进展[J]. 中国药学杂志，2018，53(20)：1714-1717.

[3] 付志浩，徐刚领，黄璟，等．单克隆抗体药物研发进展[J]. 中国药事，2021，35(11)：1253-1268.

[4] 牟大超，周轶，白秀峰．单克隆抗体技术进展及上市药物分析[J]. 药物生物技术，2022，29(1)：87-94.

[5] 中国药理学会，中日友好医院．《抗肿瘤生物类似药治疗药物监测药学专家共识(2020版)》解读[J]. 中国医院用药评价与分析，2020，20(5)：513-520.

# 第21章

# 临床质谱前沿技术

## 21.1 引言

近年来质谱技术的迅速发展为医学检验水平的提升奠定了坚实基础，随着质谱在临床诊断和临床科研领域的推广和应用，更多新型质谱平台将开拓和引领前沿技术的发展。

传统医学模式正进入基因组学、蛋白质组学、代谢组学等多组学整合分析的精准诊断时代。在多组学的临床应用上，以蛋白质组学和代谢组学为代表的多组学能够展现病理表现背后的分子变化，极大地拓展了潜在的疾病标志物种类。以高性能质谱为核心的多组学研究已成为各类疾病筛查、早期诊断、治疗监测和预后评估的生物标志物创新发现的关键技术平台[1]。

高性能质谱是发现和检验生物标志物的重要工具，目前生物标志物不仅涵盖了传统的核酸、蛋白质、糖类及代谢物等标志物类型，还囊括了细胞遗传学和细胞动力学参数，以及体液中的外泌体、细胞等。质谱平台能对生物体中数百至数千种代谢物进行灵敏且可重现的检测，基于质谱的代谢组学检测超出了常规化学分析和代谢表型分析的范围，是代谢物类标志物检测的最佳平台，其在疾病发病机制研究和临床诊疗中有广阔前景[2-3]。

质谱技术作为组学研究的核心技术，其在生物标志研发策略方面的科学价值和优势越来越受到检验医学的重视。本章介绍了基于岛津全谱二维液相+Q-TOF 系统开展的代谢组学应用案例，以及岛津 iMScope 质谱成像系统所开展的空间代谢组学应用案例，供相关技术人员参考。

## 21.2 基于全谱二维高分辨质谱的代谢组学研究

全谱二维液相是岛津专为代谢组学研究领域开发的一套新液相系统（图 21-1 和图 21-2），该系统拥有极性分流、在线稀释和双重梯度三大专利技术，适合于未知物和全组分分析，可作为宽极性、多目标物的通用分离平台，并适用于极性相差较大的两类关联物质的同时分析，大大提高了组学研究的分析效率。此外，通过平行设计的系统流路，可实现 1D 和 2D 的充分平衡和清洗，节约了时间，减少了交叉污染，提高了系统稳定性和重现性。

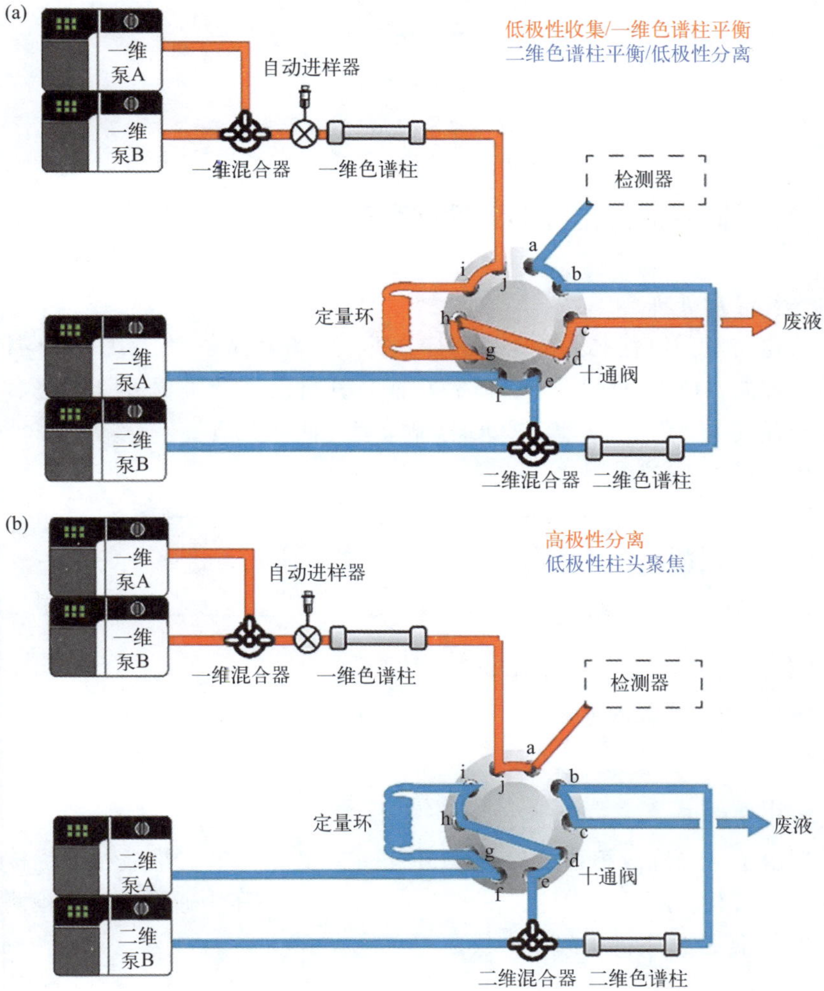


**图 21-1 全谱二维系统流路图**

（a）初始状态；（b）切阀后

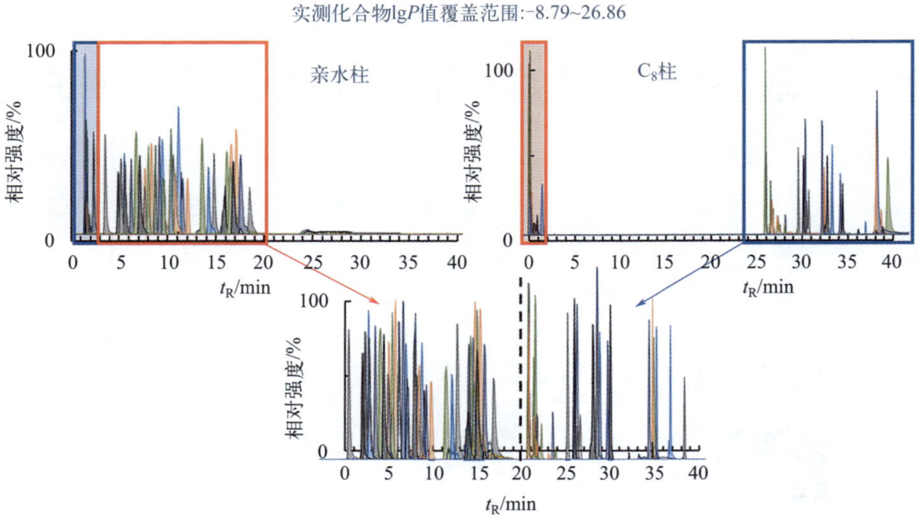


图 21-2　全谱二维液相 lg*P* 范围覆盖实测

## 21.2.1　前列腺癌生物标志物筛选

（1）样品前处理[8]

正常组与模型组各取 7 份样品进行分析，每份样品各取 5 μL，均匀混合，制成质量控制（QC）样品。QC 样品在样品分析前连续进样 6 针，之后每分析 6 个样品插入 2 针 QC，通过 QC 样品全程监测数据质量。

具体步骤如下：

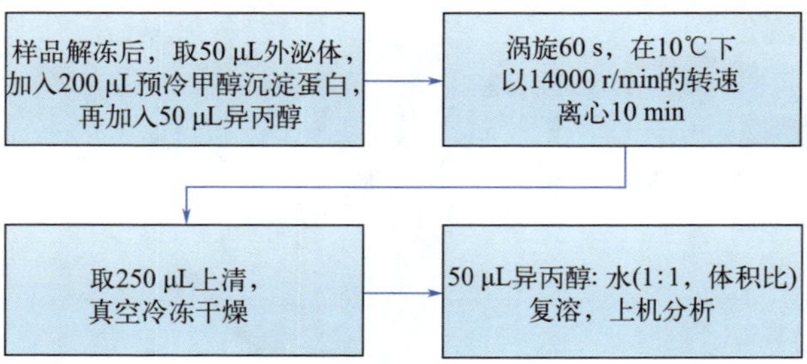


（2）仪器配置

仪器由全谱二维液相系统与 Q-TOF 联用，其中全谱二维液相系统核心部件由四个色谱泵、两根色谱柱、一个定量环、一个高压十通阀构成，检测器为 LCMS-9030 四极杆飞行时间质谱仪。

（3）分析条件

① 液相色谱条件

| | | |
|---|---|---|
| 色谱柱 | 第一维 | Shim-pack GIST $NH_2$（100 mm×2.1 mm I. D.，3 μm） |
| | 第二维 | Phenomenex Kinetex C8（150 mm×2.1 mm I. D.，2.6 μm） |
| 流动相 | 第一维 | A 相，含 25 mmol/L 乙酸铵和 25 mmol/L 氨水的水溶液；B 相，乙腈 |
| | 第二维 | A 相，水；B 相，含 5mmol/L 乙酸铵和 40%异丙醇的乙腈溶液 |

| | | | |
|---|---|---|---|
| 进样体积 | 2 μL | 流速 | 0.4 mL/min |
| 柱温 | 45 ℃ | 洗脱方式 | 梯度洗脱（表 21-1） |

**表 21-1　液相梯度洗脱时间程序**

| 时间/min | 单元 | 控制 | 值 |
|---|---|---|---|
| 0.00 | 泵 | B 浓度 | 95% |
| 0.00 | 泵 | B 浓度 3 | 20% |
| 0.00 | 柱温箱 | 切换阀 2 | 0 |
| 1.90 | 柱温箱 | 切换阀 2 | 1 |
| 2.90 | 泵 | B 浓度 | 95% |
| 15.90 | 泵 | B 浓度 | 65% |
| 17.90 | 泵 | B 浓度 | 40% |
| 19.90 | 泵 | B 浓度 | 40% |
| 20.00 | 泵 | B 浓度 | 95% |
| 20.00 | 泵 | B 浓度 3 | 20% |
| 20.30 | 柱温箱 | 切换阀 2 | 0 |
| 37.00 | 泵 | B 浓度 3 | 100% |
| 41.50 | 泵 | B 浓度 3 | 100% |
| 41.60 | 泵 | B 浓度 3 | 20% |
| 42.00 | 泵 | B 浓度 3 | 20% |
| 42.00 | 控制器 | 停止 | |

② 质谱条件

| | | | |
|---|---|---|---|
| 离子源 | ESI | 接口温度 | 300 ℃ |
| 接口电压 | +4.5 kV/−3.5 kV | DL 温度 | 250 ℃ |
| 雾化气及流速 | 氮气 3.0 L/min | 加热块温度 | 400 ℃ |
| 干燥气及流速 | 氮气 10.0 L/min | 扫描模式 | MS1 SCAN（$m/z$ 50～1000） |
| 加热气及流速 | 空气 10.0 L/min | | MS2 DDA（$m/z$ 50～1000） |

（4）数据处理

采用 Signpost MS 软件对谱图数据处理，如离子提取、峰对齐等后，将数据导入 MetaboAnalyst 和 SIMCA 软件进行统计分析，找出差异性代谢物，依据精确 $m/z$ 及 $MS^2$ 谱图在 MS-DIAL 及 HMDB 等平台搜索确认代谢物种类，然后在 MetaboAnalyst 平台进行代谢通路分析。

人尿液外泌体 QC 样品的基峰（BPC）色谱图如图 21-3 所示。与普通一维方法相比较，全谱二维在 MS- DIAL 软件中检出亲水性小分子代谢物和亲脂性物质的数量有显著提升，也证实了全谱二维具有同时分离宽极性、多目标物的特点。

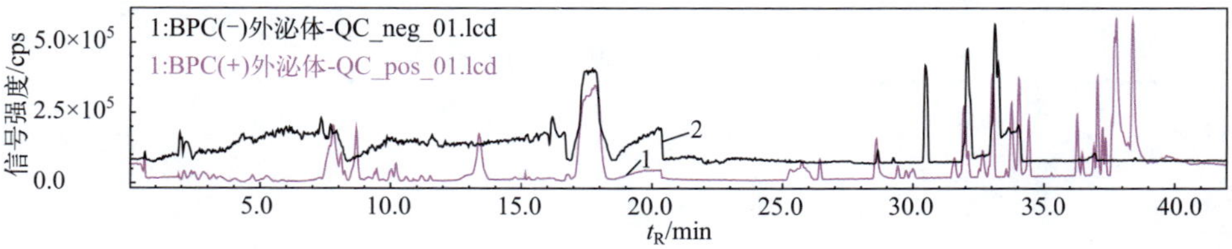


图 21-3　QC 样品 BPC 图

1—正模式；2—负模式

（5）差异性代谢物鉴定

将所有 VIP＞1 的候选差异性代谢物进行 $t$ 检验，将 $p<0.05$ 的物质谱图导入 MS-DIAL 软件，通过精确 $m/z$ 和 $MS^2$ 谱图匹配进行鉴定（图 21-4）。将所得结果与 HMDB 平台比对，共鉴定出 12 种差异性代谢物；所有物质质量测定误差＜$4\times10^6$；11 种物质浓度水平上调，1 种物质浓度水平下调（表 21-2）。

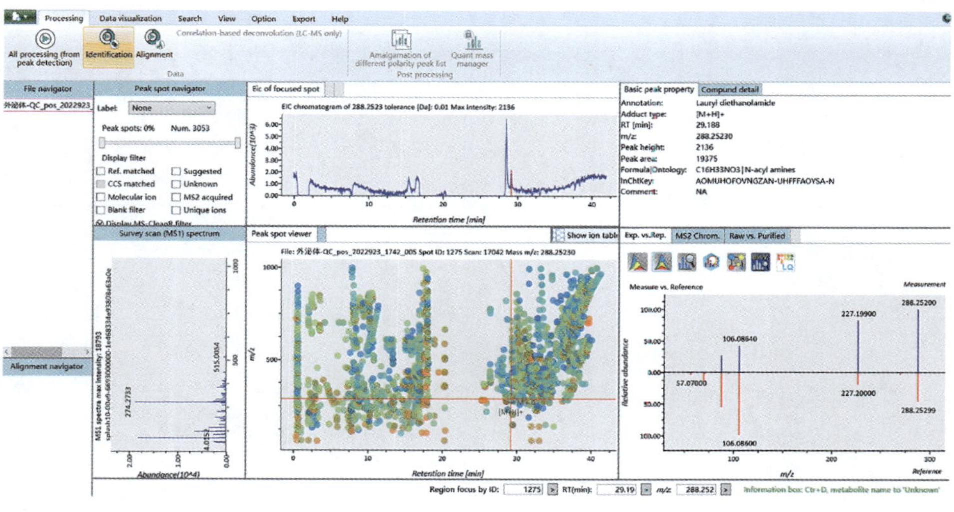


图 21-4　利用 MS-DIAL 鉴定差异性代谢物

表 21-2　部分差异性代谢物鉴定结果

| 编号 | 物质 | 模式 | 时间/min | 实测 $m/z$ | 理论 $m/z$ | 误差 $/10^{-6}$ | 上调/下调① |
|---|---|---|---|---|---|---|---|
| 1 | $C_{17}$-鞘氨醇 | + | 5.08 | 288.2892 | 288.2900 | 2.77 | ↑ |
| 2 | 泛酸 | + | 16.41 | 220.1084 | 220.1080 | 1.82 | ↓ |
| 3 | 十二烷基二乙醇胺 | + | 34.46 | 274.2740 | 274.2740 | 0.00 | ↑ |
| 4 | D-核糖-神经鞘氨醇 | + | 5.86 | 318.3026 | 318.3030 | 1.26 | ↑ |
| 5 | 脱氢睾酮 | + | 32.52 | 453.3293 | 453.3310 | 3.75 | ↑ |
| 6 | 2-乙酸-6-正癸基苯甲酸 | — | 37.69 | 389.2691 | 389.2680 | 2.83 | ↑ |

① ↑表示上调，↓表示下调。

(6) 样品检测结果

本案例利用全谱二维液相系统与四极杆飞行时间质谱联用，对前列腺癌患者和正常人尿液外泌体样本进行了非靶向代谢组学研究。全谱二维液相系统扩大了代谢物分析的极性范围，加上 Q-TOF 的高分辨定性能力，正和负模式共得到 6840 个特征峰。PLS-DA 分析表明，正常组与模型组尿液外泌体成分有显著区别，利用 VIP>1 筛查到 451 种差异性代谢物，通过精确 $m/z$ 及 $MS^2$ 谱图搜索鉴定出 12 种差异性代谢物。这些差异性代谢物主要涉及鞘脂代谢、泛酸和辅酶 A 的生物合成等，使我们对前列腺癌的生物标志物有了全新的认识。

### 21.2.2　基于全谱二维液相-QTOF 系统的大鼠抑郁症模型非靶向代谢组学研究

(1) 抑郁症大鼠模型构建[9]

采用慢性不可预知轻度应激（chronic unpredictable mild stress，CUMS）建立抑郁症大鼠模型，建模 28 天，通过大鼠体重、旷场实验行为学得分、糖水偏好率、高架十字迷宫开放臂滞留时间、强迫游泳实验挣扎行为得分等 5 个指标评价建模是否成功。

(2) 样品采集与前处理

采集模型组和对照组大鼠静脉血，EDTA 抗凝，离心得到血浆；移取 50 μL 血浆，加入 200 μL 甲醇沉淀蛋白，再加入 50 μL 异丙醇，混匀，14000 r/min 低温离心，取 250 μL 上清，真空冷冻干燥，加入 50 μL 异丙醇∶水（1∶1）复溶，上机分析。模型组与对照组各取 12 份样本进行分析，每份样本各取 10 μL，混合后制成质控（QC）样品。QC 样品在样品分析前连续进样 6 针，之后每分析 6 个样品插入 2 针 QC，通过 QC 样本全程监测数据质量。

（3）仪器配置

仪器由全谱二维液相系统与 Q-TOF 联用，其中全谱二维液相系统核心部件由四个色谱泵、两根色谱柱、一个定量环、一个高压十通阀构成，检测器为 LCMS-9030 四极杆飞行时间质谱仪。

（4）分析条件

① 液相色谱条件

| | | |
|---|---|---|
| 色谱柱 | 第一维 | SeQuant® ZIC®-cHILIC（150 mm×2.1 mm I.D.，3 μm） |
| | 第二维 | Kinetex® C8（150 mm×2.1 mm I.D.，2.6 μm） |
| 流动相 | 第一维 | A 相，水：乙腈（体积比 95：5)(0.1%甲酸水溶液+5 mmol/L 乙酸铵)；B 相，乙腈：水（体积比 95：5)(0.1%甲酸水溶液+5 mmol/L 乙酸铵） |
| | 第二维 | A 相，水；B 相，乙腈：异丙醇（体积比 6：4)(含 5mmol/L 乙酸铵） |

| | | | |
|---|---|---|---|
| 进样体积 | 2 μL | 流速 | 0.4 mL/min |
| 柱温 | 45 ℃ | 洗脱方式 | 梯度洗脱（表 21-3） |

**表 21-3　液相梯度洗脱时间程序**

| 时间/min | 单元 | 控制 | 值 |
|---|---|---|---|
| 0.00 | 泵 | B 浓度 | 90% |
| 0.00 | 泵 | B 浓度 3 | 20% |
| 0.00 | 柱温箱 | 切换阀 | 0 |
| 1.50 | 泵 | B 浓度 | 90% |
| 2.00 | 柱温箱 | 切换阀 | 1 |
| 18.00 | 泵 | B 浓度 3 | 20% |
| 20.00 | 泵 | B 浓度 | 60% |
| 22.00 | 泵 | B 浓度 | 60% |
| 22.00 | 柱温箱 | 切换阀 | 0 |
| 22.10 | 泵 | B 浓度 | 90% |
| 35.00 | 泵 | B 浓度 3 | 100% |
| 39.50 | 泵 | B 浓度 3 | 100% |
| 39.60 | 泵 | B 浓度 3 | 20% |
| 40.00 | 泵 | B 浓度 3 | 20% |
| 40.00 | 泵 | B 浓度 | 90% |
| 40.00 | 控制器 | 停止 | |

② 质谱条件

| | | | |
|---|---|---|---|
| 离子源 | ESI | 接口温度 | 300 ℃ |
| 接口电压 | +4.0 kV/−3.0 kV | DL 温度 | 250 ℃ |
| 雾化气及流速 | 氮气 3.0 L/min | 加热块温度 | 400 ℃ |
| 干燥气及流速 | 氮气 10.0 L/min | 扫描模式 | MS1 SCAN ($m/z$ 50～1000) |
| 加热气及流速 | 空气 10.0 L/min | | MS2 DDA ($m/z$ 50～1000) |

(5) 数据处理

采用 Signpost MS 软件对谱图数据处理（离子提取、峰对齐、峰匹配、峰强度校正）后，将数据导入 SIMCA 软件进行统计分析，找出差异性代谢物，依据精确 $m/z$ 及 $MS^2$ 谱图在 MS-DIAL 及 HMDB 等平台搜索确认代谢物种类，然后在 MetaboAnalyst 平台进行代谢通路分析。

血浆样品中典型色谱图如图 21-5 所示。

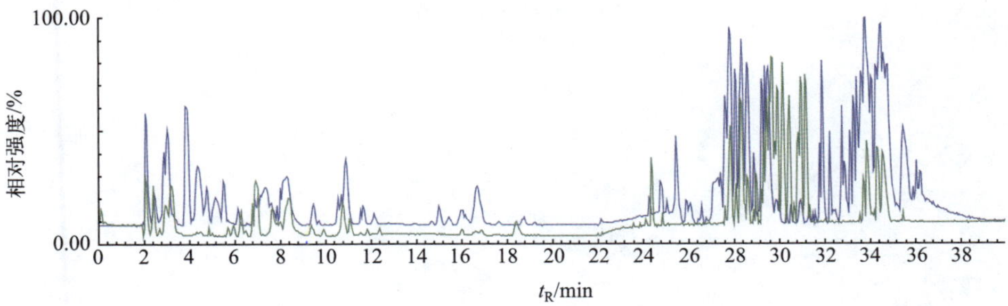


**图 21-5　QC 样品 BPC 图**

蓝色：正模式；绿色：负模式

所有样本经过峰提取与峰对齐处理后，共得到 8083 个特征峰；经过 80% 规则（在 80% 以上的样品中都有检出）筛选后，剩余 2875 个特征峰；剔除在 QC 样品中峰面积 RSD>30% 的特征峰，剩余 2752 个，将这 2752 个特征峰导入 SIMCA 软件，用于统计分析（表 21-4）。

**表 21-4　血浆样品分析特征峰数**

| 特征峰数 | 正离子模式 | | 负离子模式 | |
|---|---|---|---|---|
| | 第一维 | 第二维 | 第一维 | 第二维 |
| 初始 | 1484 | 3184 | 1229 | 2186 |
| 80%规则筛选 | 568 | 984 | 420 | 923 |
| QC 样 RSD<30% | 551 | 882 | 411 | 908 |
| VIP>1 | 45 | 101 | 32 | 69 |

（6）差异性代谢物查找

正交偏最小二乘判别分析（OPLS-DA）结果显示，对照组与模型组可以明显地区分，表明这些代谢产物有显著差异（图 21-6）。

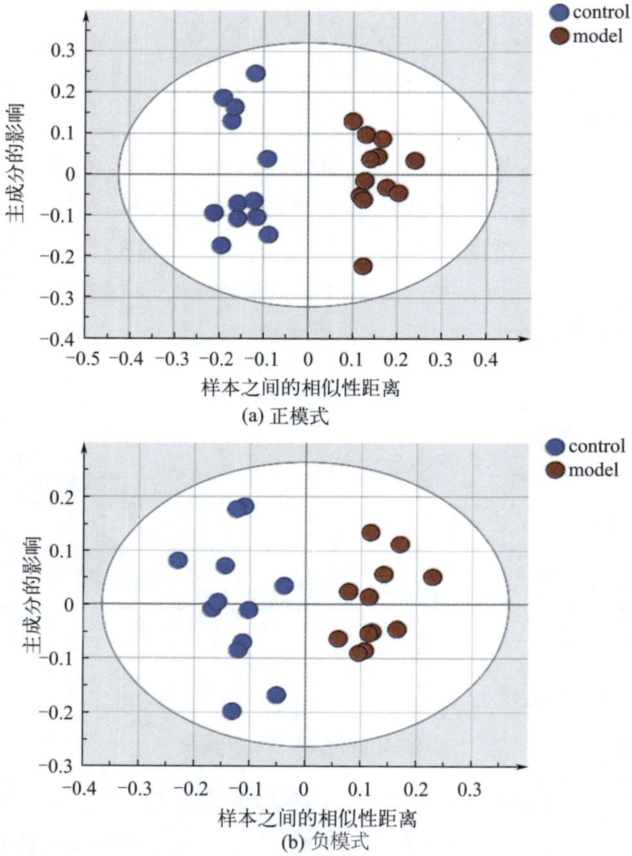


**图 21-6 对照组与模型组 OPLS-DA 得分图**

将 247 个 VIP＞1 的候选差异性代谢物进行 $t$ 检验，将 $p<0.05$ 的物质谱图导入 MS-DIAL 软件，通过精确 $m/z$ 和 $MS^2$ 谱图匹配进行鉴定，所得结果与 HMDB 平台比对，共鉴定出 44 种差异性代谢物，包括 39 种脂质，以及氨基酸和肉碱类物质；其中有 16 种物质的浓度水平上调，28 种浓度水平下调（图 21-5）。

**表 21-5 部分差异性代谢物鉴定结果表**

| 序号 | 物质 | 模式 | 时间/min | 实测 $m/z$ | 理论 $m/z$ | 误差/$10^{-6}$ | 上调/下调① |
|---|---|---|---|---|---|---|---|
| 1 | proline betaine | + | 4.96 | 144.1013 | 144.1019 | 0.59 | ↑+ |
| 2 | uric acid | − | 7.14 | 167.0199 | 167.0210 | 1.10 | ↑++ |
| 3 | proline | + | 7.17 | 116.0698 | 116.0706 | 0.78 | ↑+ |

续表

| 序号 | 物质 | 模式 | 时间/min | 实测 $m/z$ | 理论 $m/z$ | 误差/$10^{-6}$ | 上调/下调[①] |
|---|---|---|---|---|---|---|---|
| 4 | carnitine | + | 7.71 | 162.1119 | 162.1125 | 0.53 | ↑++ |
| 5 | glutamic acid | + | 12.56 | 148.0599 | 148.0600 | 0.09 | ↓++ |
| 6 | LPC(20∶5) | + | 27.08 | 542.3233 | 542.3241 | 0.80 | ↑+ |
| 7 | LPC(20∶4) | − | 27.77 | 602.3444 | 602.3463 | 1.89 | ↓+ |
| 8 | LPC(18∶2) | + | 27.89 | 542.3207 | 542.3217 | 0.98 | ↑++ |
| 9 | LPC(16∶0) | + | 28.34 | 518.3209 | 518.3217 | 0.80 | ↑++ |
| 10 | LPC(18∶1) | + | 28.41 | 522.3544 | 522.3554 | 0.98 | ↑+ |

① ↑表示上调，↓表示下调。

（7）样品检测结果

本案例利用全谱二维液相系统与四极杆飞行时间质谱联用，对抑郁症大鼠血浆进行了非靶向代谢组学研究。全谱二维液相系统扩大了代谢物分析的极性范围，加上 Q-TOF 的高分辨定性能力，共找到 8083 个特征峰。OPLS-DA 分析表明，对照组与模型组血浆成分有显著区别，利用 VIP＞1 筛查到 247 种差异性代谢物，通过精确 $m/z$ 及 $MS^2$ 谱图搜索鉴定出 44 种差异性代谢物。这些差异性代谢物主要影响的通路包括甘油磷脂代谢、精氨酸和脯氨酸代谢等，使我们对抑郁症的生物标志物有了全新的认识。

# 21.3 基于质谱成像系统的空间代谢组学研究

## 21.3.1 质谱成像概述[4,5]

在一张标准的数码照片中，数字成像的彩色图像通过红、绿、蓝三个颜色通道叠加而成，屏幕上每个小像素的颜色都是由这三个颜色的密度所构成。现在，想象一张拥有成千上万个颜色通道的图片，它在原有的光学图像的基础上做三维重构，以空间分辨的方式监测特定分子的变化（如内源性的脂质、多肽、细胞代谢物或外源性的药物等），从而提供对正常或疾病状态的有价值的见解，这就是质谱成像（mass spectrometry imaging，MSI）技术。质谱成像技术已广泛应用于生命科学各个研究领域，如临床诊断定位的生物标志物寻找、分析药物及其代谢产物的组织分布、手术切割部位的指针研究等。

### 21.3.1.1 质谱成像的工作原理[4,5]

质谱成像技术是一种免标记，不局限于某种特定分子的新型分子成像技术，不仅可同时获得生物组织或细胞中多种分子的空间分布、相对含量及结构信息，还能够提供不同生理及病理过程中功能分子的动态变化与功能关联的信息。

目前，根据不同的离子化方法及工作原理，MSI 技术主要分为三大类型：二次离子质谱（SIMS）、MALDI-MSI 以及近常压敞开式离子化质谱成像（ambient MSI）技术。其中，MALDI-MSI 是生物组织切片质谱成像研究的主流技术，该技术依托 MALDI 离子源，在组织切片上均一涂覆基质后，使用激光进行逐点扫描照射，使组织切片对应位置上所包含的生物分子、目标药物等离子化并进入质谱分析，从而获得目标成分在组织切片上区域分布特征。岛津新发布的 iMScope QT 成像质谱显微镜（图 21-7），精准融合了光学显微镜图像和 5 $\mu$m 高空间分辨率质谱图像，为目标化合物的空间分布信息提供多方面分析。图 21-8 和图 21-9 为 MALDI-Q-TOF 内部结构和成像原理。

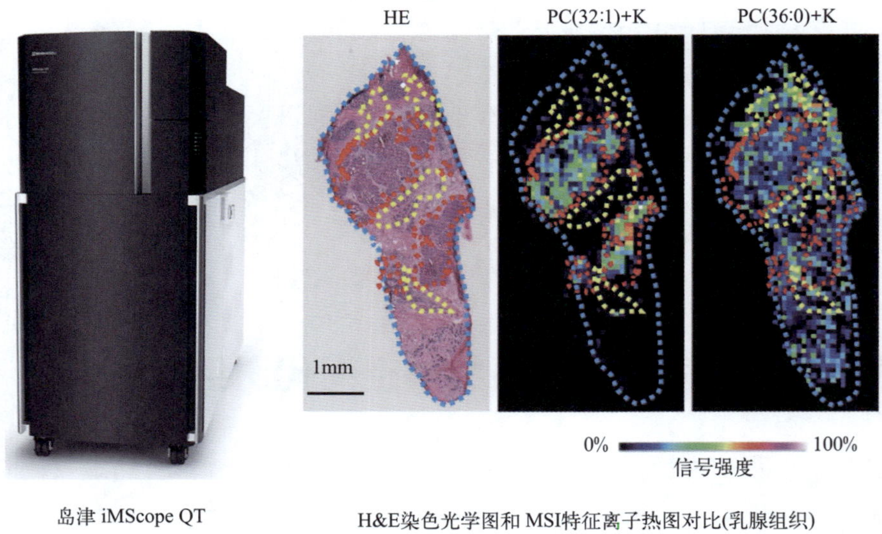


图 21-7 岛津 iMScope QT 成像质谱显微镜

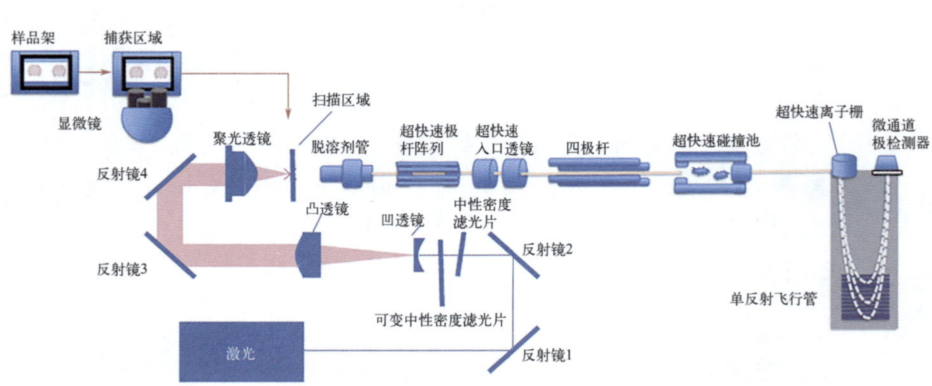


图 21-8 MALDI-Q-TOF 内部结构

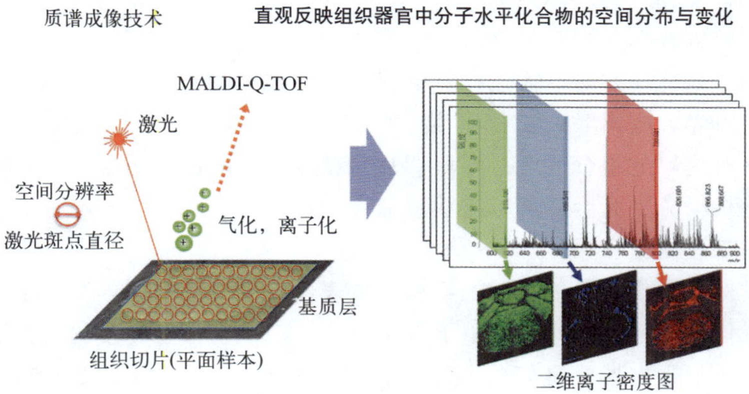


图 21-9 MALDI-Q-TOF 质谱成像原理

#### 21.3.1.2 成像质谱常规分析流程

完成一项质谱成像实验通常包含如下步骤：组织样品冻结→制备冰冻切片→转移切片→拍摄光学图像→涂覆 MALDI 基质→成像质谱仪检测切片样品→计算机软件绘制质谱图像（图 21-10）。

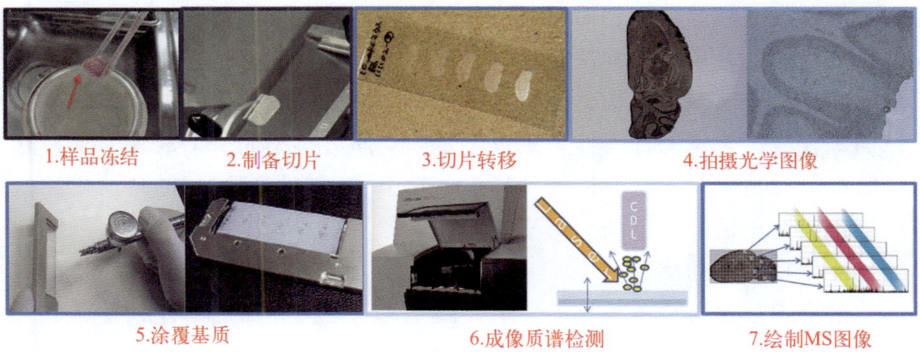


图 21-10 成像质谱常规分析流程

#### 21.3.1.3 质谱成像分析实验的关键技术点[6-7]

（1）样品制备

样品制备是质谱成像实验的关键，主要包括：取材、切片、基质选择、溶剂选择、基质添加方式等。质谱成像实验通常选择冰冻切片做分析，采样过程中要尽量保持组织的新鲜度，小组织块可使用包埋剂固定（如 1% CMC 水或 10%明胶水溶液作包埋剂），一般不使用石蜡以及 OCT 等聚合物性质的包埋剂，会影响成像实验结果。

储存时，可以使用铝箔纸包裹组织样本并置于液氮中快速冷冻，然后转移至−80 ℃低温保存。快速冷冻技术可以维持组织的原形，防止冰晶形成，避免分析物移位和降解。不正确的获取、转移和储存组织的方法将导致被分析物质降解或位置移动并影响最终成像结果的准确性。

在制作冰冻切片时，需选择导电载玻片（电阻值<100Ω），操作时应注意避免切片打卷、起褶皱；切片厚度一般以 10～20 μm 为宜，这样可以保证质谱分析时有足够的组分浓度。转移切片至靶盘时，应避免污染组织，如果组织中的被分析组分见光会降解，需注意避光操作。

（2）基质涂覆

在质谱成像仪采样前，需在组织切片表面涂覆一层基质，基质溶液需均匀地覆盖于切片表面，同时满足以下 3 个条件：组织切片上的蛋白无扩散或移位现象；基质与蛋白形成良好的共结晶；晶体的尺寸必须小于质谱成像的分辨率，这是获得高质量质谱信号的关键。常用的基质有芥子酸（SA）、氰基-4-羟基肉桂酸（HCCA）、9-氨基吖啶（9-AA）、2,5-二羟基苯甲酸（DHB）。其中 SA 主要适于高分子量蛋白的检测，HCCA 适于多肽和低分子量蛋白的检测，9-AA 适于脂类化合物的检测，DHB 适于小分子化合物。基质溶剂的选择会影响基质与被分析物形成的表面共结晶的均匀程度（如溶剂中含 0.1%TFA 时可以促进单一共结晶的形成）。基质浓度主要影响结晶的覆盖率。基质的涂覆方法对基质的结晶形成和质谱成像分析结果有较大影响。

目前主流的基质涂覆方法有：喷雾法和升华法；喷雾法操作灵活，对设备要求不高，易于实现原位衍生处理，基质覆盖面大，质谱信号的强度较高，但其结晶颗粒较大，均匀性不佳，难以满足高空间分辨率的质谱成像需求；升华法的结晶颗粒精细，配合专用的升华仪，易于实现前处理过程的自动化和基质厚度的监控，更适合高空间分辨率的质谱成像需求。

（3）分析条件的优化

质谱成像技术对仪器系统的要求较高，尤其是激光器的脉冲频率、数字化系统的采样速度、机械移动控制系统自动化程度等。激光波长、频率、激光束直径大小对解吸附离子化过程有重要影响。激光能量、照射次数和激光束直径是影响质谱信号强度和分辨率的主要参数。激光能量与质谱信号强度的关系因被分析物质的不同而不同。

质谱成像的分辨率与激光束直径、晶体尺寸有关，晶体尺寸越小，成像的光学分辨率越好，晶体尺寸小于激光束尺寸时，成像分辨率主要取决于激光束直径。对于同一张切片，需固定激光能量以避免因为激光能量不匀而产生差异峰；对于不同的切片，由于制样过程难以达到 100%的重复，因此激光能量可能需略微调整以保证获得足够多的谱峰和近似的谱峰分布。

## 21.3.2 磷脂酰肌醇（PI）与乳腺癌发展的相关性研究

（1）应用背景[10-11]

乳腺癌是导致妇女因癌症死亡的主要原因之一，它是一种高度异质性疾病，包括几种亚型。目前，早期乳腺癌的死亡率已大大降低，远低于 40 年前的水平，治愈率为 90%，但是面对晚期乳腺癌的治疗和治愈后的复发仍然存在挑战。乳腺癌作为女性最常见的肿瘤，受到人们的广泛关注，不同亚型的乳腺癌一般具有不同的病情发展和结局，而如何区分不同的亚型一直以来是临床上需要面对的难题。成像质谱技术对乳腺癌的分型诊断提供了新方向。

（2）样品前处理

采集自原发性乳腺癌组织和良性乳腺组织的测试样本在液氮中快速冷冻并于−80 ℃保存，连续制备 10 μm 厚度冰冻切片，将切片快速贴在室温下的导电载玻片上，分别用于常规 H&E 染色和质谱成像分析。质谱成像分析：制备好的切片经真空干燥后于 iMLayer 基质升华仪中涂覆 9-AA 基质（升华温度 220 ℃，膜厚 0.9 μm），将切片置于成像质谱显微镜 iMScope TRIO 中采集数据。

（3）iMScope TRIO 仪器参数

| | | | |
|---|---|---|---|
| 分析模式 | 负离子模式 | 激光器 | 355 nm YAG 激光器 |
| 像素间距 | 10 μm×10 μm | 激光照射直径 | 5 μm |
| 激光能量 | 45～50（范围 0～100） | 激光照射次数 | 200 shots |
| 扫描频率 | 5000 Hz | 扫描范围 | $m/z$ 500～1200 |

成像质谱显微镜 iMScope TRIO 及成像质谱工作原理见图 21-11。

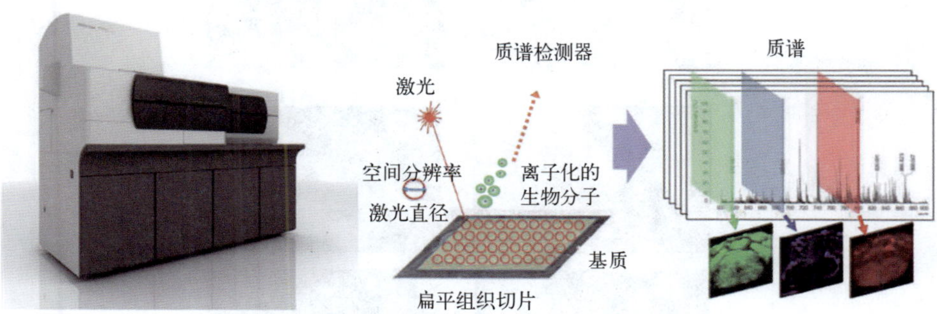


图 21-11　成像质谱显微镜 iMScope TRIO 及成像质谱工作原理

（4）样品检测结果

利用 MALDI IMS 研究了乳腺癌组织中 PI 的精确空间分布，并使用负离子模式的 MALDI IMS 和 10 μm 的空间分辨率，评估来自九个乳腺癌患者的癌变灶和一个正常乳腺组织。结果显示 PI（18∶0/20∶3）倾向于间质相邻区，而

PI（18：0/18：1）倾向于肿瘤细胞群中心部位，PI（18：0/18：1）特征性分布于增生性导管上皮，PI（18：0/20：3）随着疾病进展逐渐增加，PI（18：0/20：4）也同样随着疾病进展而增加，但在任何阶段无显著差异，见图 21-12。

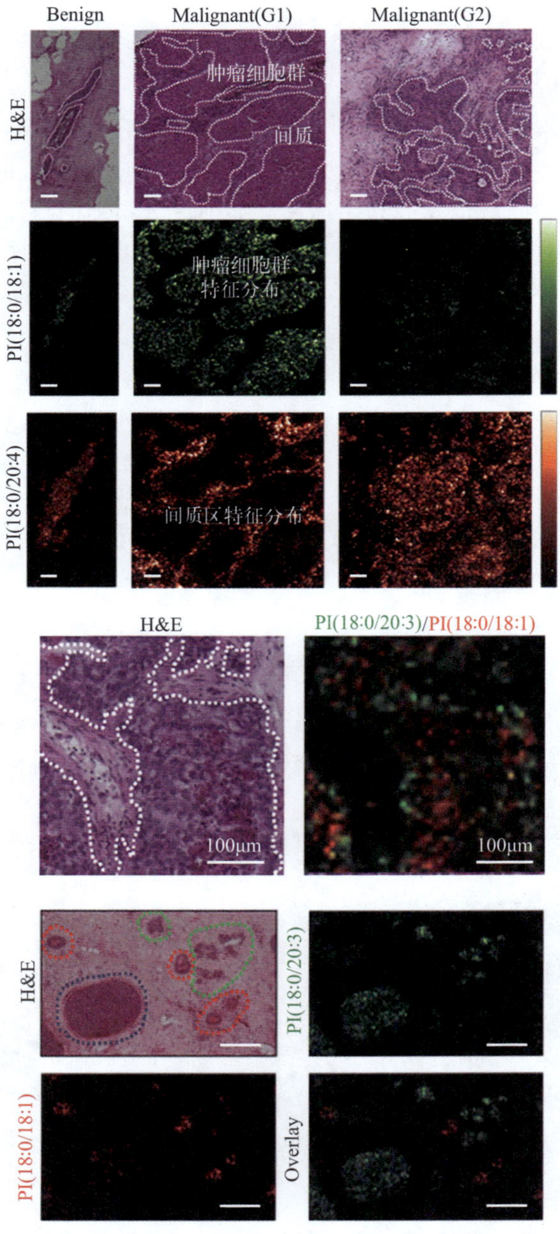


**图 21-12　使用高分辨率 MALDI 质谱成像识别出了不同脂肪酸在乳腺癌标本中的详细空间分布**

［揭示了 PI（18：0/20：3）的累积可作为乳腺癌细胞的分型依据，为乳腺癌脂质组学研究提供了一个与形态学相关的量化模型］

## 21.3.3 基于显微质谱成像技术的肺癌全流程靶向分型研究

（1）应用背景[12]

肺癌在中国的发病率和死亡率均位于恶性肿瘤的第一位，造成了严重的社会和经济负担。由于早期肺癌多无明显症状，临床上多数患者出现症状就诊时已属晚期，晚期肺癌患者整体 5 年生存率不高。

表 21-6　肺癌筛查的不同影像学方法特点

| 检查项目 | 优点 | 缺点 |
|---|---|---|
| 胸部 X 射线摄影 | 简便、放射损伤小 | 检出率低 |
| 胸部 CT | 简便、灵敏度高 | 免疫治疗等非常规模式的疗效评价能力有限 |
| MRI | 判断胸壁或纵隔受侵情况，观察脑、椎体有无转移 | 不用于肺癌常规诊断 |
| PET-CT | 肺癌诊断、分期、手术评估、放疗靶区勾画、评估疗效和预后 | 价格高、判断脑转移的敏感度相对略差 |
| 超声 | 检查胸腹腔脏器及浅表淋巴结，指导定位穿刺 | 不直接用于肺部检查 |
| 骨扫描 | 筛查骨转移的首选方式 | 特异度低 |

注：MRI 为核磁共振成像；PET-CT 为正电子发射计算机断层扫描。

质谱成像技术与表 21-6 中影像学方法相比，能在短时间内获得大量生物分子的结构、丰度和空间分布信息，为肺癌的分型诊断提供了新的技术方向。

（2）样品前处理

本案例以人肺癌临床样本（包含癌旁组织的小细胞癌、非小细胞癌等）作为研究对象，临床样本冷冻后由冷冻切片机制备切片。制备好的切片经 iMLayer 进行基质升华后，使用成像质谱显微镜 iMScope TRIO 进行分析，基质涂覆条件如下：

| | |
|---|---|
| 基质种类 | 9-AA |
| 基质涂覆模式 | 升华法（iMLayer） |
| 基质升华厚度 | 0.9 μm |

（3）iMScope TRIO 仪器参数

| | | | |
|---|---|---|---|
| 分析模式 | 负离子模式 | 激光器 | 355 nm YAG 激光器 |
| 像素间距 | 100 μm×100 μm | 激光照射直径 | 40 μm |
| 激光能量 | 60～70（范围 0～100） | 激光照射次数 | 200 shots |
| 扫描频率 | 5000 Hz | 扫描范围 | $m/z$ 500～1000 |

（4）数据处理

质使用 Imaging MS Solution Postrun Analysis 软件同时对肺癌临床样本的质谱成像数据进行处理。分别定向提取 $m/z$ 775.55、$m/z$ 885.55、$m/z$ 861.55 和 $m/z$ 673.48 4 个碎片的图像，其中 $m/z$ 775.55 作为癌症中心与癌旁的空间特征标志物，$m/z$ 885.55 和 $m/z$ 861.55 组合作为小细胞癌（SCLC）和非小细胞癌（NSCLC）的空间特征标志物，$m/z$ 673.48 作为非小细胞癌亚型腺癌（AC）和鳞状细胞癌（SCC）的空间特征标志物。对几种特征标志物进行提取后，按照图 21-13 所示流程进行分型判别。

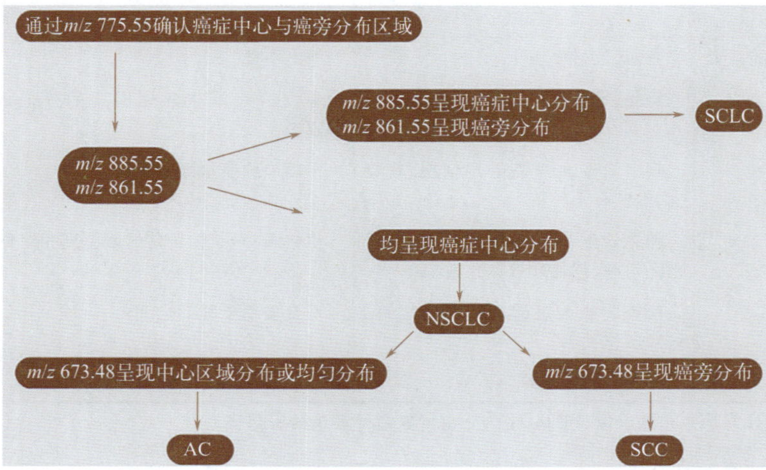


**图 21-13　肺癌全流程靶向分型分析流程**

（5）样品检测结果

① 肺癌良恶性空间特征标志物识别

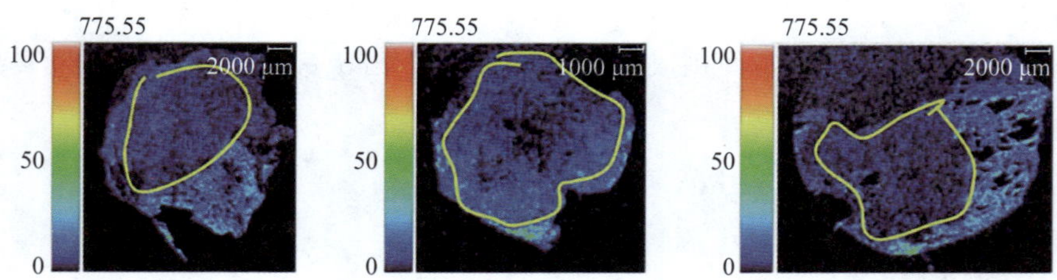


**图 21-14　通过 $m/z$ 755.55 区分癌症中心（画圈内）与癌旁**

如图 21-14 所示，通过提取 $m/z$ 775.55 的质谱成像图，可以清晰观察到其在癌症中心和癌旁组织中呈现不同的分布：该碎片在癌症中心低表达，而在癌旁组织中高表达。通过 $m/z$ 775.55，可以实现直接对同一来源肺癌组织的癌症中心区域的精确划分和位置界定，该过程没有借助 HE 染色和 IHC 等传统病理形态学手段，$m/z$ 775.55 可以作为直接判别肺癌组织良恶性区域的空间特征标志物。

② 小细胞癌 SCLC 和非小细胞癌 NSCLC 空间特征标志物组合

如图 21-15 所示，通过提取 $m/z$ 885.55 和 $m/z$ 861.55 两种碎片的质谱成像图，可以清晰地观察到这两种碎片在癌症中心区域中不同类型的分型中具有完全不同的分布：当二者均在癌症中心组织中高表达而在癌旁组织中低表达时，为非小细胞癌；当 $m/z$ 885.55 在癌症组织高表达而 $m/z$ 861.55 在癌旁组织高表达时，为小细胞癌。$m/z$ 885.55 和 $m/z$ 861.55 的组合可以作为直接判别小细胞癌和非小细胞癌的空间特征标志物。

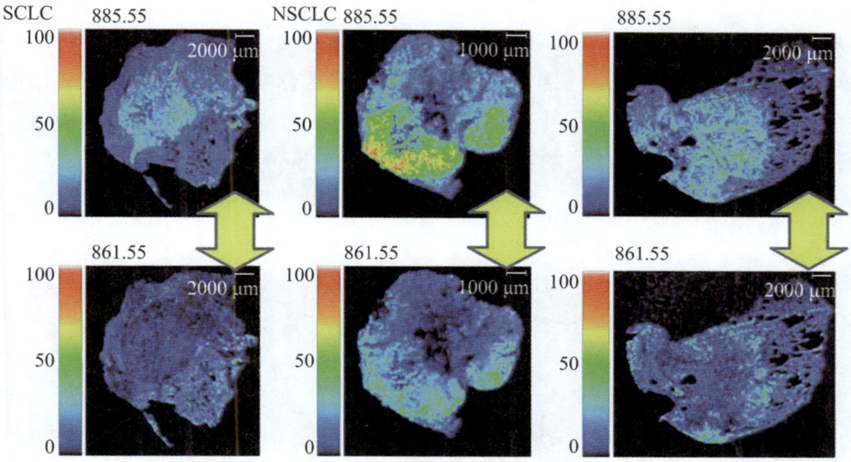


图 21-15　通过 $m/z$ 885.55 和 $m/z$ 861.55 的不同分布区分小细胞癌和非小细胞癌

本案例以人肺癌临床样本（包含癌旁组织的小细胞癌、非小细胞癌等）作为研究对象，在不借助其他手段的条件下，通过单独使用显微质谱成像技术，发现了一系列具有空间分布差异的生物标志物，从而实现直接对肺癌良恶性、主要分型和亚型进行基于空间分布标志物的全流程靶向分型。

## 21.3.4 基于双功能激光可裂解探针 + 质谱成像技术的组织表面聚糖成像研究

（1）应用背景[13]

细胞表面的聚糖不仅参与了一系列重要的生物学过程，糖基化程度的异常变化还与各类肿瘤的发生发展密切相关。因此，建立针对聚糖的高灵敏度、高特异性检测及可视化识别方法对揭示肿瘤演进过程中的关键分子变化、研究早期瘤变的病理基础、发现新的肿瘤分子标志物尤为重要。

目前，针对聚糖的原位分析多采用荧光法和电化学法。然而，由于光串扰和生物基体背景干扰等原因，荧光法较难在一个体系中实现对多种聚糖的同时分析；电化学法无法提供聚糖的空间分布信息。质谱由于其具有高分辨率、可提供分子结构信息、易于实现多组分同时检测和强大的定性定量能力，可实现生物组织表面聚糖的原位分析和微观结构信息的直接获取。本应用案例结合双功能激光可裂解探针和质谱成像显微镜实现对不同组织表面聚糖变化的可视化分析。

(2) 双功能探针的构建及其质谱表征

本研究设计了一种双功能激光可裂解探针（LCMPs），结合激光解吸离子化质谱（LDI-MS）技术，提出了一种原位、灵敏、多目标同时分析的聚糖检测和成像方法（图 21-16）。LCMPs 探针上结合的不同凝集素（ConA、SNA、WGA）能分别特异性地识别组织或细胞表面的甘露糖、唾液酸和 *N*-乙酰葡萄糖胺等，而探针上修饰的大量聚乙二醇类质谱标签则具有质谱信号放大作用。该方法将对组织表面不同聚糖的检测转化为对大量质谱标签的检测，克服了直接检测聚糖时离子化效率低、质谱图复杂等问题。

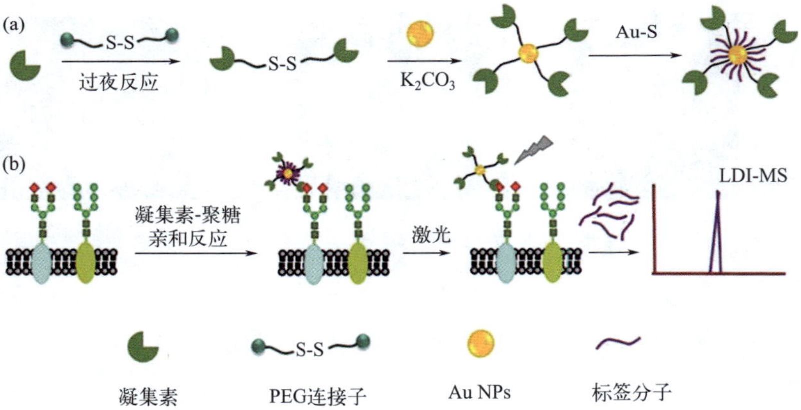


**图 21-16　LCMPs 的构建（a）以及基于 LCMPs 和 LDI-MS 的细胞表面聚糖分析和组织表面聚糖成像（b）**

探针的双功能性质表现在其既能用于识别细胞或组织表面的聚糖，还可同时作为 LDI-MS 检测中的优异基质，无需额外喷涂基质即可直接用于细胞检测和组织成像研究。图 21-17 给出了在 iMScope TRIO 质谱成像显微镜激光的作用下，特异性识别甘露糖双功能探针 LCMP1（Au@ConA-tag1）的特征质谱图，其特征质谱信号为 $m/z=957.587$。

(3) 基于双功能激光可裂解探针技术的肝细胞癌组织表面聚糖质谱成像研究

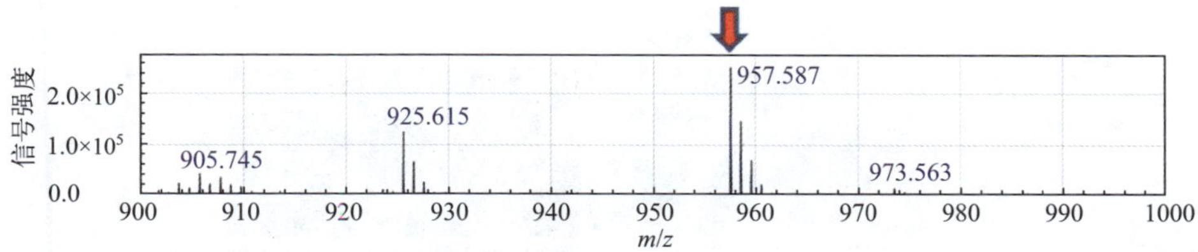


**图 21-17　iMScope TRIO 质谱成像显微镜检测的 LCMP1 的特征质谱图**

① 样品前处理：肝细胞癌（HCC）组织和癌旁组织冰冻切片固定在同一片导电玻璃上后，滴加 LCMPs 溶液，37 ℃条件下孵育 1 h。孵育结束后，利用磷酸盐缓冲液（PBS）缓慢清洗组织三次（每次 1 mL）后，用去离子水清洗 1 次，待组织干燥后用于质谱成像研究，相邻的连续组织切片用于苏木精-伊红（HE）染色以判断组织的病理状态。

② iMScope TRIO 仪器参数

| 分析模式 | 正离子模式 | 激光器 | 355 nm YAG 激光器 |
|---|---|---|---|
| 像素间距 | 30 μm×30 μm | 激光照射直径 | 25 μm |
| 激光能量 | 32（范围 0～100） | 激光照射次数 | 200 shots |

③ 样品检测结果：HE 染色结果显示，在分化肝细胞癌组织中观察到细胞核异形性，出现核变大和排列紊乱的现象，而癌旁组织细胞核大小均一，排列较为均匀。图 21-18 中（a）、（b）结果显示，唾液酸在癌组织中表达量明显高于癌旁组织，而甘露糖的表达量在癌和癌旁组织中无明显差异。这可能源于肝癌中 $\beta$-半乳糖苷 $\alpha$-2,6-唾液酸转移酶的高表达。另一例肝癌患者的组织质

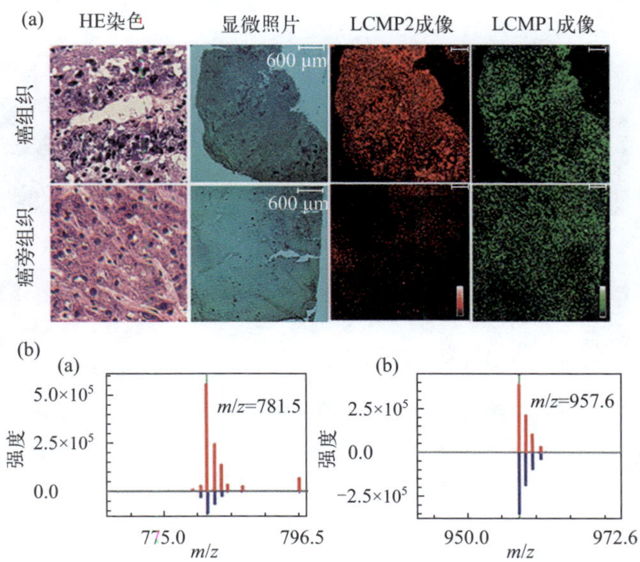


**图 21-18**

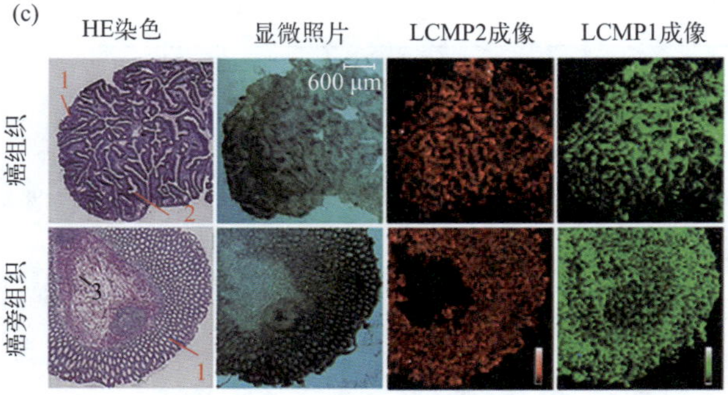


**图 21-18　样品检测结果**

(a) 肝细胞癌和癌旁组织的 HE 染色、显微照片、唾液酸（LCMP2，$m/z$=781.5）和甘露糖（LCMP1，$m/z$=957.6）质谱成像结果；(b) 利用 LCMP 获得的唾液酸和甘露糖在癌组织（红线，即强度大于 0 的部分）和癌旁组织（蓝线，即强度小于 0 的部分）的平均质谱信号强度；(c) 结直肠癌和癌旁组织的 HE 染色、显微照片、唾液酸（LCMP2，$m/z$=781.5）和甘露糖（LCMP1，$m/z$=957.6）质谱成像结果（HE 染色图中的数字 1 表示上皮组织；2 表示管状腺泡；3 表示结缔组织固有层）

谱成像结果显示了同一组织中不同病理变化伴随着聚糖含量的变化，例如，在肝坏死区域几乎没有聚糖的表达，在肝纤维化区域，唾液酸和甘露糖两种聚糖均低表达，但在肝炎和肝癌区域，两种聚糖均高表达（图 21-19）。此外，图 21-18（c）展示了结直肠癌和癌旁组织表面甘露糖和唾液酸的成像结果。结直肠癌组织的上皮组织中，两种聚糖均有表达，而其在管状腺泡中低表达或者不表达。然而，对于癌旁组织，无论是上皮细胞还是管状腺泡内，两种聚糖均有表达。同时，还发现唾液酸在癌旁组织的结缔组织固有层结构中超低表达。

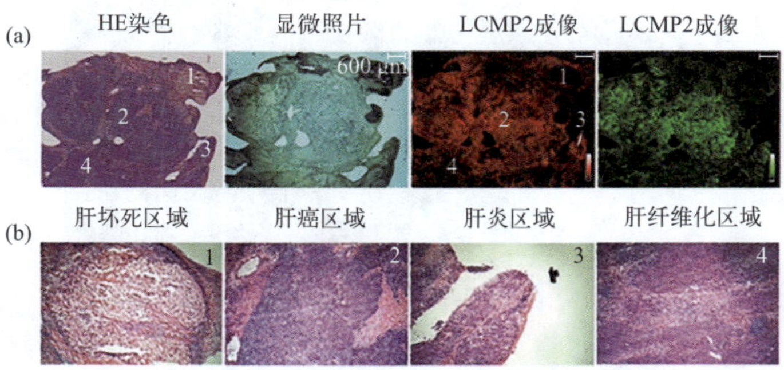


**图 21-19　肝细胞癌患者组织的 HE 染色、显微照片、唾液酸(LCMP2，$m/z$=781.5)和甘露糖(LCMP1，$m/z$=957.6)质谱成像结果(a)，以及放大的 HE 染色图中特定区域(b)**

（数字 1、2、3、4 分别代表肝坏死、肝癌、肝炎和肝纤维化区域）

## 21.3.5 阿尔茨海默病脂质空间组学研究

（1）应用背景[14-15]

阿尔茨海默病（Alzheimer disease，AD）是一种严重的神经系统退行性疾病，临床主要表现为痴呆和认知障碍。研究表明，AD 的发生发展伴随着脑组织中脂质化合物的代谢变化。研究 AD 小鼠脑中脂质的空间分布和变化，有助于 AD 发病机理研究、疾病预防及治疗新靶标的发现。

目前，脂质代谢相关研究通常使用色谱质谱联用系统对目标物进行定量和定性分析，无法获取目标物在组织水平的空间分布信息以及动态转移信息。质谱成像技术在保留样品组织位置信息的同时，可以直接使用质谱仪测定生物体分子和代谢物，从而给出各种分子的二维分布图，能够直观反映组织器官中分子水平化合物的空间分布与变化。

（2）样品前处理

将 A、B、C 3 组小鼠脑组织样本用冰冻切片机制作组织切片，每组样本设置 3 个重复，切片厚度为 10 μm，将切片转移到导电载玻片上，真空干燥处理。将载玻片送入成像质谱显微镜拍摄光学图像后取出，使用基质升华仪 iM-Layer 和手动喷雾仪，在导电载玻片上涂覆 DHB 基质。涂覆基质后，将载玻片送入质谱成像显微镜进行质谱数据采集。使用分析软件 IMAGEREVEAL MS 进行数据分析。质谱成像上机分析流程如图 21-20 所示。

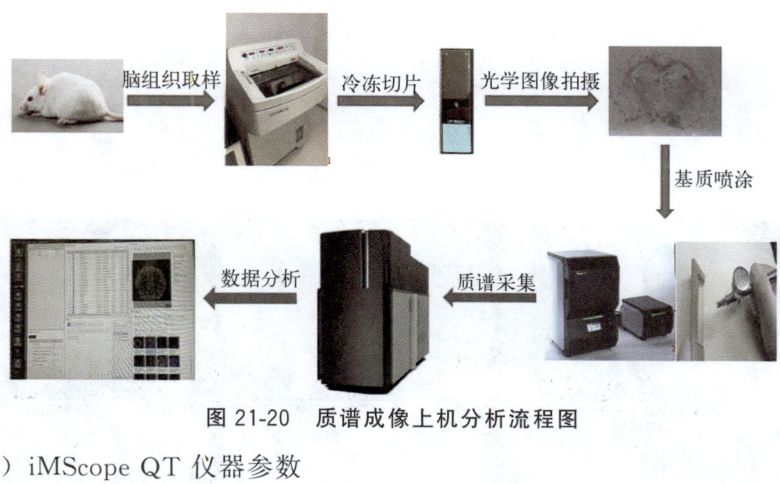


**图 21-20 质谱成像上机分析流程图**

（3）iMScope QT 仪器参数

| | | | |
|---|---|---|---|
| 分析模式 | 正离子模式 | 激光器 | 355 nm YAG 激光器 |
| 像素间距 | 30 μm×30 μm | 激光照射直径 | 5 μm |
| 激光能量 | 45～50（范围 0～100） | 激光照射次数 | 200 shots |
| 扫描频率 | 5000 Hz | 扫描范围 | $m/z$ 100～1000 |

(4) 样品检测结果

分别选择不同视野对样本进行光学图像采集与质谱成像测试（图 21-21），确认最佳像素间距为 30 μm×30 μm，激光照射直径 5 μm 为最佳分析条件。

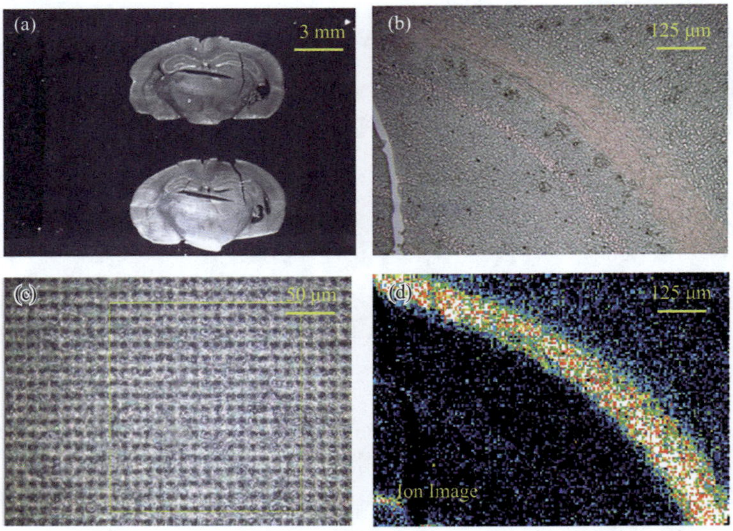


图 21-21　宽视野下的光学图像（a）、5 倍镜头光学图像（b）、40 倍镜头光学图像（c）及 PC（36∶1）脂质分布图像（d）

使用 ImageReview MS 软件的图像聚类分析显示了不同 AD 模型之间磷脂酰胆碱（PC）的差异，如图 21-22 所示。

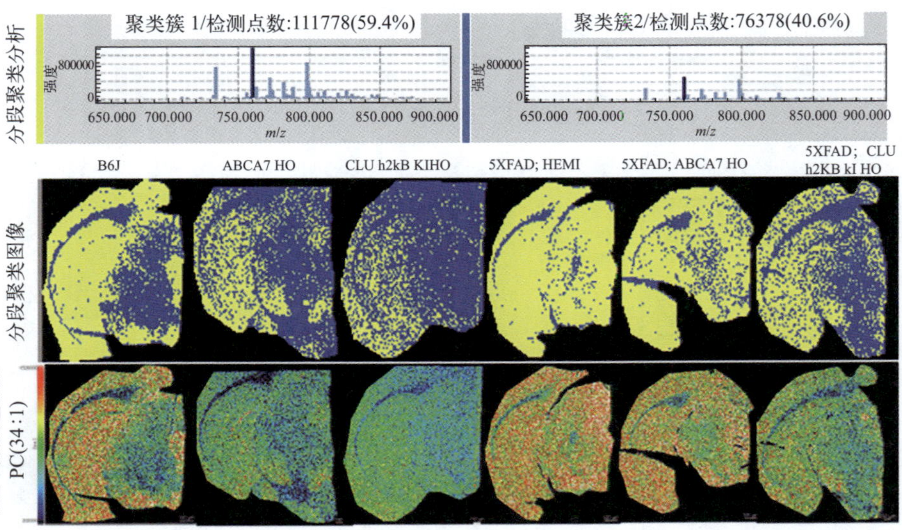


图 21-22　PC（34∶1）脂质在不同 AD 模型小鼠中的分布对比

由质谱成像结果可知：不同种类的PC在阿尔茨海默病小鼠脑中的分布和变化不尽相同，表明不同PC在阿尔茨海默病中所发生的代谢变化不同，可为研究阿尔茨海默病发病机理和脂质代谢之间的关系提供理论参考。iMScope QT将光学显微镜和质谱仪整合为一体，在获得化学成分信息的基础上进一步得到空间分布信息，为动物组织中脂质化合物定性和定量分析提供了一种新的研究手段。

## 参考文献


[1] 徐天润，刘心昱，许国旺．基于液相色谱-质谱联用技术的代谢组学分析方法研究进展[J]. 分析测试学报，2020，39(01)：10-18.

[2] 王玮，王晓雪，李朋梅，等．基于液相色谱-串联质谱联用技术的临床代谢组学中样本前处理方法的研究进展[J]. 中国医院用药评价与分析，2016，16(07)：868-870.

[3] Ma X，Fernández F M. Advances in mass spectrometry imaging for spatial cancer metabolomics[J]. Mass Spectrom Rev，2022，6：e21804.

[4] Heaney L M. Advancements in mass spectrometry as a tool for clinical analysis：Part Ⅱ [J]. Clinical Chemistry and Laboratory Medicine (CCLM)，2020，58(6)：855-857.

[5] Leung F，Eberlin L S，et al. Mass spectrometry-based tissue imaging：The next frontier in clinical diagnostics? [J]. Clinical Chemistry，2019，65(4)：510-513.

[6] Ding J，Feng Y Q. Mass spectrometry-based metabolomics for clinical study：Recent progresses and applications[J]. TrAC Trends in Analytical Chemistry，2020，10：3092-3104.

[7] Wood P. Mass spectrometry strategies for clinical metabolomics and lipidomics in psychiatry，neurology，and neuro-oncology[J]. Neuropsychopharmacol，2014，39：24-33.

[8] Schwaiger-Haber M，Stancliffe E，Anbukumar D S，et al. Using mass spectrometry imaging to map fluxes quantitatively in the tumor ecosystem[J]. Nat Commun，2023，14：2876.

[9] Feng J，Zhong Q，Kuang J，et al. Simultaneous analysis of the metabolome and lipidome using polarity partition two-dimensional liquid chromatography-mass spectrometry[J]. Analytical Chemistry，2021，93：15192-15199.

[10] Wang X，Wang Y，Wang M，et al. The association between serum lipid levels and histological type of breast cancer[J]. Eur J Med Res，2022，27(1)：154.

[11] Kawashima M，Iwamoto N，et al. High-resolution imaging mass spectrometry reveals detailed spatial distribution of phosphatidylinositols in human breast cancer[J]. Cancer Science，2013，104：1372-1379.

[12] 汤博崇．一种基于质谱成像技术的肺癌分型判断系统：202111317988.0 [P]. 2022-04-05.

[13] Ma W，Xu S，Nie H，et al. Bifunctional cleavable probes for in situ multiplexed glycan detection and imaging using mass spectrometry[J]. Chem Sci，2019，10(8)：

2320-2325.

[14] Kao Y C, Ho P C, Tu Y K, et al. Lipids and Alzheimer's disease[J]. Int J Mol Sci, 2020, 21(4): 1505.

[15] Wong M W, Braidy N, Poljak A, et al. The application of lipidomics to biomarker research and pathomechanisms in Alzheimer's disease[J]. Curr Opin Psychiatry, 2017, 30(2): 136-144.